INHALT

DANKSAGUNG

Ich möchte an dieser Stelle meinen Dank und meine Wertschätzung ausdrücken.

Zunächst danke ich dem Meyer & Meyer Verlag für das erneute Vertrauen, das dieses mittlerweile dritte Buchprojekt ermöglicht. Eure Unterstützung und euer Glaube an meine Arbeit sind sehr wertvoll.

Ein besonderer Dank gilt der ARTZT GmbH für die Unterstützung beim Fotoshooting. Insbesondere möchte ich Astrid Buscher für den bereichernden Austausch und die vielen kreativen Ideen danken.

Mein Dank gilt auch der Fotografin Mira Hampel für die professionellen Bilder, die diesem Buch eine besondere visuelle Note verleihen. Ebenso danke ich Rabea herzlich fürs Modeln und das Aushalten des Tapes während des Shootings.

Ein großer Dank geht an meine Frau, die mich während meiner Arbeitsphasen stets mit Essen und Trinken versorgt hat, damit ich nicht am Schreibtisch verhungere oder verdurste.

Dank auch an meine Familie und Freunde, die immer wieder Änderungen im Terminplan mitgemacht und geplante Treffen meinetwegen verschoben haben. Eure Geduld und euer Verständnis sind unbezahlbar.

Darüber hinaus möchte ich all meinen Kunden und Patienten danken. Ihre Geschichten und Erfahrungen haben mir wertvolle Einblicke gegeben, die ich nun mit der Welt teilen kann. Es ist ein großes Privileg, Ihnen helfen zu dürfen und durch Ihre Unterstützung zu lernen und zu wachsen.

VORWORT

In meiner täglichen Arbeit treffe ich fortwährend auf Menschen, die an chronischen Schmerzen leiden und verzweifelt nach Linderung suchen. Diese Menschen haben häufig bereits zahlreiche Ärzte konsultiert und verschiedenste Therapien ausprobiert, doch bislang konnte ihnen nur bedingt oder gar nicht geholfen werden. Doch warum ist das so? Schließlich war die medizinische Entwicklung und Versorgung noch nie so gut wie heute.

Ein Grund dafür könnte sein, dass das Verständnis von Schmerz in unserer Gesellschaft häufig falsch interpretiert und kommuniziert wird. Täglich berichten mir Patienten und Kunden von Diagnosen wie Verschleiß, Arthrose oder Bandscheibenvorfällen. Hart ausgedrückt, wird ihnen von medizinischem Personal und Therapeuten vermittelt, dass sie „kaputt" seien. Wenn klassische Physio- und Bewegungstherapien versagen, bleibt scheinbar nur noch die Option einer Operation oder die dauerhafte Einnahme von Schmerzmitteln.

Bitte verstehen Sie mich nicht falsch: Ich möchte nicht das medizinische Gesundheitssystem kritisieren. Ganz im Gegenteil, ich glaube fest daran, dass jeder in diesem Bereich nach bestem Wissen und Gewissen arbeitet. Vielmehr möchte ich darauf hinweisen, dass Schmerzen aus einer anderen Perspektive betrachtet werden müssen, weil Schmerz und seine Entstehung in der Allgemeinheit schlechtweg falsch verstanden und kommuniziert wird.

Stellen Sie sich vor, Ihr Computer hat ein Problem. Er wird langsam und Programme stürzen regelmäßig ab. Was tun Sie in einer solchen Situation? Tauschen Sie Bildschirm, Maus und Festplatte aus? Wahrscheinlich nicht. Sie versuchen es zunächst mit einem Neustart oder einem Software-Update. Und in der Regel funktioniert der Computer danach wieder einwandfrei.

Wie Sie vielleicht wissen, kann ein Computer nur dann funktionieren, wenn gewisse technische Voraussetzungen erfüllt sind. Ohne die Hardware könnten wir ihn schließlich nicht bedienen. Allerdings spielt auch die Software eine entscheidende Rolle. Selbst die beste Hardware ist nutzlos, wenn kein Betriebssystem oder keine Software installiert ist, die die Hardwarekomponenten steuert und miteinander vernetzt.

Dasselbe Prinzip gilt für den menschlichen Körper. Sie besitzen die bestmögliche „Hardware" in Form Ihres Körpers. Auch wenn diese möglicherweise hier und da

etwas gelitten hat, stellt sich die Frage: Wann haben Sie das letzte Update Ihrer „Software" durchgeführt? Ihr Gehirn und Nervensystem sind Ihre „Software" und steuern alle Prozesse in Ihrem Körper.

Ein entscheidender Punkt ist, dass das Gehirn die Instanz ist, die letztlich entscheidet, ob Sie Schmerzen empfinden oder nicht. Dies hat nichts damit zu tun, wie Sie über Schmerzen denken oder dass Sie sich diese einbilden. Die Steuerung durch das Gehirn ist weitaus komplexer.

Betrachten wir nun die gängigen medizinischen und therapeutischen Interventionen, fällt auf, dass diese meist nur auf die Überprüfung der „Hardware" abzielen. Diese Überprüfung ist zwar wichtig, doch es fehlt ein wesentlicher Aspekt: die Überprüfung und das Training der „Software". Wir vernachlässigen somit eine komplette Hälfte unserer Funktionen und prüfen selten, ob unsere „Software" ein Update benötigt.

Hier liegt ein enormes Potenzial zur Verbesserung. In meiner täglichen Arbeit konnte ich mit der Adressierung des Nervensystems vielen Menschen helfen, denen bisher niemand helfen konnte. Das bedeutet nicht, dass ich jedem helfen kann und Heilversprechen mache, jedoch möchte ich Ihnen Hoffnung machen, da der neurozentrierte Ansatz in der Gesellschaft noch nicht weit verbreitet ist und oft unbeachtet bleibt.

Vielleicht fragen Sie sich jetzt, warum dieser Ansatz bisher wenig Beachtung findet. Die Antwort ist einfach: weil es bis dato noch nicht besser bekannt war. Momentan findet jedoch ein Umdenken statt. Es wird sicher noch einige Zeit dauern, bis dieser Ansatz in den Köpfen der Experten und der Allgemeinheit angekommen ist. Dennoch sind wir auf einem guten Weg zu einem neuen Verständnis von Schmerz und einen Perspektivwechsel zu erzeugen.

Schmerzen müssen ganzheitlicher betrachtet werden, da viele Einflüsse die Schmerzentstehung beeinflussen. Ich habe mir zum Ziel gesetzt, Ihnen diese Einflüsse im vorliegenden Buch möglichst verständlich zu erklären und darzustellen.

Am Ende dieses Buches sollte Ihnen klar sein, wie Schmerz wirklich funktioniert und welche fantastischen Möglichkeiten und Fähigkeiten Sie noch haben, um diesen zu lindern.

Das bedeutet jedoch auch, dass Sie die Verantwortung für sich selbst übernehmen müssen. Sie dürfen sie nicht allein an Ihren Arzt oder Therapeuten abgeben. Natürlich sollten Sie weiterhin Rat und Unterstützung bei Fachpersonal suchen. Auf der anderen Seite dürfen Sie jedoch nicht davon ausgehen, dass eine Pille oder Spritze die endgültige Lösung bieten. Sie müssen bezüglich Ihres Schmerzes ein wenig auf die Suche gehen und ein bisschen Arbeit investieren. Allerdings besitzen Sie bereits

das nötige Handwerkszeug für eine Veränderung – Jetzt müssen Sie nur noch die „Betriebsanleitung" lesen, verstehen und Ihren „Computer" richtig bedienen.

Ich wünsche Ihnen viel Erfolg und Freude mit diesem Buch. Möge es Ihnen helfen, ein Leben mit weniger Schmerzen zu führen.

Mit herzlichen Grüßen
Kevin Grafen
Kamp-Lintfort, Januar 2025

PS: Wenn Sie positive Erfahrungen mit den Inhalten und Übungen gemacht haben, freue ich mich über Ihr Feedback. Sie können mir gerne eine E-Mail an grafen@kensho.de schicken. Zudem präsentiere ich regelmäßig auf Social Media verschiedene Übungen. Auch hier freue ich mich über ein Follow, Like und einen Kommentar (Instagram: kevin_grafen, TikTok: kevingrafen).

1

EINLEITUNG

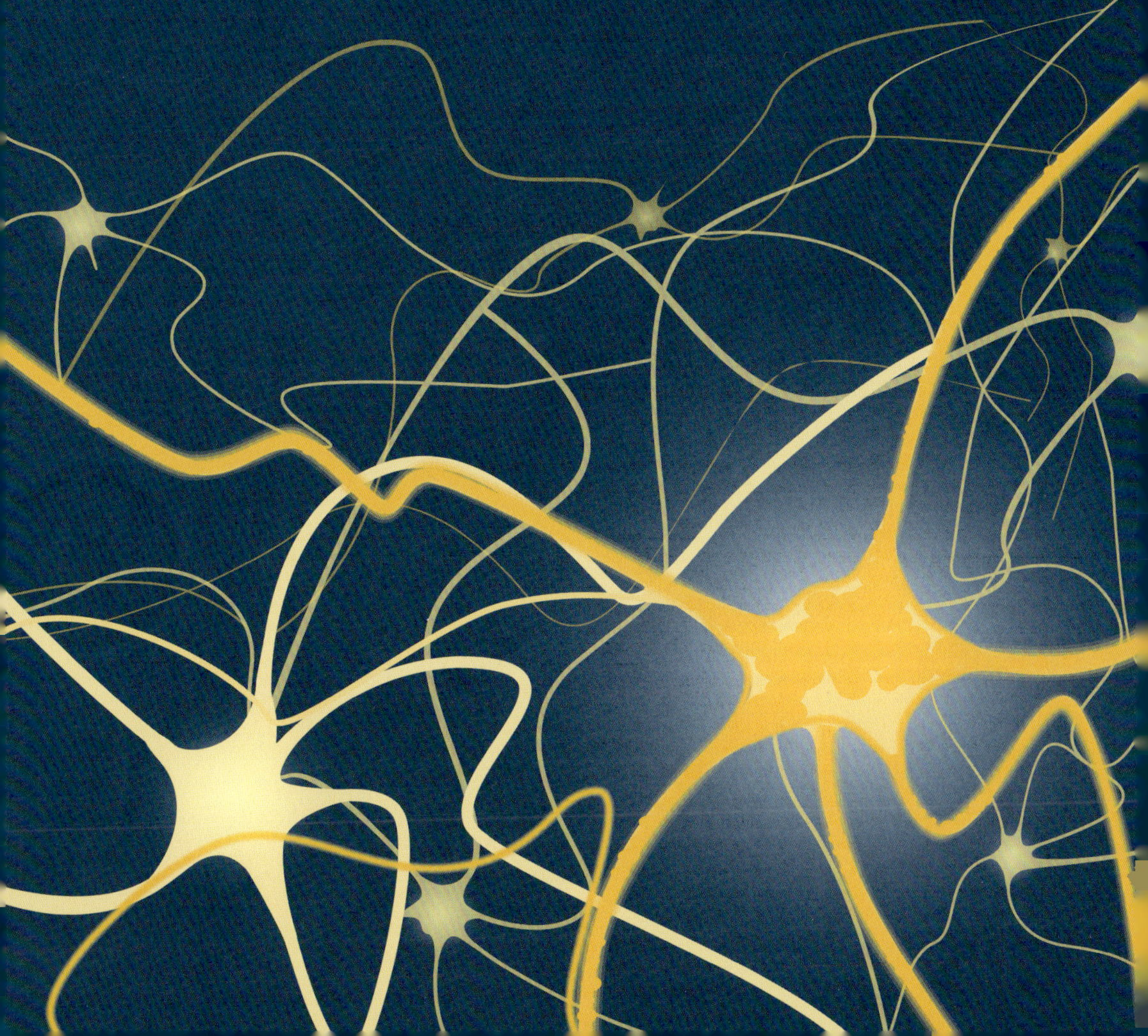

Neuronales Training bei Schmerzen

Bibliografische Information der Deutschen Nationalbibliothek

Die Deutsche Nationalbibliothek verzeichnet diese Publikation in der Deutschen Nationalbibliografie; detaillierte bibliografische Details sind im Internet über <www.dnb.de> abrufbar.

Auckland, Beirut, Dubai, Hägendorf, Hongkong, Indianapolis, Kairo, Kapstadt, Manila, Maidenhead, Neu-Delhi, Singapur, Sydney, Teheran, Wien

Gesamtherstellung (Druck): Print Consult GmbH, München, www.printconsult.de

MIX
Papier | Fördert gute Waldnutzung
FSC® C106855
FSC www.fsc.org

Member of the World Sport Publishers' Association (WSPA)

ISBN 978-3-8403-7930-7

Hersteller im Sinne der GPSR:

Meyer & Meyer Fachverlag & Buchhandel GmbH

Von-Coels-Straße 390, 52080 Aachen

www.dersportverlag.de

E-Mail: kontakt@m-m-sports.com

KEVIN GRAFEN

NEURONALES TRAINING bei Schmerzen

Die unterschätzte Rolle des Gehirns

Meyer & Meyer Verlag

Allgemeine Hinweise:

Aus Gründen der besseren Lesbarkeit wird bei Personenbezeichnungen die männliche Sprachform verwendet. Gemeint ist sowohl die männliche als auch die weibliche und die diverse Form.

Das vorliegende Buch wurde sorgfältig erarbeitet. Dennoch erfolgen alle Angaben ohne Gewähr. Weder der Autor noch der Verlag können für eventuelle Nachteile oder Schäden, die aus den im Buch vorgestellten Informationen resultieren, Haftung übernehmen.

Sollte diese Publikation Links auf Webseiten Dritter enthalten, so übernehmen wir für deren Inhalte keine Haftung, da wir uns diese nicht zu eigen machen, sondern lediglich auf deren Stand zum Zeitpunkt der Erstveröffentlichung verweisen.

Neuronales Training bei Schmerzen

Schmerzen sind ein weit verbreitetes Gesundheitsproblem, das Menschen weltweit betrifft. Ein erheblicher Anteil der Bevölkerung leidet unter chronischen Schmerzen, die das tägliche Leben erheblich beeinträchtigen können. In einer Welt, in der körperliche Beschwerden meist durch klar definierte medizinische Verfahren diagnostiziert und behandelt werden, beginnt unsere Geschichte mit einem alltäglichen Szenario, das Ihnen bekannt vorkommen mag. Es ist eine Erzählung, die die konventionellen Pfade der Schmerzbehandlung beschreitet und dabei die tief verwurzelten Überzeugungen über die Ursachen und die Natur des Schmerzes hinterfragt. Diese Geschichte lädt Sie ein, die Komplexität eines allzu vertrauten Szenarios zu betrachten.

Stellen Sie sich vor, Sie erwachen an einem gewöhnlichen Morgen mit unerwarteten Rückenschmerzen. Anfangs als vorübergehend abgetan, hält der Schmerz jedoch hartnäckig an. Nach drei Tagen unveränderter Beschwerden führt Ihr Weg zum Arzt. In der Praxis wird ein MRT veranlasst, ein Routineverfahren zur Abklärung von Rückenschmerzen. Die Bilder zeigen deutliche Anzeichen von Verschleiß, eine gängige Diagnose bei Rückenbeschwerden. Der Arzt, kompetent und beruhigend, erklärt, dass dieser Verschleiß die Ursache Ihrer Schmerzen sei.

Für Sie beginnt eine Phase der Selbstreflexion. Das Alter, das Heben schwerer Lasten, die sportlichen Aktivitäten – all das scheint plötzlich Gründe für den körperlichen „Verschleiß" zu liefern. Es entsteht eine feste Überzeugung: Der Verschleiß ist der Schuldige für den Schmerz. Aber was, wenn diese Annahme zu kurz greift? Was, wenn Schmerz weit mehr ist als nur das sichtbare Ergebnis eines MRTs? Diese Geschichte wirft ein kritisches Licht auf die herkömmliche Auffassung von Schmerz. In der Medizin und Therapie neigen wir oft dazu, Schmerz als direkte Folge physischer Veränderungen zu sehen. Doch Schmerz ist ein komplexes, vielschichtiges Phänomen, das nicht immer mit sichtbaren Anzeichen korreliert.

Dieses Buch bricht mit der traditionellen Sichtweise und erforscht die tieferen Ebenen des Schmerzes. Es zeigt auf, dass physischer „Verschleiß" nicht zwangsläufig Schmerzen verursachen muss und dass die wahren Ursachen von Schmerz oft in Bereichen liegen, die wir bisher vernachlässigt haben.

Sie sind eingeladen, Ihren Horizont zu erweitern und zu entdecken, wie wir durch ein besseres Verständnis des Nervensystems und seiner komplexen Wechselwirkungen mit unserem Körper effektivere und zielgerichtetere Ansätze zur Schmerzbehandlung entwickeln können. Es ist der Beginn einer Reise, die Ihnen aufzeigt, dass es viele weitere Möglichkeiten gibt, Schmerzen zu lindern. Dafür ist jedoch ein Perspektivwechsel erforderlich.

Dieses Buch soll Sie informieren und aufzeigen, wie Schmerzen entstehen und welche kritische Rolle Ihr Gehirn dabei spielt. Sie werden Konzepte erarbeiten, wie man Schmerz adressieren kann, und ein umfassendes Portfolio an Übungen kennenlernen, die Sie schließlich möglichst effektiv anwenden können.

Dieses Buch richtet sich an alle, die Schmerzen haben, mehr über Schmerzen erfahren möchten, und an Fachpersonal, das mit Schmerzpatienten arbeitet. Es ist eine Einladung, die Tiefe und Komplexität von Schmerz neu zu entdecken und sich auf eine Reise zu begeben, die weit über herkömmliche Methoden hinausgeht.

Einleitung

2

WAS IST SCHMERZ?

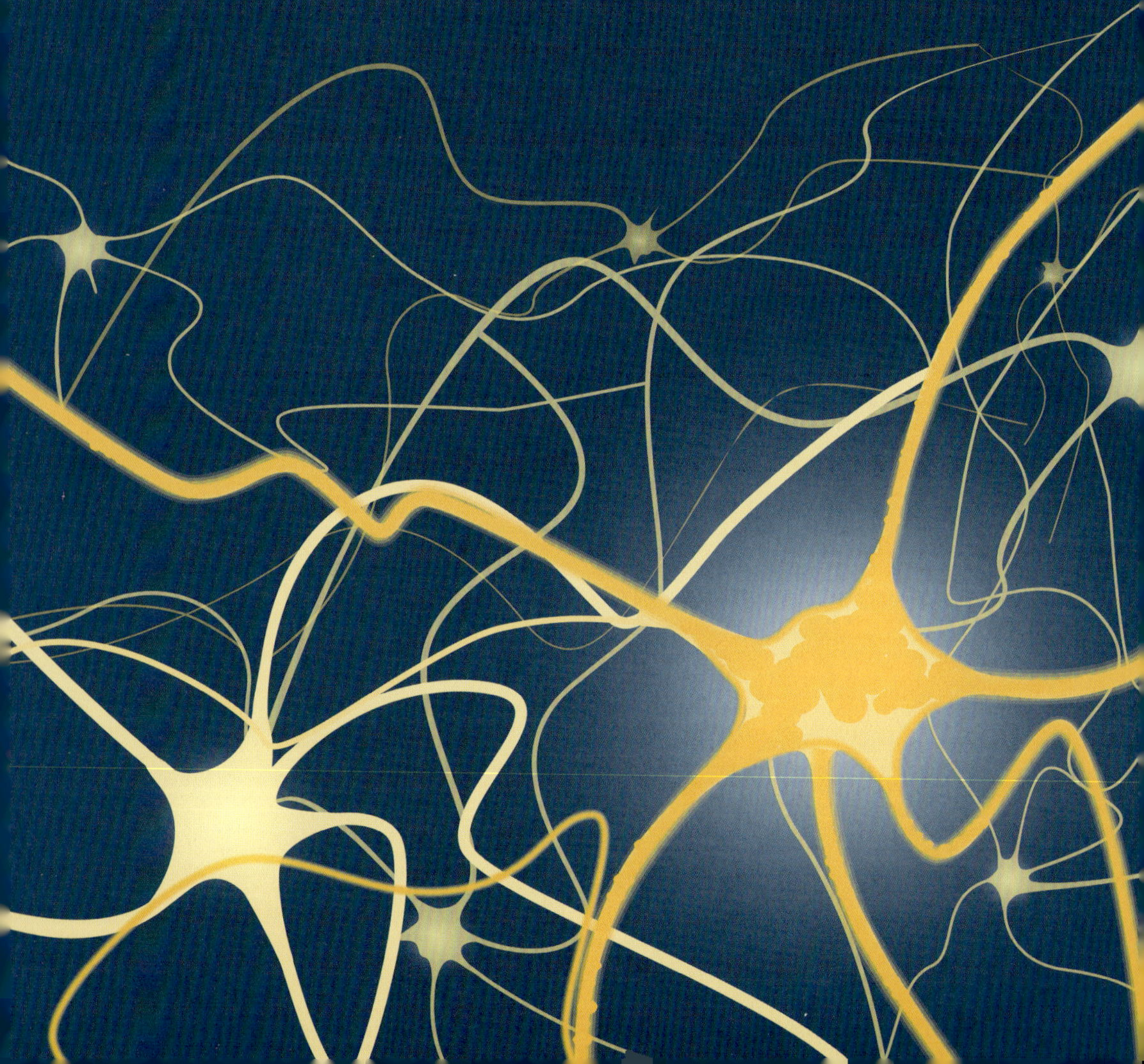

2.1 Definition von Schmerz

Was ist Schmerz wirklich? Warum empfinden wir ihn und wie wird er in der Gesellschaft verstanden? Diese Fragen sind zentral, denn das Paradox des Schmerzes liegt darin, dass seine Funktion oft missverstanden und falsch kommuniziert wird. Schmerz wurde bis vor Kurzem meist als direktes Anzeichen für Gewebeschädigungen betrachtet. Diese Sichtweise wurde durch die Definition der International Association for the Study of Pain (IASP) von 1979 unterstützt: Schmerz sei „ein unangenehmes Sinnes- und Gefühlserlebnis, das mit aktueller oder potenzieller Gewebeschädigung verbunden ist oder mit Begriffen solcher Schäden beschrieben wird" (Raja 2020). Dieses Verständnis hat sich tief in das kollektive Bewusstsein eingeprägt und beeinflusst weiterhin, wie Schmerz in der Gesellschaft gedacht, verstanden und kommuniziert wird.

Diese Gleichsetzung von Schmerz mit Gewebeschädigung ist unvollständig und irreführend. Schmerz ist vielmehr ein subjektives Erlebnis, das nur bedingt mit physischen Schäden korreliert. Erkennbar wird das zum Beispiel an Phantomschmerzen, bei denen Personen Schmerzen in einem amputierten Körperteil verspüren, obwohl dort kein Gewebe mehr vorhanden ist. Oft bemerken wir blaue Flecken oder kleine Schnitte (wie von Papier) erst viel später und fragen uns, wie sie entstanden sind. In lebensbedrohlichen Situationen, wie bei Einsätzen von SWAT-Einheiten, lernen die Einsatzkräfte, sich nach jedem Schusswechsel systematisch auf Verletzungen abzutasten und zu überprüfen, da sie im Eifer des Gefechts oft nicht bemerken, dass sie verwundet wurden. Auch Sportler bemerken häufig erst nach einem Wettkampf, dass sie Verletzungen erlitten haben, da der Adrenalinschub den Schmerz überdeckt. Chronische Schmerzen, die keine offensichtliche physische Ursache haben, verdeutlichen ebenfalls die Komplexität von Schmerz.

2020 hat die IASP ihre Definition von Schmerz aktualisiert, um diesem Verständnis Rechnung zu tragen. Die neue Definition lautet: „Schmerz ist ein unangenehmes Sinnes- und Gefühlserlebnis, das mit tatsächlichem oder möglichem Gewebeschaden verbunden ist oder dem ähnelt, das mit einem solchen Schaden verbunden ist." Aber auch das ist nur ein Teil des Ganzen und wird durch wichtige Anmerkungen und die Geschichte des Wortes Schmerz besser erklärt.

Schmerz ist immer eine persönliche Erfahrung, die von einer Vielzahl von Faktoren beeinflusst wird. Diese Faktoren umfassen biologische, psychologische und soziale Einflüsse, die in unterschiedlichem Maße auf das Schmerzerleben einwirken. Schmerz und Nozizeption (Bedrohungsreize) sind unterschiedliche Phänomene; das bedeutet, dass Schmerz nicht allein aus der Aktivität sensorischer Neuronen abgeleitet werden kann. Im Laufe ihres Lebens lernen Individuen das Konzept von

Schmerz durch ihre eigenen Erfahrungen und durch soziale Interaktionen. Obwohl Schmerz normalerweise eine adaptive Rolle spielt, indem er uns vor potenziellen Schäden warnt, kann er auch negative Auswirkungen auf die körperliche Funktion sowie das soziale und psychologische Wohlbefinden haben.

Die vielen Faktoren, die Schmerz beeinflussen, sind gleichermaßen wichtig und umfassen psychische und kognitive Komponenten wie Überzeugungen, Wissen, Emotionen und Erfahrungen; soziale Komponenten wie Interaktionen mit anderen Menschen und kulturelle Einflüsse; verhaltensbezogene Komponenten wie Bewegungsgewohnheiten, Schlaf und Ernährung; umweltbedingte Einflüsse wie Klima und Exposition gegenüber Risikofaktoren sowie physisch-biologische Komponenten wie die Funktion des Nervensystems und der Nozizeption. All diese Komponenten haben einen entscheidenden Einfluss auf die Schmerzwahrnehmung und müssen bei der Bewertung und Behandlung von Schmerzen berücksichtigt werden.

Adriaan Louw, einer der führenden Schmerzforscher, definiert Schmerz als ein Phänomen, das vom Gehirn erzeugt wird, nachdem die neuronale Signatur einer Person (Schmerz-Neuromatrix) aktiviert wurde und das Gehirn zu dem Schluss kommt, dass der Körper in Gefahr ist und eine Handlung erforderlich ist (Louw et al. 2018, S. 138).

Es ist wichtig, ein tieferes Verständnis dieser verschiedenen Einflussfaktoren zu entwickeln, um effektivere Strategien zur Schmerzbewältigung und -prävention zu finden. In diesem Buch werden wir die komplexen Mechanismen der Schmerzentstehung und -verarbeitung genauer untersuchen und Ansätze vorstellen, wie man mit Schmerz umgehen kann.

Quellen:

- Raja, S. N. (2020). The revised International Association for the Study of Pain definition of pain: Concepts, challenges, and compromises. *PAIN*, 161(9), 1976-1982. https://doi.org/10.1097/j.pain.0000000000001939 Letzter Zugriff 05.09.2024
- International Association for the Study of Pain. (2020). *IASP announces revised definition of pain*. Retrieved June 24, 2024, from https://www.iasp-pain.org/publications/iasp-news/iasp-announces-revised-definition-of-pain/ Letzter Zugriff 05.09.2024
- Louw, A., Puentedura, E., Schmidt, S. & Zimney, K. (2018). *Pain Neuroscience Education: Teaching People About Pain* (2nd ed., p. 138). Orthopedic Physical Therapy Products.

2.2 Schmerz als Schutzfunktion

Niemand möchte Schmerzen haben oder dauerhaft in chronischen Schmerzmustern stecken, dennoch hat jeder schon einmal Schmerz gespürt oder empfunden. Dies führt zu der grundlegenden Frage: Warum empfinden wir Schmerz, und welche Funktion erfüllt er? Schmerz muss für etwas gut sein.

Schmerz hat die essenzielle Funktion, uns vor bedrohlichen Situationen und potenziellen Verletzungen zu schützen. Diese Funktion ist entscheidend für unser Überleben. Stellen Sie sich vor, Sie treten auf einen Nagel und bemerken es nicht. Dies könnte zu einer schweren Entzündung und weiteren gesundheitlichen Komplikationen führen. Oder denken Sie daran, was passieren würde, wenn Sie Ihre Hand auf eine heiße Herdplatte legen und den Schmerz nicht spüren würden - Ihre Hand würde verbrennen. Ebenso könnte ein unbehandelter Knochenbruch mit hervorstehenden Knochenstücken schwerwiegende Folgen haben. Schmerz warnt uns vor solchen Gefahren und ermöglicht es uns, rechtzeitig zu reagieren, um größere Schäden zu verhindern.

Aufgrund solcher Beispiele liegt es nahe, dass Schmerz in der Gesellschaft hauptsächlich mit Verletzungen und Gewebeschäden verknüpft wird, wie bereits erläutert wurde. Dennoch leiden viele Menschen unter Schmerzen, die in erster Linie nicht erklärbar sind oder bei denen keine strukturelle Schädigung festgestellt werden kann. Hierbei ist es wichtig zu verstehen, dass Schmerz auch als Kompensations- bzw. Schutzmuster angewendet wird, dessen Ursache für uns oft zunächst nicht logisch erscheint. Einige Beispiele verdeutlichen dies:

Ein Phänomen, das dies gut illustriert, ist das Zucken und Mitfühlen von Schmerz, wenn man Pannen-Videos oder „lustige" Unfälle im Fernsehen sieht. Unser Nervensystem reagiert auf visuelle Reize und erzeugt Schmerzen, selbst wenn wir diese nicht selbst erleben.

Ein weiteres Beispiel liefert die Meta-Analyse von Faragher, Cass und Cooper (2005), die einen signifikanten Zusammenhang zwischen Arbeitsunzufriedenheit und Schmerzen aufzeigt. Diese Analyse, die 485 Studien umfasste, verdeutlicht, dass Mitarbeiter mit niedriger Arbeitszufriedenheit häufiger unter chronischen Schmerzen wie Rückenschmerzen und Kopfschmerzen leiden. Rückenschmerzen könnten demnach eine Kompensation sein, um sich nicht der unbefriedigenden Arbeitssituation aussetzen zu müssen, stressige Situationen mit Vorgesetzten zu vermeiden oder die Belastung durch unangenehme Kollegen zu verringern.

Die Angst vor Schmerz spielt ebenfalls eine Rolle: Nicht nur Kinder beginnen oft schon beim Anblick einer Nadel zu schreien und erleben eine Impfung als überaus schmerzhaft, während abgelenkte Kinder die Impfung kaum bemerken. Dieses Phänomen wird auch durch eine Studie von Crombez et al. (1999) unterstützt. Sie zeigt, dass die Angst vor Schmerzen schlimmer sein kann als der Schmerz selbst, was die Relevanz der psychischen Komponente verdeutlicht.

Ein weiteres Beispiel: Das Gleichgewichtsorgan bei einer Person funktioniert nicht mehr richtig. Dadurch hat der Körper Schwierigkeiten, seine Position und Bewegung im Raum korrekt zu erfassen, was wiederum zu Unsicherheiten im Gang oder beim Laufen führen kann. Ein mögliches Kompensationsmuster könnte in diesem Fall darin bestehen, dass Knie- oder Hüftschmerzen ausgelöst werden, um die Bewegung einzuschränken und somit das Risiko eines Sturzes zu verringern. Im Verlaufe dieses Buches wollen wir verstehen, dass vor allem unsere Sinnesorgane einen großen Anteil bei der Schmerzmodulation spielen.

Schmerz als Kompensationsmechanismus soll uns demnach vor potenziellen Bedrohungen und Gefahren schützen. Die eigentlichen Ursachen für diesen Schutz und die daraus resultierenden Kompensationen sind jedoch oft nicht eindeutig und können äußerst komplex sein. Es bedarf einer gründlicheren Suche nach der Ursache, da diese aus einer Vielzahl von Faktoren bestehen kann. Diese Komplexität und die vielen Einflussfaktoren können dazu führen, dass dauerhaft Schmerzmuster ausgelöst werden, die uns in alltäglichen Situationen einschränken, obwohl dies gar nicht der Fall sein müsste. Schmerz ist gut, wenn er richtig funktioniert und uns vor echten Gefahren warnt. Bei vielen Menschen funktioniert das Schmerzsystem jedoch mittlerweile fehlerhaft und das Warnsystem Schmerz wird unnötigerweise ausgelöst. Viele Menschen finden sich in chronischen Schmerzmustern wieder und haben dauerhafte Probleme, obwohl potenzielle Verletzungen schon lange ausgeheilt sind oder gar nicht erst vorhanden waren. Sie leben mit andauernden Kompensationen und scheinbar unvermeidlichem Schmerz. Die Aufgabe besteht nun darin herauszufinden, wieso und warum dieses dauerhafte Schutzmuster ausgelöst wird und welche Einflussfaktoren daran schuld sind. Dies soll im nächsten Kapitel geschehen.

Quellen:

» Faragher, E. B., Cass, M. & Cooper, C. L. (2005). The relationship between job satisfaction and health: a meta-analysis. *Occupational and Environmental Medicine, 62*(2), 105-112. doi:10.1136/oem.2002.006734 Letzer Zugriff 05.09.2024

» Crombez, G., Vlaeyen, J. W. S., Heuts, P. H. T. G. & Lysens, R. (1999). Pain-related fear is more disabling than pain itself: evidence on the role of pain-related fear in chronic back pain disability. *Pain, 80*(1-2), 329-339. https://doi.org/10.1016/S0304-3959(98)00229-2 Letzter Zugriff 05.09.2024

2.3 Die Geschichte des Schmerzverständnisses

In der frühen Geschichte wurde Schmerz oft aus religiösen Überzeugungen und spirituellen Vorstellungen heraus begründet. Schmerz galt als Strafe oder Prüfung Gottes. In vielen Kulturen wurde angenommen, dass Leid und Schmerz durch göttliches Eingreifen verursacht wurden, um die Menschen zu testen oder zu bestrafen. Diese Sichtweise spiegelte sich in zahlreichen religiösen Texten und Praktiken wider, in denen Schmerz als eine Form der Läuterung oder als Mittel zur Erlangung spiritueller Erkenntnis betrachtet wurde (Chen 2018).

Aristoteles (384-322 v. Chr.), ein bedeutender Denker der Antike, betrachtete Schmerz als eine „Leidenschaft der Seele". Für ihn war Schmerz ein emotionales Erlebnis, das tief im menschlichen Herzen verankert ist, und galt ihm als Zeichen dafür, dass etwas im Inneren des Körpers nicht stimmte. Aristoteles sah Schmerz als ein wichtiges Signal, das den Zustand des Körpers und der Seele reflektiert.

Ein weiterer bedeutender Denker, Hippokrates (ca. 460-370 v. Chr.), entwickelte die Theorie der Humoralpathologie. Diese Theorie besagt, dass Schmerz durch ein Ungleichgewicht der vier Körperflüssigkeiten verursacht wird: Blut, Schleim, gelbe Galle und schwarze Galle. Ein Überfluss oder Mangel an diesen Flüssigkeiten führe zu Krankheiten und Schmerzen. Hippokrates' Ansatz betonte die Bedeutung eines ausgewogenen inneren Milieus für die Gesundheit und Schmerzfreiheit.

In der traditionellen chinesischen Medizin wurde Schmerz als ein Ungleichgewicht zwischen den Kräften von Yin und Yang betrachtet. Diese Theorie besagt, dass Gesundheit durch das Gleichgewicht dieser gegensätzlichen Kräfte aufrechterhalten wird. Dieser Ansatz betont die Bedeutung eines harmonischen Lebensstils und die Relevanz von Körper und Geist für die Schmerzlinderung (Jensen & Finnerup 2019).

Zusammengefasst zeigt sich, dass die Entstehung von Schmerz historisch gesehen immer als ein Zeichen dafür verstanden wurde, dass Körper und Geist aus dem Gleichgewicht sind.

Erst mit der Einführung des kartesischen Modells des Schmerzes durch René Descartes (1596-1650) wurde die Rolle des Gehirns bei der Schmerzwahrnehmung betont. Descartes beschrieb Schmerz als einen Prozess, bei dem ein physischer Reiz wie Hitze oder Verletzung sensorische Nerven aktiviert, die dann Signale an das Gehirn senden. Diese Signale werden dort verarbeitet, was zu einer bewussten Wahrnehmung von Schmerz führt (Chen 2018). Diese mechanistische Sichtweise betrachtete

Schmerz als eine direkte Reaktion des Körpers auf schädliche Reize, ähnlich wie ein mechanisches System auf äußere Einwirkungen reagiert.

Obwohl das kartesische Modell den wichtigen Schritt machte, das Gehirn als zentrale Komponente der Schmerzwahrnehmung zu erkennen, führte es unglücklicherweise auch zu vielen heute noch bestehenden Fehlkonzepten und Missverständnissen bezüglich der Schmerzentstehung.

Die moderne Neurowissenschaft hat diese frühen Theorien weiterentwickelt, indem sie komplexere Modelle eingeführt hat. Ein bedeutender Fortschritt in diesem Bereich war die Einführung der Gate-Control-Theorie durch Melzack und Wall in den 1960er-Jahren. Diese Theorie postuliert, dass das Rückenmark als eine Art Tor fungiert, das Schmerzsignale entweder blockieren oder durchlassen kann, basierend auf verschiedenen Faktoren wie sensorischen Signalen und zentralen Modulationen. Demnach ist Schmerz nicht nur ein direktes Ergebnis von Gewebeschäden, sondern wird auch stark von physisch-biologischenMechanismen beeinflusst (Jensen & Finnerup 2019).

Die Gate-Control-Theorie wurde später durch die Neuromatrix-Theorie von Melzack (2001) erweitert. Diese Theorie beschreibt die Schmerz-Neuromatrix als ein Netzwerk im Gehirn, das sensorische, affektive und kognitive Komponenten integriert, und betont, dass Schmerz eine vielschichtige Erfahrung ist, die weit über einfache sensorische Wahrnehmungen hinausgeht und stark von emotionalen und kognitiven Prozessen beeinflusst wird. Moseley (2003) erweiterte dieses Konzept und stellte fest, dass Schmerz ein Output des Gehirns ist, der produziert wird, wenn das Gehirn eine Situation als potenziell gefährlich interpretiert. Bei chronischem Schmerz wird die Effizienz der Schmerz-Neuromatrix durch bedrohliche (nozizeptive) und nicht-bedrohliche Mechanismen verstärkt, was bedeutet, dass weniger Input benötigt wird, um Schmerz zu erzeugen (Moseley & Butler 2017). Der klinische Ansatz zielt darauf ab, alle Inputs zu reduzieren, die Gefahr zu signalisieren, und dann die Komponenten der Schmerz-Neuromatrix zu aktivieren, ohne ihren Output zu provozieren. Was dies genau bedeutet und wie das Ganze vereinfacht funktioniert, werden wir in den folgenden Kapiteln erarbeiten.

Mittlerweile spricht man nicht mehr nur von der Schmerz-Neuromatrix, sondern entwickelt das Modell weiter zur Bedrohungs-Neuromatrix. Dieses Modell berücksichtigt noch umfassender die vielfältigen Faktoren, die zur Schmerzwahrnehmung beitragen, und betont, dass das Gehirn und das Nervensystem die zentrale Rolle bei der Schmerzregulation spielen.

Die Entwicklung des Schmerzverständnisses hat sich also von mystischen und spirituellen Vorstellungen hin zu einem komplexen, multidimensionalen Modell gewandelt, das biologische, psychologische, soziale und weitere Faktoren berücksichtigt.

Bevor wir die Bedrohungs-Neuromatrix genauer betrachten, müssen wir jedoch die Grundfunktionen des Gehirns und des Nervensystems verstehen, welche in den folgenden Kapiteln dargestellt werden.

Quellen:

» Chen, J. (2018). History of pain theories. *Neuroscience Bulletin,* 27(5), 343–350. https://doi.org/10.1007/s12264-011-0139-0 Letzter Zugriff 20.11.2024

» Jensen, T. S. & Finnerup, N. B. (2014). A brief history of pain. *The Lancet Neurology,* 13(9), 872. https://doi.org/10.1016/S1474-4422(14)70187-5 Letzter Zugriff 20.11.2024

» Melzack, R. (2001). Pain and the neuromatrix in the brain. *Journal of Dental Education,* 65(12), 1378-1382. https://doi.org/10.1007/s11916-000-0071-x Letzter Zugriff 06.09.2024

» Moseley, G. L. (2003). A pain neuromatrix approach to patients with chronic pain. *Manual Therapy*, 8(3), 130-140. https://doi.org/10.1016/s1356-689x(03)00051-1 Letzter Zugriff 06.09.2024

» Moseley, G. L. & Butler, D. S. (2017). *Explain Pain Supercharged.* Noigroup Publications.

3

WIE ENTSTEHT SCHMERZ?

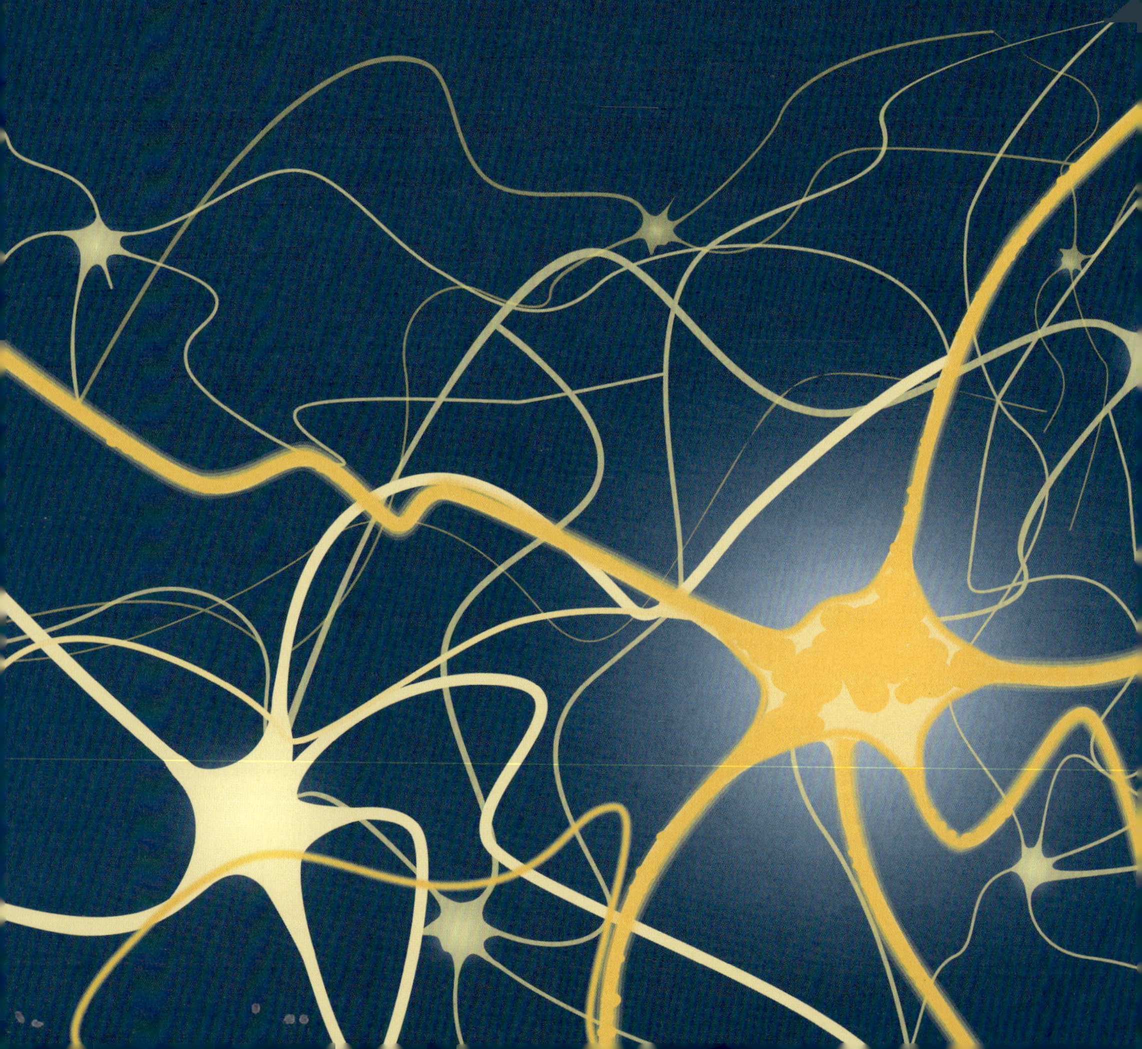

3.1 Aufbau und Grundfunktionen des Nervensystems

Um die Hintergründe der Schmerzmodulation besser zu verstehen, müssen wir zunächst den Aufbau und die Funktion des Nervensystems begreifen. Das Nervensystem lässt sich in zwei Hauptteile unterteilen: das zentrale Nervensystem (ZNS) und das periphere Nervensystem (PNS).

Das ZNS besteht aus dem Gehirn und dem Rückenmark. Es ist das Hauptsteuerzentrum des Körpers und verantwortlich für die Integration und Verarbeitung von Informationen. Das Gehirn ist in verschiedene Bereiche unterteilt, die jeweils spezifische Funktionen haben. Dazu gehört der Kortex, der unter anderem für höhere kognitive Funktionen zuständig ist, das Kleinhirn, das eine wichtige Rolle bei der Koordination und dem Gleichgewicht spielt, und der Hirnstamm, der grundlegende Lebensfunktionen wie Atmung und Herzfrequenz kontrolliert. Das Rückenmark leitet sensorische Informationen vom Körper zum Gehirn und motorische Befehle vom Gehirn zum Körper und ermöglicht so Reflexreaktionen.

Das PNS besteht aus peripheren Nerven, die sowohl sensorische als auch motorische Informationen verschalten. Es verbindet das ZNS mit den verschiedenen Körperteilen. Die sensorischen Nerven leiten Informationen von den Sinnesorganen, wie Haut, Augen und Ohren, zum Gehirn und sind für die Wahrnehmung von Reizen, wie Berührungen, Temperatur und Druck, verantwortlich. Die motorischen Nerven leiten Befehle vom Gehirn und Rückenmark zu den Muskeln und Drüsen, um Bewegungen und andere Körperfunktionen zu steuern.

Dies zeigt, dass das Gehirn und Nervensystem an zahlreichen körperlichen und mentalen Prozessen beteiligt ist. Das Nervensystem steuert kognitive Prozesse wie Gedanken, Aufmerksamkeit und Konzentration, die entscheidend für das Lernen, Erinnern und Problemlösen sind. Es reguliert Emotionen und Gefühlslagen wie Freude, Launen, Müdigkeit und Angst, die wiederum beeinflussen, wie wir auf verschiedene Reize reagieren.

Das Nervensystem kontrolliert auch alle autonomen Prozesse im Körper, wie Blutdruck, Atmung, Herzfrequenz, Verdauung und Drüsenfunktionen, die unbewusst ablaufen und für das Überleben entscheidend sind. Jede Form von Muskulatur wird durch das Nervensystem gesteuert, wobei entschieden wird, ob ein Muskel angespannt oder entspannt ist und wie Muskelgruppen zusammenarbeiten. Dies beeinflusst Bewegung, Haltung und Koordination. Darüber hinaus entscheidet das Nervensystem darüber, ob wir Schmerzen spüren oder nicht.

Angesichts der umfassenden Kontrolle, die das Gehirn und das Nervensystem über diese Funktionen ausüben, stellt sich die Frage, warum nicht regelmäßig überprüft wird, ob all diese Funktionen effizient arbeiten. Eine Dysfunktion des Nervensystems wird immer mit einer Dysfunktion einer der aufgezählten Funktionen einhergehen. Das Verständnis und die Überprüfung der Nervensystemfunktionen sind daher entscheidend für die Diagnose und Behandlung von Schmerzen.

Kurz gesagt: Die übergeordnete Aufgabe all dieser Funktionen ist das Überleben. Das Gehirn und das Nervensystem sind darauf ausgelegt, in jeder Situation die bestmöglichen Maßnahmen zu ergreifen, um unser Überleben zu sichern. Egal wann, wie und wo – das Nervensystem arbeitet unermüdlich daran, unseren Körper auf Bedrohungen und Veränderungen in der Umgebung optimal reagieren zu lassen.

Dies zu verstehen ist wichtig, da Schmerz ebenfalls eine überlebenssichernde Maßnahme ist.

3.1.1 Grundvoraussetzungen

Damit das Gehirn überlebenssichernde Maßnahmen ergreifen kann, müssen jedoch gewisse Grundvoraussetzungen erfüllt sein. Eine der wichtigsten Voraussetzungen ist die Versorgung mit Energie. Das Gehirn kann nur dann optimal funktionieren, wenn ausreichend Energie zur Verfügung steht.

Energie beziehen wir Menschen aus der Nahrung, die wir zu uns nehmen. Die in der Nahrung enthaltenen Nährstoffe werden in unserem Körper in Energie umgewandelt, die für verschiedene Körperfunktionen genutzt wird, einschließlich der Gehirnfunktion.

Noch entscheidender als die Energie aus der Nahrung ist jedoch die Energie, die wir aus dem Sauerstoff beziehen, den wir durch unsere Atmung aufnehmen. Sauerstoff ist für die Energieproduktion in unseren Zellen unerlässlich. Die meisten Menschen atmen so, dass ihre grundlegende Sauerstoffversorgung gewährleistet ist, das System jedoch nicht optimal und effizient mit Sauerstoff versorgt wird. Dies bedeutet, dass die Atmung bei vielen Menschen nicht ökonomisch ist und erhebliches Verbesserungspotenzial besitzt.

Eine effiziente Atmung ist demnach unerlässlich für unser Funktionieren. Indem wir unser System besser mit Sauerstoff versorgen, unterstützen wir nicht nur die allgemeine Gesundheit, sondern auch die Funktionsfähigkeit unseres Gehirns. Eine verbesserte Sauerstoffversorgung kann auch eine signifikante Auswirkung auf die Schmerzreduktion haben.

Atempraktiken und -methoden, die darauf abzielen, die Atmung zu optimieren, können daher einen wichtigen Beitrag zur Schmerzbewältigung leisten. Im Verlaufe dieses Buches werden verschiedene Atemübungen vorgestellt, die helfen können, die Atmung effizienter zu gestalten und somit das gesamte Wohlbefinden und die Fähigkeit zur Schmerzbewältigung zu verbessern.

Die zweite Grundvoraussetzung, die das Gehirn benötigt, um gesund und funktionsfähig zu bleiben, ist eine ausreichende Aktivierung. Nervenzellen bleiben nur gesund und aktiv, wenn sie regelmäßig stimuliert werden. Dies lässt sich mit der Muskulatur vergleichen: Wie Muskeln verkümmern, wenn wir sie nicht nutzen, so degenerieren auch Nervenzellen ohne entsprechende Aktivierung.

Eine grundlegende Tatsache, die es zu verstehen gilt, ist, dass eine Nervenzelle eine andere Nervenzelle nur aktivieren (Exzitation) oder hemmen (Inhibition) kann. Hinter jeder dieser Nervenzellen verbirgt sich ein komplexes Nervennetzwerk, das wiederum ein anderes, größeres Nervennetzwerk aktiviert. Dieses Netzwerk ist dann für verschiedene Funktionen verantwortlich, wie Gedanken, Emotionen, Muskelbewegungen oder eben auch Schmerz.

Wenn die nervalen Strukturen verkümmern, leiden unsere Funktionen darunter. Dies kann dazu führen, dass wir schmerzanfälliger werden, da die gesunde Aktivität und Hemmung innerhalb des Nervensystems gestört ist. Ein gesundes, gut aktiviertes Nervensystem ist entscheidend für die Erhaltung unserer körperlichen und geistigen Funktionen.

Der erste Schritt besteht daher darin, das Gehirn mit genügend Energie zu versorgen und es dauerhaft so zu aktivieren, dass es gesund bleibt. Diese Aktivierung ist essenziell, um die vielfältigen Funktionen des Gehirns aufrechtzuerhalten und sicherzustellen, dass wir nicht nur optimal funktionieren, sondern auch widerstandsfähiger gegen Schmerz und andere Beeinträchtigungen sind.

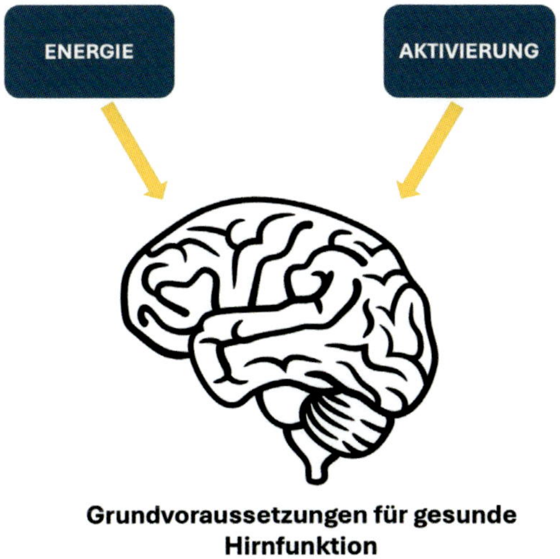

Abb. 1: Energie und Aktivierung sind die Grundvoraussetzungen für eine optimale Hirnfunktion und ein gesundes Nervensystem.

3.1.2 Wie kann man das Gehirn aktivieren?

Die Frage, wie wir das Gehirn effektiv aktivieren können, ist von zentraler Bedeutung für das Verständnis von kognitiver und physischer Gesundheit. Häufig erhält man Antworten wie Sudoku, Kreuzworträtsel oder andere kognitive Herausforderungen. Diese Aktivitäten sind in der Tat nützlich und fördern die geistige Leistungsfähigkeit.

Doch wenn man die Gemeinsamkeiten aller Lebewesen mit einem ausgeprägten Gehirn und Nervensystem betrachtet, wird eine andere essenzielle Aktivierungsquelle deutlich: Bewegung. Lebewesen, die ein komplexes Gehirn besitzen, sind alle in der Lage, sich zu bewegen. Die Fähigkeit, sich von einem Ort zum anderen zu bewegen, ist nicht nur lebensnotwendig - sei es für die Nahrungssuche oder zur Flucht vor Fressfeinden - sondern auch einer der effektivsten Wege, das Gehirn zu aktivieren. Die Steuerung von Bewegung, von der Planung bis zur Muskelkontraktion, ist ein hochkomplexer Prozess, der eine intensive Kommunikation zwischen verschiedenen Hirnstrukturen erfordert.

Pflanzen hingegen, wie Bäume und Büsche, die an einem Ort fest verwurzelt sind und keine Bewegung erzeugen müssen, verfügen nicht über ein Gehirn oder ein ausgeprägtes Nervensystem. Sie sind in der Lage, an Ort und Stelle zu überleben, da sie keine Notwendigkeit zur Bewegung haben. Dies zeigt, dass Bewegung und Gehirnaktivität eng miteinander verknüpft sind.

Ein eindrucksvolles Beispiel, das die Bedeutung von Bewegung für die Gehirnaktivierung verdeutlicht, ist die Seescheide. Diese marine Kreatur besitzt bei ihrer Geburt ein ausgeprägtes Nervensystem, das ihr hilft, einen sicheren Platz mit ausreichender Nahrung und ohne Fressfeinde zu finden. Sobald die Seescheide diesen Platz gefunden hat und keine Notwendigkeit zur Bewegung mehr besteht, verdaut sie ihr eigenes Gehirn, da es nicht länger benötigt wird.

Dieses Beispiel illustriert nicht nur die Bedeutung von Bewegung für die Aktivierung des Gehirns, sondern verdeutlicht auch, dass Bewegungsmangel zu einem kognitiven und physischen Verfall führen kann. Ein Mangel an Bewegung beeinträchtigt die neuronale Aktivität und kann langfristig sowohl körperliche als auch geistige Funktionen negativ beeinflussen.

Bewegung ist daher ein entscheidender Faktor für die Erhaltung der Gesundheit des Gehirns. Sie fördert nicht nur die körperliche Fitness, sondern auch die geistige Leistungsfähigkeit und das allgemeine Wohlbefinden.

Die Fähigkeit, sich sicher und effizient durch den Raum bewegen zu können, bedarf jedoch einer entscheidenden Grundlage: der Versorgung mit Informationen über unsere äußere Umwelt und wie der Körper in Relation zu der Umwelt positioniert ist. Diese Informationen erhält das Gehirn über all unsere Sinnesorgane, die somit eine wichtige Rolle bei der Aktivierung einnehmen. Im Folgenden wird auf deren Funktion und Wirkungsweise genauer eingegangen. Im Verlaufe des Buches werden schließlich spezifische Übungen für die unterschiedlichen Sinnessysteme vorgestellt, um diese gezielt zu trainieren und darüber das Gehirn in unterschiedlichen Strukturen aktivieren zu können.

3.2 Input - Interpretation - Output

Nachdem wir die Bedeutung von Energie und Aktivierung des Gehirns erörtert haben, wollen wir nun untersuchen, wie das Gehirn Entscheidungen bezüglich des Überlebens trifft. Im Kern funktioniert das Gehirn nach dem Prinzip „Input - Interpretation - Output".

Dieses Prinzip beschreibt die grundlegenden Mechanismen, durch die das Gehirn Informationen verarbeitet und darauf basierend Handlungen ausführt. Eine Handlungsentscheidung (Output) kann vom Gehirn nur getroffen werden, wenn es Informationen über die aktuelle Ist-Situation erhält. Dies umfasst sowohl die Informationen der externen Umwelt, also dessen, was um uns herum geschieht, als auch die internen Prozesse in unserem Körper. Diese Informationen müssen vom Gehirn interpretiert und verstanden werden, um dann letztendlich eine Entscheidung zu treffen.

Die Überlebensentscheidungen und die Art und Weise, wie wir im Moment funktionieren, hängen daher von den Inputs und der Interpretationsfähigkeit des Gehirns ab. Dieses Prinzip und dessen Funktion werden wir uns im Folgenden genauer ansehen.

3.2.1 Input

Der erste Schritt im Input-Interpretation-Output-Zyklus umfasst die Generierung von Informationen, die die Grundlage für alle Entscheidungsprozesse des Gehirns bilden. Aber woher bezieht das Gehirn diese Informationen? Die Antwort liegt nahe: von unseren Sinnesorganen. Wenn es um Sinnesorgane geht, denken die meisten Menschen zunächst an die fünf Hauptsinne: Sehen, Hören, Riechen, Schmecken und Fühlen. Die Außenwahrnehmung durch diese fünf Sinne wird auch als Exterozeption bezeichnet, die äußere Umwelt wird also über spezielle Sinneszellen wahrgenommen. Beispielsweise erfassen die Augen Lichtreize, die Ohren nehmen Schallwellen wahr, die Nase identifiziert Gerüche und die Zunge differenziert verschiedene

Geschmäcker. Der Tastsinn hingegen erfasst Berührungen und andere sensible Reize von außen. Diese Reize sind je nach Kontext sowohl der Exterozeption als auch der inneren Wahrnehmung zuzuordnen. Dies kann je nach Sichtweise auch als Propriozeption betrachtet werden.

Die Propriozeption, auch bekannt als „Landkarte des Körpers", umfasst die Wahrnehmung verschiedener Stimuli in Haut, Muskeln, Sehnen, Bändern, Faszien und Gelenken. Diese Sinne liefern kontinuierlich Daten über unsere körperlichen Strukturen, wodurch das Gehirn weiß, was in diesen Strukturen passiert. Zum Beispiel umfasst die Propriozeption Berührungen, Druck, Zug, Vibration, Temperatur, Bewegung, Bedrohungssignale und chemische Veränderungen. Ein weiterer Sinn ist das vestibuläre System, unser Gleichgewichtsorgan im Innenohr, das die Bewegung im Raum anhand der Schwerkraft misst. Darüber wissen wir, wie schnell wir in welche Richtung gehen.

Zusätzlich gibt es die Viszerozeption oder Interozeption, die die Funktionen der inneren Organe überwacht, wie beispielsweise Herzschlag, Blutdruck, Leberfunktion und Atmung. Diese Sinnesinformationen ermöglichen es dem Gehirn, flexibel und effizient auf die Anforderungen der Umwelt und des Körpers zu reagieren und damit das Überleben zu sichern.

Damit das Gehirn die notwendigen Informationen verarbeiten kann, müssen diese jedoch zunächst dorthin gelangen. Dafür sorgen die peripheren Nerven und das Rückenmark. Diese Strukturen sind dafür verantwortlich, die Signale von den Sinnesrezeptoren zum Gehirn weiterzuleiten. Der Prozess der Reizweiterleitung ist komplex und erfordert eine präzise Kommunikation zwischen den Nervenzellen. Die Signale müssen über die peripheren Nerven und das Rückenmark von einer Nervenzelle zur nächsten übertragen werden, bis sie das Gehirn erreichen.

Es kann jedoch vorkommen, dass die Kommunikation dieses Signals während der Reizweiterleitung gestört wird. Ursachen können Nervenschäden, mechanische Einschränkungen, Entzündungen oder andere Störungen im Nervensystem sein. Wenn die ursprüngliche Information nicht korrekt weitergeleitet wird, erreicht sie das Gehirn möglicherweise verzerrt. Solche falschen Informationen führen im Gehirn zu Fehlinterpretationen und können Kompensationsmechanismen wie Schmerz auslösen. Daher ist es entscheidend, dass diese Kommunikation fehlerfrei verläuft.

Die detaillierte Betrachtung der Sinnesorgane, ihrer Funktion und die Präsentation spezifischer Übungen zur Aktivierung dieser Systeme sind zentrale Bestandteile dieses Buches und werden in späteren Kapiteln thematisiert.

3.2.2 Interpretation

Nachdem alle Informationen von den verschiedenen Sinnesorganen zum Gehirn gelangt sind, beginnt der nächste entscheidende Schritt im Input-Interpretation-Output-Zyklus: die Interpretation. Hier muss das Gehirn zunächst die eingehenden Informationen filtern und deren Wichtigkeit bestimmen. Ein Teil dieser Informationen gelangt ins Bewusstsein, wo sie von uns aktiv verarbeitet werden, während der Großteil im Unterbewusstsein bleibt. Diese unbewussten Informationen spielen dennoch eine bedeutende Rolle bei der Interpretation und Beurteilung der Situation.

Die eingehenden Informationen werden in unterschiedliche Hirnareale verteilt, wo diese durch Kommunikation abgeglichen werden. Das Gehirn interpretiert diese Daten, indem es frühere Erfahrungen, Erinnerungen und den aktuellen Gemütszustand mit einbezieht.

Nehmen wir ein Beispiel zur Verdeutlichung: Angenommen, Sie haben in der Zeitung gelesen, dass in Ihrer Nähe ein Verbrecher aus dem Gefängnis entkommen ist. Am nächsten Morgen machen Sie einen Spaziergang durch den Wald. Es ist neblig, und Sie befinden sich auf einer kleinen Lichtung. Plötzlich erkennen Sie am Ende der Lichtung eine Silhouette, die wie eine Männergestalt aussieht.

Was passiert nun? Ihre Reaktion hängt stark davon ab, wie Ihr Gehirn diese Situation interpretiert:

Fall 1:

Wenn Ihnen in den Sinn kommt, dass dies der entflohene Verbrecher sein könnte, und Sie Angst haben, dass er Ihnen etwas antun könnte, interpretiert Ihr Gehirn die Situation als gefährlich. Es stellt Ihren Körper auf Kampf oder Flucht ein: Ihre Herzfrequenz und Ihr Blutdruck steigen, die Atemfrequenz nimmt zu, und Adrenalin wird ausgeschüttet. Ihr Körper bereitet sich darauf vor, die Situation bestmöglich zu überleben.

Fall 2:

Wenn Sie anhand Ihrer Erfahrung erkennen, dass die Silhouette Ihrem Nachbarn gehört, der dort jeden Tag mit seinem Hund spazieren geht, interpretiert Ihr Gehirn die Situation als harmlos. Ihre körperliche Reaktion fällt entsprechend anders aus: Sie bleiben entspannt und ruhig, und es besteht keine Notwendigkeit für eine Kampf- oder Fluchtreaktion.

Dieses Beispiel zeigt, dass das Gehirn unter bestimmten Umständen Situationen falsch wahrnehmen und interpretieren kann, wodurch Gefahren signalisiert werden, obwohl keine vorhanden sind. Solche Fehlinterpretationen führen zu unnötigen Reaktionen. Dies geschieht besonders dann, wenn die Kommunikationsprozesse im Gehirn nicht mehr korrekt funktionieren. Ursachen hierfür können vergangene Kopfverletzungen, Gehirnerschütterungen oder Schleudertraumen sein. Aber auch Unteraktivität oder ein ungesunder Lebensstil können die Fähigkeit des Gehirns zur korrekten Interpretation beeinträchtigen.

Im Verlauf dieses Buches werden wir Techniken und Übungen kennenlernen, die darauf abzielen, die Kommunikationsprozesse im Gehirn zu optimieren und somit die Interpretation von Sinnesinformationen zu verbessern.

3.2.3 Output

Nachdem alle Sinnesorgane ihre Informationen an das Gehirn gesendet haben und dieses die Informationen verarbeitet und interpretiert hat, ist es an der Zeit, eine Entscheidung zu treffen, wie das Gehirn auf die Situation reagieren soll. Dies wird als Output bezeichnet.

Outputs können vielfältig sein: Bewegungen, Gedanken, Emotionen oder spezifische Fähigkeiten wie Beweglichkeit, Kraft und Ausdauer. Es ist wichtig zu verstehen, dass diese Outputs entweder leistungsorientiert oder überlebensorientiert sein können. Wir streben danach, beweglich, kräftig und ausdauernd zu sein, eine gute Konzentration zu haben und uns wohlzufühlen. Diese positiven Zustände sind das Ergebnis hochwertiger Inputs und einer effektiven Interpretation durch das Gehirn.

> **“Schmerz ist ein überlebensorientierter Output.”**

Es gibt jedoch auch Zeiten, in denen wir uns unbeweglich, kraftlos, energielos, unkonzentriert oder unglücklich und schlapp fühlen. Diese negativen Zustände sind ebenfalls Outputs, die das Gehirn als Reaktion auf wahrgenommene Bedrohungen oder Stressoren erzeugt. Unser körperlicher und geistiger Zustand bewegt sich demnach dauerhaft auf einem Kontinuum zwischen Leistung und Überleben.

Hier zeigt sich, warum wir den Aufbau und die Funktion des Nervensystems so detailliert besprochen haben und welche Rolle das Nervensystem bei Schmerzen spielt: Schmerz ist ein überlebensorientierter Output des Gehirns. Das Gehirn entscheidet anhand der eingehenden Informationen, ob wir Schmerzen empfinden oder nicht. Schmerz dient als schützendes Kompensationsmuster, das ausgelöst wird, wenn das Gehirn Schwierigkeiten hat, die äußere und innere Umwelt korrekt wahrzunehmen und zu bewerten.

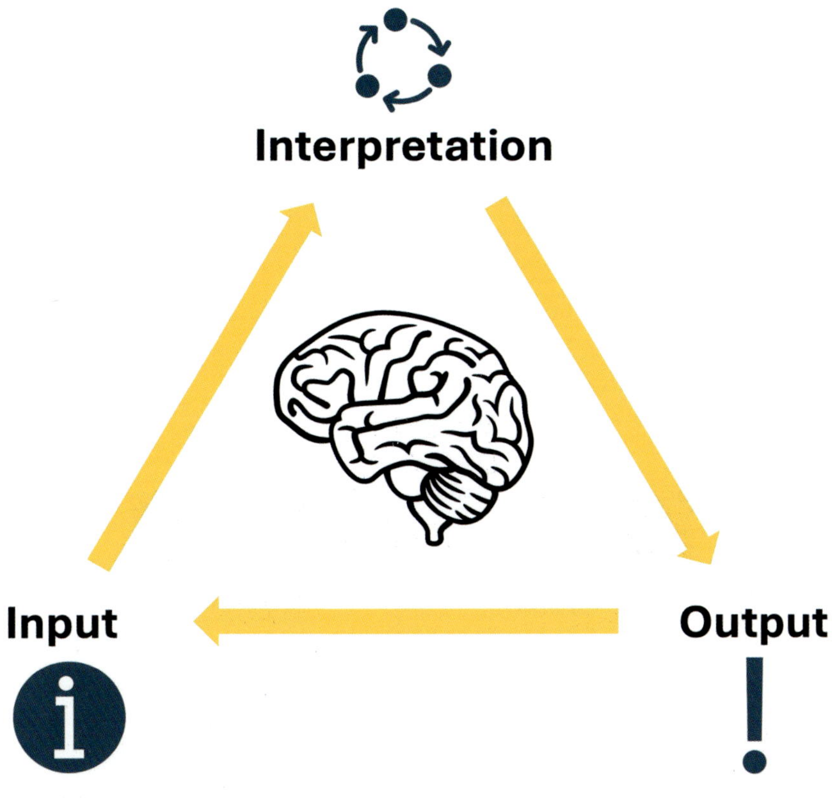

Abb. 2: Die vereinfachte Gehirnfunktion geschieht über das Konzept Input – Interpretation – Output. Jegliche Entscheidung über den Output wird auf Basis der Inputs und der Interpretationsfähigkeit getroffen.

Basierend auf dem Input-Interpretation-Output-Konzept kann ein Schmerzproblem demnach auf mehreren Ebenen des Nervensystems entstehen. Dabei ist das Gehirn leider nicht gut darin, genau zu kommunizieren, wo das Problem liegt. Diese „Unfähigkeit" stellt eine große Herausforderung für die praktische Anwendung dar, zeigt jedoch, wie komplex Schmerz in seiner Entstehung ist. Um diese Komplexität einzugrenzen, wird in Kapitel 4 vorgestellt, welche Hirnstrukturen an der Schmerzregulation beteiligt sind und welche Interventionsebenen im Nervensystem wir nutzen können, um einen Schmerz gezielter zu adressieren. Zuvor werden jedoch weitere Einflussfaktoren behandelt, die auf eine Schmerzentstehung Einfluss nehmen können.

3.3 Einflussfaktoren

Schmerz ist ein komplexes Phänomen, das durch eine Vielzahl von Faktoren beeinflusst und moduliert wird. Diese Einflussfaktoren können auf verschiedenen Ebenen des menschlichen Erlebens und Verhaltens wirken und werden in diesem Kapitel detailliert untersucht. Wir kategorisieren sie wie folgt:

1. Psychisch-kognitive Komponenten
2. Soziale Komponenten
3. Verhaltensbezogene Komponenten
4. Umweltbedingte Einflüsse
5. Physisch-biologische Komponenten

In den folgenden Abschnitten werden wir diese Einflussfaktoren näher beleuchten und ihre Bedeutung für die Schmerzwahrnehmung und -bewältigung erörtern.

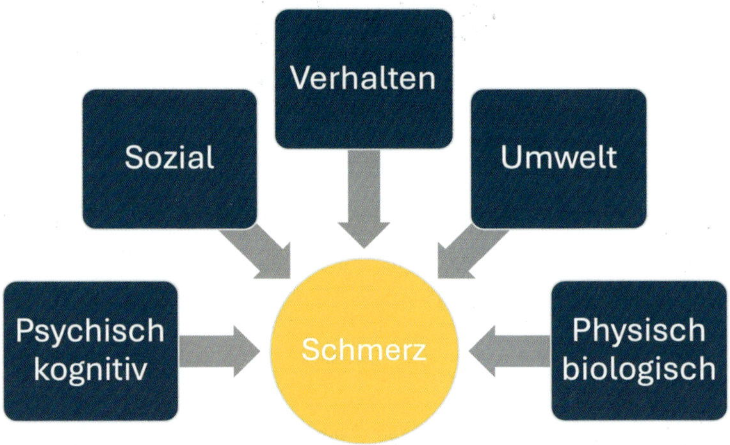

Abb. 3: Einflussfaktoren auf die Schmerzmodulation

3.3.1 Psychisch-kognitive Komponenten

Die Überzeugungen und das Wissen, das wir über Schmerzursachen und Behandlungsmöglichkeiten haben, spielen eine wesentliche Rolle in der Art und Weise, wie wir Schmerz wahrnehmen und darauf reagieren. Diese kognitiven Komponenten beeinflussen nicht nur unsere Schmerzempfindung, sondern auch unsere Bereitschaft und Fähigkeit, mit Schmerzen umzugehen und sie zu bewältigen. Allein die Tatsache zu verstehen, wie Schmerz funktioniert, kann die Schmerzentstehung erheblich beeinflussen. Genau daran arbeiten wir aktiv mit diesem Buch.

Im Folgenden werden die verschiedenen psychisch-kognitiven Komponenten genauer besprochen:

1. Überzeugungen, Wissen & Logik
2. Erfahrungen
3. Emotionale Zustände
4. Erwartungen von Konsequenzen

Ein tieferes Verständnis dieser Bereiche kann zu effektiveren Strategien zur Schmerzreduktion und -prävention führen.

Überzeugungen, Wissen & Logik

Ihre Überzeugungen über Schmerz sind tief in Ihren kulturellen, familiären und persönlichen Erfahrungen verwurzelt und haben Einfluss auf Ihr Verhalten und Ihre Reaktionen auf Schmerzen. Diese Überzeugungen können sowohl positiv als auch negativ sein. Solche negativen Überzeugungen können zu übermäßiger Angst und Vermeidung von Aktivitäten führen, was die Schmerzwahrnehmung verstärken und zu chronischen Schmerzmustern beitragen kann. Beispielsweise kann die Überzeugung, dass ein Bandscheibenvorfall zwangsläufig zu dauerhaften Rückenproblemen führt, zu Schonhaltungen und Bewegungsmangel führen, was die Schmerzen weiter verschlimmert.

Im Gegensatz dazu fördern positive Überzeugungen, wie die Ansicht, dass Ihr Körper eine bemerkenswerte Fähigkeit zur Heilung besitzt und Schmerz oft vorübergehend ist, eine aktivere und optimistischere Herangehensweise an die Schmerzbewältigung. Menschen mit solchen Überzeugungen sind eher bereit, an Rehabilitation und Bewegungstherapie teilzunehmen, was zu besseren Behandlungsergebnissen führt.

Ein grundlegendes Verständnis davon, wie Schmerz entsteht und welche biologischen, neurologischen und psychologischen Faktoren eine Rolle spielen, kann helfen, Ängste abzubauen und die Kontrolle über Ihre Schmerzerfahrung zu stärken. Dies umfasst das Wissen über Nozizeptoren, die Rolle des Nervensystems und die Bedeutung von Entzündungsprozessen.

Darüber hinaus erweitert das Wissen um verschiedene Behandlungsmöglichkeiten – von medikamentösen Ansätzen über physikalische Therapie bis hin zu alternativen Methoden wie Akupunktur und Entspannungstechniken – Ihre Handlungsmöglichkeiten und verringert das Gefühl der Hilflosigkeit. Ein informierter Patient ist besser in der Lage, gemeinsam mit seinem Arzt oder Therapeuten einen individuellen Behandlungsplan zu erstellen.

Durch logisches Denken und aufmerksame Beobachtung können Sie die Situationen, die zu Schmerz führen, besser analysieren und verstehen. Dies hilft dabei, Auslöser zu identifizieren und geeignete Gegenmaßnahmen zu ergreifen. Beispielsweise kann das Führen eines Schmerztagebuchs helfen, Muster zu erkennen und zu verstehen, welche Aktivitäten oder Bedingungen Schmerzen verschlimmern oder lindern. Die Anwendung logischer Problemlösungsstrategien trägt dazu bei, effektive Bewältigungsmechanismen zu entwickeln und die Kontrolle über Ihre Schmerzsituation zu erhöhen.

Dies umfasst das Setzen realistischer Ziele, die Planung von Maßnahmen zur Schmerzbewältigung und die regelmäßige Überprüfung und Anpassung dieser Strategien. Zusammengefasst sind Ihre kognitiven Komponenten von Überzeugungen, Wissen und Logik entscheidend für die Art und Weise, wie Sie Schmerz wahrnehmen und darauf reagieren. Indem Sie die Mechanismen des Schmerzes verstehen, die in diesem Buch vermittelt werden, schaffen Sie die Grundlage für eine effektivere und ganzheitlichere Schmerzbewältigung.

Selbstreflexion:

» Welche Überzeugungen haben Sie über Schmerz?

» Glauben Sie, dass Schmerz immer ein Zeichen von ernsthaften körperlichen Schäden ist?

» Glauben Sie, dass Ihr Körper sich selbst heilen kann?

» Wie gut sind Sie über Schmerzmechanismen und Behandlungsmöglichkeiten informiert?

» Haben Sie jemals logisch und rational über Ihren Schmerz und dessen Behandlung nachgedacht?

» Haben Sie sich realistische Ziele gesetzt und Maßnahmen zur Schmerzbewältigung geplant?

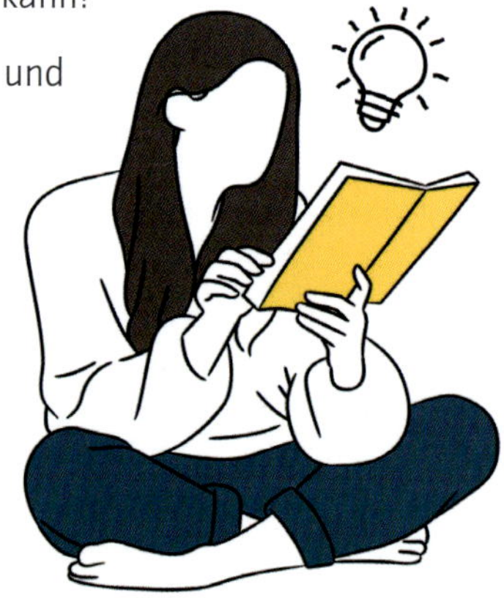

Erfahrungen

Unsere bisherigen Erfahrungen mit Schmerz prägen wesentlich, wie wir zukünftige Schmerzen wahrnehmen und darauf reagieren. Diese individuellen Erlebnisse, die von frühen Kindheitserfahrungen bis hin zu kürzlich erlebten Verletzungen reichen, können tief in Ihrem Unterbewusstsein verankert sein und Ihre Schmerzempfindung und -bewältigung beeinflussen.

Die Art und Weise, wie Sie als Kind Schmerz erfahren haben und wie darauf reagiert wurde, legt oft den Grundstein für Ihre späteren Schmerzreaktionen. Kinder lernen durch Beobachtung und Nachahmung der Reaktionen ihrer Eltern und Bezugspersonen. Wenn Ihre Eltern bei jeder kleinen Verletzung übermäßig besorgt reagierten, haben Sie möglicherweise gelernt, Schmerz als etwas Bedrohliches zu empfinden. Im Gegensatz dazu kann ein ruhiger und unterstützender Umgang der Eltern mit Verletzungen geholfen haben, Schmerz als vorübergehenden und bewältigbaren Zustand zu betrachten. Ein Kind, das ermutigt wird, nach einem Sturz wieder aufzustehen und weiterzuspielen, entwickelt wahrscheinlich eine resilientere Einstellung gegenüber Schmerz. Diese frühen Erfahrungen können die Grundlage für positive Schmerzbewältigungsstrategien im Erwachsenenalter schaffen.

Erfahrungen mit Schmerzen und Traumen im späteren Leben können ebenfalls tiefgreifende Auswirkungen haben. Personen, die wiederholt schmerzhafte Erfahrungen gemacht haben, entwickeln oft eine erhöhte Sensibilität für Schmerz. Chronische Schmerzen können zu einer gesteigerten Wachsamkeit führen, bei der der Körper ständig nach potenziellen „Schmerzquellen" sucht und darauf überreagiert. Schwerwiegende Verletzungen oder medizinische Eingriffe, die mit intensiven Schmerzen verbunden waren, können ein anhaltendes Angstgefühl gegenüber Schmerzen erzeugen. Dies kann dazu führen, dass selbst moderate Schmerzen als unerträglich empfunden werden.

Das Gehirn kann durch wiederholte Schmerzerfahrungen umstrukturiert werden, ein Prozess, der als Neuroplastizität bekannt ist. Diese Veränderungen können zu einer verstärkten Schmerzempfindlichkeit und chronischen Schmerzsyndromen führen.

Genauso wie negative Erfahrungen die Schmerzwahrnehmung verschlechtern können, können positive Erfahrungen und erfolgreiche Bewältigungsstrategien zur Entwicklung von Resilienz beitragen. Menschen, die gelernt haben, effektiv mit Schmerzen umzugehen, sei es durch therapeutische Maßnahmen oder persönliche Strategien, entwickeln oft eine größere Widerstandsfähigkeit gegenüber zukünftigen Schmerzen. Positive soziale Unterstützung und erfolgreiche Genesungserfahrungen können das Vertrauen in Ihre eigenen Bewältigungsfähigkeiten stärken und die Angst vor Schmerzen verringern.

Selbstreflexion:

» Haben Sie sich jemals gefragt, wie Ihre frühesten Erlebnisse mit Schmerz Ihre heutige Wahrnehmung beeinflussen?

» Denken Sie an Ihre Kindheit zurück – wie haben Ihre Eltern auf Ihre Verletzungen reagiert, und wie hat das Ihre eigene Reaktion auf Schmerz geprägt?

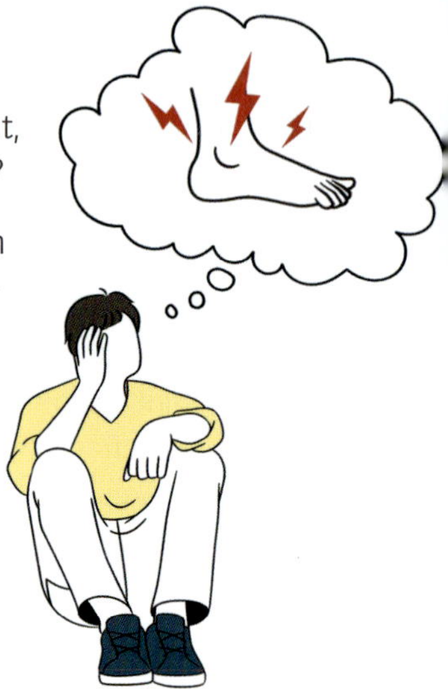

» Haben Sie jemals eine schmerzhafte Erfahrung gemacht, die Ihre Angst vor zukünftigen Schmerzen verstärkt hat?

» Welche Gedanken und Emotionen kommen Ihnen in den Sinn, wenn Sie an Ihre vergangenen Schmerzerfahrungen denken?

» Haben Sie Strategien entwickelt, die Ihnen helfen, mit Schmerz umzugehen und resilient zu bleiben?

» Wie können Sie Ihre bisherigen Erfahrungen nutzen, um Ihre zukünftigen Schmerzen besser zu bewältigen?

Emotionale Zustände

Emotionale Zustände haben einen tiefgreifenden Einfluss auf Ihre Schmerzwahrnehmung und -bewältigung. Gefühle wie Angst, Stress, Unzufriedenheit und Depression können das Schmerzempfinden intensivieren, während positive Emotionen wie Freude und Zufriedenheit die Schmerzwahrnehmung lindern können. Diese Wechselwirkungen sind komplex und vielschichtig, bieten jedoch wertvolle Einblicke in die ganzheitliche Betrachtung von Schmerz.

Angst ist eine der stärksten Emotionen, die das Schmerzempfinden verstärken können. Die Angst vor Schmerzen oder die Erwartung, dass Schmerz auftritt, kann Ihre tatsächliche Schmerzwahrnehmung erhöhen. Dieser Prozess, oft als „Katastrophisieren" bezeichnet, führt dazu, dass der Schmerz intensiver und überwältigender erscheint, als er objektiv ist. Körperliche Reaktionen wie Muskelverspannungen und eine erhöhte Herzfrequenz, die durch Angst ausgelöst werden, können die Schmerzempfindung weiter erhöhen. Diese körperlichen Reaktionen können einen Teufelskreis erzeugen, bei dem der Schmerz die Angst verstärkt und umgekehrt.

Depression und Schmerz sind ebenfalls häufig miteinander verbunden. Beide Zustände teilen ähnliche neurobiologische Mechanismen, die sowohl zu Depression als auch zu verstärktem Schmerzempfinden führen können. Menschen mit Depression neigen dazu, Schmerz als überwältigender und unkontrollierbarer zu empfinden, was die Schmerzerfahrung intensiviert und die Bewältigungsfähigkeit vermindert.

Auf der anderen Seite können positive Emotionen eine schützende Wirkung gegen Schmerz haben. Freude und Zufriedenheit führen zur Freisetzung von Endorphinen, den natürlichen Schmerzmitteln Ihres Körpers. Diese chemischen Veränderungen im Gehirn können das Schmerzempfinden reduzieren und das allgemeine Wohlbefinden steigern. Wer positive Erlebnisse hat, Zeit mit Freunden und Familie verbringt oder Hobbys nachgeht, berichtet oft von einer geringeren Schmerzwahrnehmung.

Emotionale Zustände spielen somit eine zentrale Rolle bei Ihrer Schmerzwahrnehmung und -bewältigung. Ein tieferes Verständnis der Wechselwirkungen zwischen Emotionen und Schmerz kann Ihnen dabei helfen, individuell angepasste Bewältigungsstrategien zu entwickeln. Indem Sie lernen, negative Emotionen wie Angst zu erkennen und zu managen, und gleichzeitig positive Emotionen wie Freude und Zufriedenheit zu fördern, können Sie die Kontrolle über Ihr Schmerzempfinden zurückgewinnen und Ihre Lebensqualität verbessern.

Selbstreflexion:

» Haben Sie schon mal bemerkt, dass Ihre Schmerzen intensiver erscheinen, wenn Sie ängstlich sind?

» Wie gehen Sie mit Ihrer Angst vor Schmerzen um?

» Haben Sie sich jemals gefragt, ob Ihre Stimmung Ihre Schmerzwahrnehmung beeinflusst?

» Welche Aktivitäten bringen Ihnen Freude und helfen Ihnen, Schmerzen zu vergessen?

» Was können Sie tun, um Ihre emotionalen Zustände besser zu erkennen und zu beeinflussen, um Ihre Schmerzen zu lindern?

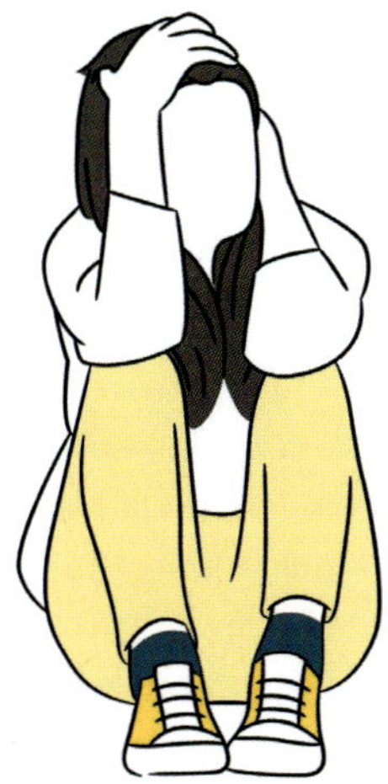

Erwartungen von Konsequenzen

Auch die Erwartungen, die wir an die Konsequenzen bestimmter Aktivitäten oder Schmerzen haben, können das tatsächliche Schmerzempfinden beeinflussen. Diese Erwartungshaltungen, oft tief in Ihrem Bewusstsein verankert, formen, wie intensiv Sie Schmerzen wahrnehmen und wie Sie auf sie reagieren.

Negative Erwartungen können das Schmerzempfinden verstärken. Wenn Sie glauben, dass eine bestimmte Bewegung oder Aktivität Schmerzen verursachen wird, kann diese Erwartung die Schmerzempfindung tatsächlich erhöhen. Dieser Nocebo-Effekt zeigt, wie mächtig die psychologische Komponente in der Schmerzwahrnehmung sein kann. Beispielsweise können Patienten, die vermuten, dass eine medizinische Behandlung schmerzhaft sein wird, tatsächlich mehr Schmerzen erleben, unabhängig von der tatsächlichen Intensität der Prozedur.

Positive Erwartungen können hingegen das Schmerzempfinden reduzieren und die Bewältigung erleichtern. Der Placebo-Effekt verdeutlicht, wie optimistische Einstellungen und Überzeugungen heilende Prozesse fördern können. Patienten, die davon überzeugt sind, dass eine Behandlung ihnen helfen wird, berichten oft von einer signifikanten Schmerzlinderung, selbst wenn die Behandlung keine aktiven Wirkstoffe enthält. Diese Personen sind oft auch widerstandsfähiger gegenüber Schmerzen. Die positive Erwartungshaltung fördert proaktive Bewältigungsstrategien und erhöht die Motivation, an Rehabilitationsprogrammen teilzunehmen.

Die Fähigkeit, negative Erwartungen zu identifizieren und umzustrukturieren, ist maßgeblich für die Schmerzbewältigung. Durch gezielte Methoden können negative Erwartungshaltungen erkannt und durch realistischere, positivere Gedanken ersetzt werden. Diese kognitive Umstrukturierung kann die Schmerzwahrnehmung erheblich verbessern und die Angst vor Schmerzen verringern. Haben Sie Methoden entwickelt, um Ihre negativen Gedanken zu erkennen und zu verändern? Dazu beitragen kann die Aufklärung über Schmerzmechanismen und Behandlungsmöglichkeiten. Informieren Sie sich, lassen Sie sich aufklären! Ein fundiertes Verständnis davon, was zu erwarten ist, kann die Kontrolle über die Schmerzerfahrung stärken.

Die Erwartungen, die Sie an die Konsequenzen von Aktivitäten und Schmerzen haben, beeinflussen Ihre Schmerzwahrnehmung erheblich. Durch das Erkennen und Verändern negativer Erwartungen und die Förderung positiver Erwartungen können Sie die Schmerzwahrnehmung verbessern und effektivere Bewältigungsstrategien entwickeln. Indem Sie sich Ihrer Erwartungshaltungen bewusstwerden und lernen, sie positiv zu beeinflussen, können Sie die Kontrolle über Ihr Schmerzempfinden und Ihre Lebensqualität zurückgewinnen.

Selbstreflexion:

- » Haben Sie sich jemals gefragt, wie Ihre Erwartungen Ihre Schmerzerfahrung beeinflussen?
- » Haben Sie schon einmal eine Situation erlebt, in der Ihre negativen Erwartungen den Schmerz verstärkt haben?
- » Wie können Sie positive Erwartungen nutzen, um Ihre Schmerzerfahrung zu verbessern?
- » Welche Schritte können Sie heute unternehmen, um Ihre Erwartungen an Schmerz positiv zu beeinflussen?

3.3.2 Soziale Komponenten

Auch soziale Komponenten tragen zur Schmerzentstehung und -bewältigung bei, werden jedoch oft übersehen. Für viele Menschen ist nicht offensichtlich, wie sehr diese Faktoren ihr Schmerzempfinden beeinflussen. Auch wenn sich äußere Umstände manchmal schwer ändern lassen, kann das Wissen darüber helfen, Schmerzen besser zu verstehen und zu reduzieren.

Im Folgenden werden die verschiedenen sozialen Komponenten genauer erörtert:

1. Soziale Interaktion
2. Kulturelle Einflüsse
3. Sozioökonomischer Status
4. Arbeits- und Lebensumfeld

Soziale Interaktion

Die Art und Weise, wie Schmerzen innerhalb der Familie, des Freundeskreises oder durch medizinisch-therapeutisches Personal behandelt und kommuniziert werden, beeinflusst die Schmerzentstehung und -bewältigung, sowohl positiv als auch negativ.

Familienmitglieder und Freunde, die aktive Unterstützung bieten, können dazu beitragen, Ihr Gefühl der Isolation zu verringern und eine positive Einstellung zur Genesung zu fördern. Lob und Anerkennung für Fortschritte, gemeinsame Aktivitäten, die Freude und Ablenkung bieten, sowie eine allgemein positive Ansprache stärken Ihr Selbstwertgefühl und motivieren zur aktiven Teilnahme am Genesungsprozess.

Hingegen können Personen, die Aufmerksamkeit und Anerkennung hauptsächlich durch die Äußerung von Schmerzen erhalten, in einem Zyklus gefangen sein, der Schmerzverhalten verstärkt. Dies unterstreicht die Bedeutung eines bewussten und unterstützenden Umgangs mit Schmerzäußerungen im sozialen Kontext.

Das gilt auch für die Kommunikation zwischen medizinischem Fachpersonal und Patienten. Negative Diagnosen oder die ständige Sorge, „kaputt" zu sein, können psychische und mentale Belastungen verstärken. Fachpersonal sollte Diagnosen und medizinische Informationen auf hoffnungsvolle und positive Weise kommunizieren, um Resilienz und Selbstmanagement zu fördern. Oft ist die Art und Weise, wie ein medizinischer Befund kommuniziert wird, entscheidender als der objektive Inhalt des Befundes selbst.

Beispielsweise kann die Diagnose einer Bandscheibenvorwölbung an sich medizinisch betrachtet harmlos sein. Jedoch kann die Mitteilung eines „Bandscheibenvorfalls" bei Ihnen Stress, Angst und die Befürchtung auslösen, dass Sie einen nachhaltigen körperlichen Schaden haben. Dies kann zu Schonhaltungen und dem Vermeiden bestimmter Bewegungen führen, die langfristig zu weiteren Kompensationsmustern und Schmerzen beitragen können.

Die Bereitstellung psychischer Unterstützung und eine umfassende Aufklärung über Schmerzmechanismen und -management können dazu beitragen, Ängste abzubauen und Patienten zu ermächtigen. Eine empathische und aufklärende Kommunikation kann Ihre mentale Gesundheit schützen und Sie dazu ermutigen, aktiv an Ihrer Genesung mitzuwirken.

Selbstreflexion:

» Wie beeinflusst Ihr soziales Umfeld Ihre Schmerzbewältigung?

» Haben Sie Personen in Ihrem Umfeld, die Sie in Ihrem Genesungsprozess unterstützen?

» Wie gehen Ihre Angehörigen und Freunde mit Ihren Schmerzaussagen um?

» Haben Sie Erfahrungen gemacht, bei denen die Kommunikation mit medizinischem Personal Ihre Sichtweise auf Ihre Schmerzen beeinflusst hat?

» Haben Sie jemals das Gefühl gehabt, dass die Art und Weise, wie eine Diagnose vermittelt wurde, Ihre Schmerzempfindung verschlimmert hat?

» Wie können Sie sicherstellen, dass Sie die Unterstützung und Informationen erhalten, die Sie benötigen, um Ihre Schmerzen effektiv zu bewältigen?

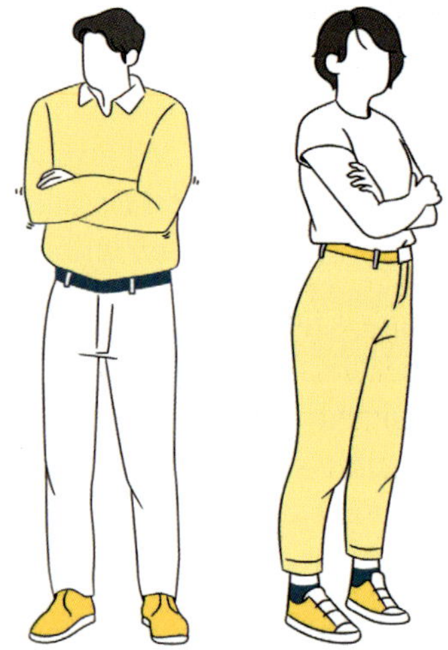

Kulturelle Einflüsse

Das Schmerzempfinden und der Umgang mit Schmerzen sind tief in kulturellen Traditionen verwurzelt und variieren stark zwischen verschiedenen Gesellschaften und ethnischen Gruppen. Kulturelle Einflüsse bestimmen nicht nur, wie Schmerz wahrgenommen und interpretiert wird, sondern auch, welche Bewältigungsstrategien als angemessen gelten. Durch die Betrachtung von Urvölkern und ihrer Rituale sowie weiteren kulturellen Komponenten wird deutlich, wie divers das Schmerzempfinden und dessen Management sein können.

In vielen indigenen Kulturen markieren Schmerz und Leiden den Übergang von der Jugend ins Erwachsenenalter oder dienen als spirituelle Reinigung. Beispielsweise unterziehen sich junge Männer der Sateré-Mawé in Brasilien einem Initiationsritus, bei dem sie Handschuhe tragen müssen, die mit Paraponera-Ameisen (auch als „Bullet Ants" bekannt) gefüllt sind. Das Ertragen der extrem schmerzhaften Stiche soll Stärke, Mut und Ausdauer symbolisieren.

Bei den Navajo in Nordamerika werden Schmerzen in heilenden Zeremonien oft als notwendiger Teil des Genesungsprozesses angesehen, der es dem Individuum ermöglicht, körperliche und seelische Leiden zu überwinden und zu spiritueller Reinigung zu gelangen.

In westlichen Gesellschaften dagegen wird Schmerz oft als etwas gesehen, das es zu vermeiden oder zu minimieren gilt, mit einem großen Fokus auf medikamentöse Behandlungen. Im Unterschied dazu sehen einige asiatische Kulturen Schmerz als eine Erfahrung, die Akzeptanz und innere Ruhe erfordert, und betonen eher meditative und geistige Bewältigungsstrategien.

Die Art und Weise, wie über Schmerz gesprochen wird, variiert ebenfalls kulturell. In einigen Kulturen wird Offenheit über Schmerzen geschätzt, während in anderen Zurückhaltung im Vordergrund steht. Diese Unterschiede beeinflussen, wie Individuen ihren Schmerz äußern und Unterstützung suchen.

Indem wir uns der kulturellen Unterschiede in der Schmerzbewältigung bewusst werden, können wir ein tieferes Verständnis dafür entwickeln, wie vielfältig und komplex das menschliche Schmerzerleben ist. Dieses Bewusstsein ermöglicht es uns, respektvoller und einfühlsamer mit den Schmerzbewältigungsstrategien anderer umzugehen und gleichzeitig neue Ansätze zu erkunden, die unsere eigene Schmerzbewältigung verbessern könnten.

Selbstreflexion:

» Wie beeinflusst Ihre Kultur Ihre Sichtweise auf Schmerz und dessen Behandlung?

» Wie kommunizieren Sie über Ihre Schmerzen, und wie wird dies von Ihrem Umfeld aufgenommen?

Sozioökonomischer Status

Natürlich beeinflusst auch der sozioökonomische Status die Schmerzentstehung, -wahrnehmung und -bewältigung. Unterschiede in Einkommen, Bildung und Zugang zu Gesundheitsressourcen können erheblich dazu beitragen, wie Sie Schmerzen erfahren und welche Möglichkeiten Sie haben, diese zu behandeln.

Personen mit niedrigerem sozioökonomischem Status haben oft einen eingeschränkten Zugang zu qualitativ hochwertiger Gesundheitsversorgung. Dies kann Verzögerungen bei der Diagnose und Behandlung von schmerzhaften Zuständen bedeuten, was zu einer Verschlimmerung der Symptome führen kann. Die Möglichkeiten für präventive Gesundheitsmaßnahmen, wie regelmäßige ärztliche Untersuchungen, physiotherapeutische Betreuung oder auch Bildungsangebote zum Thema Schmerzmanagement, sind in sozioökonomisch benachteiligten Gruppen oft begrenzt.

Personen in niedrigeren Einkommensgruppen arbeiten häufiger in Berufen, die körperlich anstrengend sind und ein höheres Risiko für Verletzungen und damit verbundene Schmerzzustände mit sich bringen. Stressfaktoren am Arbeitsplatz, finanzielle Sorgen und soziale Unsicherheit können den psychosozialen Stress erhöhen, der wiederum das Schmerzempfinden verstärken kann.

Die Qualität des Wohnumfelds, einschließlich der Exposition gegenüber Umweltgiften, Lärm und anderen Stressoren, kann sich auf Ihre Gesundheit und Ihr Schmerzempfinden auswirken. Schlechte Wohnbedingungen sind häufiger in sozioökonomisch schwächeren Schichten zu finden.

Der Zugang zu gesunden Lebensmitteln ist oft eine Frage des Einkommens. Mangelernährung oder eine Ernährung, die reich an verarbeiteten Lebensmitteln ist, kann Entzündungsprozesse im Körper fördern und damit das Risiko für chronische Schmerzzustände erhöhen. Sozioökonomische Faktoren können auch die Möglichkeiten für regelmäßige körperliche Aktivität einschränken, sei es durch fehlende Freizeitangebote, unsichere Umgebungen oder finanzielle Einschränkungen für Sport- und Freizeitaktivitäten.

Die Erkenntnis, dass Ihr sozioökonomischer Status Ihre Schmerzerfahrung beeinflusst, kann ein wichtiger Schritt sein, um neue Wege zur Schmerzbewältigung zu finden.

Selbstreflexion:

» Wie wirken sich Ihre Arbeitsbedingungen auf Ihr Schmerzempfinden aus?

» Welche Umweltfaktoren könnten Ihr Schmerzempfinden beeinflussen?

» Haben Sie Zugang zu gesunden Lebensmitteln?

» Welche Schritte können Sie heute unternehmen, um die Auswirkungen Ihres sozioökonomischen Status auf Ihre Schmerzerfahrung zu minimieren?

Arbeits- und Lebensumfeld

Auch das Arbeits- und Lebensumfeld prägt die Entstehung und Bewältigung von Schmerzen. Die physischen Bedingungen, unter denen Sie leben und arbeiten, sowie die emotionalen und sozialen Aspekte dieser Umgebungen können Ihr Schmerzempfinden direkt beeinflussen.

Eine schlechte ergonomische Gestaltung des Arbeitsplatzes zum Beispiel kann zu körperlichen Belastungen führen, die Muskelschmerzen, Rückenschmerzen und andere Beschwerden verursachen oder verschlimmern. Eine angemessene Anpassung von Stühlen, Tischen und Computerausrüstung ist essenziell, um solche Probleme zu vermeiden. Schweres Heben, repetitive Bewegungen und lange Steh- oder Sitzperioden ohne angemessene Pausen können zu Überbelastungssyndromen und Schmerzen im Bewegungsapparat führen.

Hoher Arbeitsdruck, Konflikte mit Kollegen oder Vorgesetzten sowie Stress im privaten Umfeld können zu psychosomatischen Schmerzen führen. Chronischer Stress wirkt sich negativ auf das Nervensystem aus und kann das Schmerzempfinden verstärken. Ein unterstützendes soziales Umfeld sowohl am Arbeitsplatz als auch zu Hause kann die Bewältigung von Schmerzen hingegen erleichtern. Positives Feedback, Verständnis und Hilfe bei der Anpassung der Arbeitsbedingungen können dazu beitragen, Ihr Schmerzempfinden zu reduzieren.

Lärmexposition am Arbeitsplatz oder in der Wohnumgebung kann Stress erhöhen und indirekt zu Kopfschmerzen und anderen Schmerzzuständen beitragen. Schlechte Luftqualität und Exposition gegenüber Schadstoffen können entzündliche Prozesse im Körper fördern, die mit Schmerzen assoziiert sind.

Sowohl in der Freizeit als auch am Arbeitsplatz kann ein Mangel an körperlicher Aktivität zu Schmerzen führen. Regelmäßige Bewegung ist entscheidend für die Prävention und Linderung von Schmerzen, da sie die Durchblutung fördert, Muskeln stärkt und Stress reduziert. Die Bedeutung von ausreichender Erholung und regelmäßigen Pausen kann nicht unterschätzt werden. Sie ermöglichen Ihrem Körper und Geist, sich von den Anforderungen und Belastungen des Tages zu erholen.

Nachdem Sie sich mit den physischen, psychosozialen und umweltbedingten Aspekten Ihres Arbeits- und Lebensumfelds auseinandergesetzt haben, können Sie gezielt Maßnahmen ergreifen, um Ihre Schmerzerfahrung zu verbessern.

Selbstreflexion:

» Haben Sie sich jemals gefragt, wie Ihr Umfeld Ihre Schmerzerfahrung beeinflusst?
» Welche physischen Belastungen erleben Sie in Ihrem Arbeitsalltag?
» Wie gehen Sie mit Stress am Arbeitsplatz und zu Hause um?
» Wie viel Bewegung integrieren Sie in Ihren Alltag?
» Wie oft gönnen Sie sich Pausen und Erholung?
» Welche Schritte können Sie heute unternehmen, um Ihr Umfeld schmerzlindernd zu gestalten?

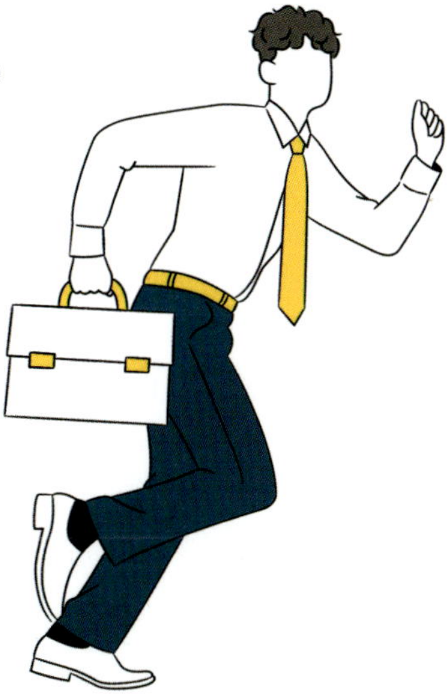

3.3.3 Verhaltensbezogene Komponenten

Unsere alltäglichen Verhaltensweisen haben einen enormen Einfluss auf die Schmerzentstehung und -bewältigung. Oft wird unterschätzt, wie sehr unser Bewegungsverhalten, unser Umgang mit Schmerz, unsere Schlafgewohnheiten und Ernährung sowie unsere Selbstreflexion durch Methoden wie Journaling das Schmerzempfinden beeinflussen können. Ein bewusster Umgang mit diesen Faktoren kann entscheidend zur Schmerzreduktion beitragen.

Im Folgenden werden die verschiedenen verhaltensbezogenen Komponenten genauer besprochen:

1. Bewegungsverhalten
2. Schmerzverhalten: Reaktionen und Konsequenzen
3. Schlaf und Schlafhygiene
4. Ernährung
5. Schmerz und Journaling

Bewegungsverhalten

„Bewegung ist das A und O." Diese Aussage schallt oft durch Fitnessstudios, Arztpraxen und Wellnesseinrichtungen. Aber warum? Die Antwort liegt in der fundamentalen Rolle, die Bewegung bei der Aktivierung des Gehirns und des gesamten Nervensystems spielt.

Jede Muskelbewegung, sei es eine Kontraktion oder Relaxation, wird durch Nervenimpulse gesteuert. Die Koordination von Bewegungen, die in ihrer fundamentalsten Form das Zusammenspiel von Beugung und Streckung ist, stellt hohe Anforderungen an die nervale Steuerung, an der viele Hirnregionen beteiligt sind. Diese Regionen müssen unterschiedliche Aufgaben bewältigen, von der Planung der Bewegung bis zur Feinabstimmung der motorischen Ausführung.

In Kapitel 2 hatten wir schon über die Seescheide gesprochen und dass diese Ihr Nervensystem verdaut, wenn sie einen Platz zum Überleben gefunden hat. Dies ist ein dramatischer Beleg dafür, dass ohne die Notwendigkeit zu Bewegung das Nervensystem seine Daseinsberechtigung verliert.

Moderne Menschen leiden häufig unter eklatantem Bewegungsmangel. Ständige Computerarbeit, dauerhaft sitzende Tätigkeiten und lange Autofahrten führen dazu, dass wir uns viel weniger bewegen, als es unsere Vorfahren taten und Körper und Geist benötigen. Diese Bewegungseinbußen haben direkte Konsequenzen für unser Gehirn und Nervensystem, welche ohne regelmäßige Aktivierung nicht mehr effizient arbeiten.

Deshalb ist es essenziell, eine Vielfalt an Bewegungen durchzuführen, die einen möglichst großen Bewegungsumfang abdecken. Dies ermöglicht es dem Gehirn, umfassendes Feedback aus den körpereigenen Rezeptoren - bekannt als Propriozeption - zu erhalten. Propriozeption spielt eine Schlüsselrolle in unserem Verständnis darüber, wo sich unser Körper im Raum befindet und wie er sich bewegt. Dieses sensorische Feedback ist entscheidend für die Feinabstimmung unserer Bewegungen und die Aufrechterhaltung des Gleichgewichts und der Koordination (Eine detaillierte Besprechung der Propriozeption erfolgt in Kapitel 5).

Bewegung hat unbestreitbar zahlreiche positive Effekte auf den Körper, darunter Verbesserungen im muskuloskelettalen System, im kardiovaskulären System, bei der Knochendichte und im Fasziengewebe. Der Fokus dieses Buches liegt jedoch auf den neurozentrierten Wirkungen von Bewegung. Es ist diese neurologische Perspektive, die uns ein tieferes Verständnis darüber gibt, wie Bewegung das Gehirn und somit das gesamte Nervensystem beeinflusst.

Im Praxisteil dieses Buches konzentrieren wir uns darauf, Übungen zu präsentieren, die speziell darauf ausgerichtet sind, ein breites Spektrum an Feedback aus verschiedenen Rezeptortypen zu erzeugen. Ziel ist es, das Gehirn mit einer Fülle von Informationen aus der Peripherie zu versorgen. Durch die Integration vielfältiger Bewegungsformen und -muster wird das Gehirn angeregt, eine größere Bandbreite an sensorischen Daten zu verarbeiten.

Diese intensive Aktivierung des Nervensystems durch vielseitiges Feedback ist ein Schlüsselmechanismus, der sowohl präventiv als auch reduzierend auf Schmerzen wirken kann. Indem wir das Gehirn dazu ermutigen, sich mit einer reichhaltigen Palette an sensorischen Informationen auseinanderzusetzen, fördern wir eine tiefgreifende neuronale Verarbeitung und Integration. Dies kann nicht nur die Körperwahrnehmung und motorische Kontrolle verbessern, sondern auch dazu beitragen, Schmerzen zu modulieren.

Selbstreflexion:

» Wie viel Bewegung integrieren Sie in Ihren Alltag?

» Wie vielfältig sind Ihre täglichen Bewegungsmuster?

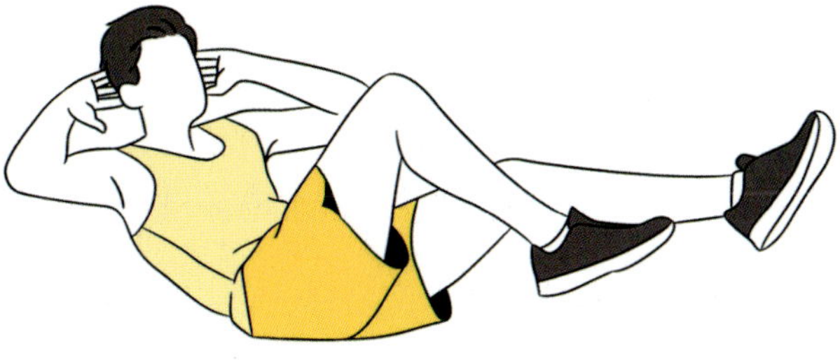

Schmerzverhalten: Reaktionen und Konsequenzen

Verhaltensweisen wie Vermeidung und das Einnehmen von Schonhaltungen sind häufige Reaktionen auf Schmerzerfahrungen. Diese Reaktionen, obwohl kurzfristig als Schutzmechanismen gedacht, können langfristig die Schmerzproblematik verschärfen.

Wenn Sie schmerzhafte Erfahrungen gemacht haben, neigen Sie dazu, ähnliche Situationen oder Bewegungen in der Zukunft zu meiden. Dieses Vermeidungsverhalten kann von einer unbegründeten Angst angetrieben sein, die aus einer „falschen Erfahrung" resultiert. Die Angst vor dem Schmerz, nicht der Schmerz selbst, kann zu einer Einschränkung Ihrer Bewegungsfreiheit führen.

Schonhaltungen sollen den Schmerz minimieren, resultieren aber oft in einer reduzierten Beweglichkeit bestimmter Gelenke. Andere Gelenke und Muskelgruppen übernehmen kompensatorisch die zusätzliche Belastung, was mechanisch ineffizient ist und zu einer erhöhten Gelenkbelastung führt.

Kompensierte Bewegungsmuster und Schonhaltungen führen dazu, dass weniger sensorische Rezeptoren aktiviert werden. Das Resultat ist eine verringerte Rückmeldung an das Gehirn, was zu einem „Vergessen" des ursprünglichen Bewegungsumfangs führt. Das Gehirn beginnt, die nicht mehr praktizierten Bewegungen als potenziell gefährlich zu interpretieren, wodurch diese Bewegungsumfänge vom Nervensystem als nicht sicher eingestuft und vermieden werden.

Die effektivste Methode, die das Nervensystem einsetzt, um Bewegungen einzuschränken, sind Schmerzen und Verspannungen. Der Schlüssel zur Überwindung dieses Teufelskreises liegt darin, die verloren gegangenen Bewegungsumfänge und die mit Schmerzen assoziierten Bewegungen vorsichtig und kontrolliert wiederzuerlangen. Durch gezielte Übungen in einem sicheren Umfeld können diese Bewegungen schrittweise als „sicher" ins Nervensystem reintegriert werden.

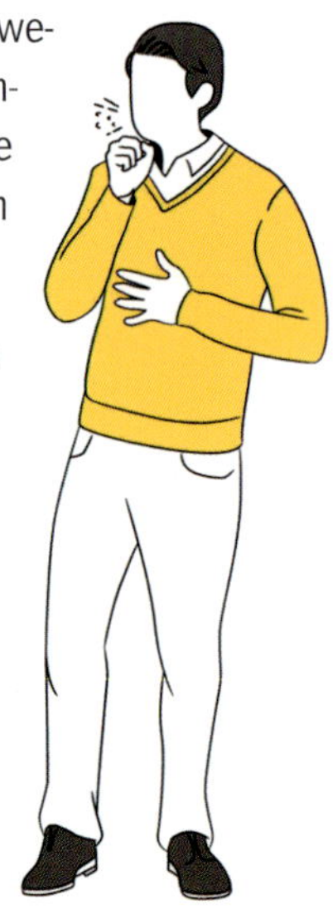

Durch die schrittweise Wiederherstellung von Bewegungen wird dem Gehirn signalisiert, dass die Bewegung nicht länger eine Bedrohung darstellt. Dies kann langfristig zur Reduktion von Schmerzen und zur Wiederherstellung der Bewegungsfreiheit führen.

Selbstreflexion:

» Haben Sie schon einmal Bewegungen vermieden, weil Sie Angst vor Schmerz hatten?

» Welche Schonhaltungen haben Sie vielleicht unbewusst eingenommen?

» Gibt es Bewegungen, bei denen Sie sich unsicher fühlen?

Schlaf und Schlafhygiene: Grundpfeiler der Regeneration

Schlaf ist nicht nur eine Pause vom Tagesgeschehen, sondern die wichtigste Komponente für die Regeneration Ihres Körpers und Geistes. Während des Schlafs durchläuft das Gehirn Prozesse, die für die Erholung und Gesundheit essenziell sind.

Beim Schlafen schrumpft das Gehirn leicht, ähnlich dem Ausdrücken eines Schwamms. Dieser Effekt ermöglicht es dem glymphatischen System, dem Lymphsystem des Gehirns, effizienter zu arbeiten. Es spült Abfallprodukte aus dem Gehirngewebe, die sich im Laufe des Tages angesammelt haben, was für die kognitive Funktion und die allgemeine Gehirngesundheit entscheidend ist.

Schlaf fördert die Reparation und Genesung des Nervensystems. Während dieser Ruhephase werden Schäden ausgebessert und neuronale Verbindungen gestärkt, was für Lernprozesse und Gedächtnisbildung unerlässlich ist.

Eine gute Schlafhygiene ist entscheidend, um die Qualität Ihres Schlafs zu verbessern und damit die Regeneration zu maximieren. Übermäßiger Konsum von Medien und die Exposition gegenüber Lichtquellen am Abend können den Schlaf-Wach-Rhythmus stören. Da wir lichtgesteuerte Wesen sind, interpretiert unser Gehirn Licht als Signal, wach zu bleiben. Licht fördert die Produktion von Kortisol, dem Hormon, das uns hilft, wach zu werden. Im Gegensatz dazu unterstützt Dunkelheit die Produktion von Melatonin, dem „Schlafhormon".

Praktische Tipps für bessere Schlafhygiene:

» Minimieren Sie Bildschirmzeit mindestens eine Stunde vor dem Schlafengehen.

» Dimmen Sie Lichtquellen und positionieren Sie sie näher am Boden, um den Effekt des Sonnenuntergangs zu simulieren.

» Verdunkeln Sie Fenster im Schlafzimmer und entfernen Sie elektronische Geräte, die Licht abgeben.

» Beschränken Sie das Schlafzimmer auf Schlafaktivitäten, um eine starke Assoziation zwischen Bett und Schlaf zu fördern.

Eine verstopfte Nase und ein trockener Mund am Morgen können auf Allergene und Staub im Schlafzimmer zurückgeführt werden. Eine saubere Schlafumgebung und die Förderung der Nasenatmung können die Schlafqualität verbessern.

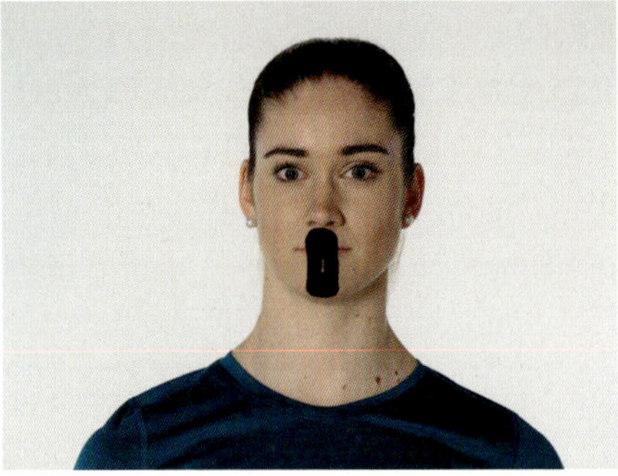

Die Atmung durch die Nase hat viele Vorteile für die Schlafqualität und die allgemeine Gesundheit. Für Personen, die dazu neigen, durch den Mund zu atmen, können Sleeptapes eine einfache Lösung sein, um die Nasenatmung zu fördern.

Obwohl der Schlaf eine wichtige Rolle für die Regeneration und das Schmerzmanagement spielt, wird dieses Thema aufgrund der spezifischen Schwerpunkte dieses Buches nicht weiter vertieft. Die oben genannten Informationen sollen lediglich hervorheben, dass selbst geringfügige Anpassungen im Schlafverhalten signifikante Auswirkungen auf die Schmerzwahrnehmung und -bewältigung haben können.

Einfache Veränderungen und die Berücksichtigung grundlegender Schlafhygieneprinzipien können bereits enorme Unterschiede im täglichen Wohlbefinden und in der Schmerzbewältigung bewirken.

Selbstreflexion:

» Haben Sie sich jemals gefragt, wie wichtig Schlaf für Ihre Gesundheit ist?

» Wie fühlen Sie sich, wenn Sie nicht ausreichend Schlaf bekommen haben?

» Wie beeinflusst Ihre abendliche Routine Ihren Schlaf?

» Atmen Sie durch die Nase oder durch den Mund, wenn Sie schlafen?

» Welche kleinen Veränderungen können Sie in Ihrer Schlafroutine vornehmen, um Ihr Wohlbefinden zu verbessern?

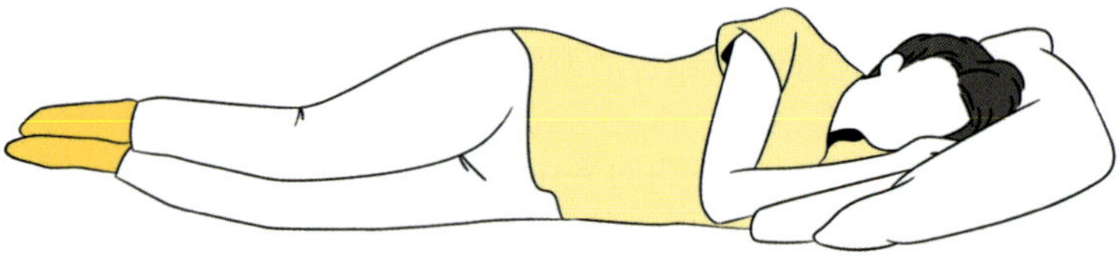

Ernährung und ihr Einfluss auf Schmerz

Im Laufe der Zeit hat sich durch ihre Zusammensetzung die Qualität unserer Nahrung dramatisch gewandelt. Moderne Lebensmittel sind oft hochverarbeitet und enthalten weniger Vitamine, Mineralien und andere essenzielle Nährstoffe. Diese Entwicklung hat dazu geführt, dass viele Lebensmittel heute weniger zur Versorgung unseres Körpers beitragen und stattdessen lediglich als essbare Substanzen angesehen werden können.

Die Ernährung hat Einfluss auf die Entstehung und Aufrechterhaltung von Entzündungsprozessen, die eng mit Schmerzen verbunden sind. Verarbeitete Lebensmittel enthalten oft Inhaltsstoffe wie Zucker, bestimmte Fette und Zusatzstoffe, die entzündliche Reaktionen im Körper fördern können. Bei manchen Menschen können Gluten und Milchprodukte Entzündungen und damit verbundene Schmerzen hervorrufen oder verschlimmern. Die Reaktion auf bestimmte Nahrungsmittelallergene kann ebenfalls zu Entzündungen und Schmerzen führen.

Essen ist weit mehr als nur eine Quelle der Energieversorgung für Ihren Körper. Es aktiviert eine Vielzahl von nervösen Strukturen und Prozessen. Die visuelle Wahrnehmung von Nahrung aktiviert den N. opticus (II. Hirnnerv) und stimuliert das Gehirn bereits vor der eigentlichen Nahrungsaufnahme. Die Rezeptoren der Nase (N. olfactorius, I. Hirnnerv) und der Zunge (N. facialis, VII. Hirnnerv und N. glossopharyngeus, IX. Hirnnerv) sind für die Wahrnehmung von Geruch und Geschmack verantwortlich und leiten diese sensorischen Informationen weiter. Beim Kauen und Beißen, gesteuert durch den N. trigeminus (V. Hirnnerv), wird nicht nur die Nahrung mechanisch bearbeitet, sondern es erfolgt auch eine wichtige propriozeptive Rückmeldung. Das Knacken beim Kauen kann zusätzlich den N. vestibulocochlearis (VIII. Hirnnerv) stimulieren und trägt zum Gesamterlebnis der Nahrungsaufnahme bei. Der Schluckprozess, unterstützt durch den N. glossopharyngeus (IX. Hirnnerv) und die Bewegung der Zunge, gesteuert durch den N. hypoglossus (XII. Hirnnerv), verbindet die Mundhöhle mit dem Verdauungstrakt. Der N. vagus (X. Hirnnerv) ist essenziell für den gesamten Verdauungsprozess und gibt kontinuierlich Feedback über den Zustand des Magen-Darm-Trakts.

Durch diese vielfältigen Aktivierungen wird deutlich, dass Essen eine starke Stimulation des Hirnstamms und somit des gesamten Nervensystems darstellt. Diese umfassende Aktivierung kann erklären, warum viele Menschen sich in Essen flüchten, um sich besser zu fühlen – besonders wenn Unteraktivierung und damit verbundene Schmerzen vorliegen. Der Hirnstamm, der an der Schmerzmodulation maßgeblich beteiligt ist, wird durch den Akt der Nahrungsaufnahme in seiner Funktion unterstützt.

Angesichts der Komplexität des Themas Ernährung und seiner Auswirkungen auf Schmerz können hier nur einige grundlegende Tipps gegeben werden, die sich auf das Wesentliche konzentrieren:

» Bevorzugen Sie einfache Inhaltsstoffe: Wählen Sie Lebensmittel, die möglichst wenige und vor allem natürliche Inhaltsstoffe enthalten.

» Wählen Sie unverarbeitete Nahrung: Unverarbeitete Lebensmittel sind in der Regel nährstoffreicher und enthalten weniger entzündungsfördernde Zusatzstoffe.

» Setzen Sie auf eine vielfältige und bunte Ernährung: Eine „bunte" Ernährung, reich an verschiedenen Obst- und Gemüsesorten, versorgt Ihren Körper mit einer Vielzahl an Vitalstoffen.

» Beobachten Sie die Reaktionen Ihres Körpers nach dem Essen: Symptome wie Blähungen oder Müdigkeit können auf eine Unverträglichkeit hinweisen. Essen sollte energiegebend sein und nicht zu einer übermäßigen Belastung des Verdauungssystems führen. Haben Sie bemerkt, wie Ihr Körper auf verschiedene Lebensmittel reagiert?

» Praktizieren Sie achtsames Essen: Genießen Sie jede Mahlzeit bewusst, indem Sie sich auf Geschmack und Textur des Essens konzentrieren. Kauen Sie gründlicher und öfter, um die Nahrungsaufnahme zu verlangsamen und verdaulicher zu gestalten.

Selbstreflexion:

» Wie viele verarbeitete Lebensmittel konsumieren Sie täglich?

» Wie oft nehmen Sie sich die Zeit, Ihre Mahlzeiten wirklich zu genießen?

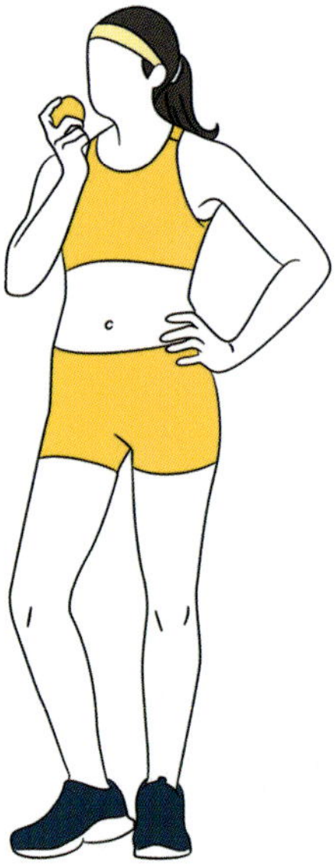

Schmerz und Journaling

Journaling, das Führen eines Tagebuchs über persönliche Erfahrungen, Gedanken und Gefühle, kann eine effektive Strategie zur Bewältigung von Schmerzen sein. Diese Methode bietet nicht nur einen sicheren Raum für den Ausdruck von Emotionen, sondern dient auch als nützliches Instrument zur Identifizierung von Mustern und Auslösern, die zu Schmerzepisoden führen können.

Das regelmäßige Aufzeichnen von Schmerzereignissen, einschließlich ihrer Intensität, Dauer und möglichen Auslösern, fördert ein tieferes Verständnis für Ihren eigenen Körper und dessen Reaktionen. Dieses Bewusstsein kann entscheidend sein, um die Ursachen Ihrer Schmerzen zu erkennen und anzugehen. Durch das Festhalten von Aktivitäten, Ernährungsgewohnheiten und emotionalen Zuständen im Zusammenhang mit Schmerzepisoden können Muster erkannt werden, die wertvolle Hinweise für die Schmerzbewältigung liefern. Solche Einsichten ermöglichen es Ihnen, proaktive Maßnahmen zur Schmerzreduktion zu ergreifen.

Journaling bietet eine Form der emotionalen Entlastung, die besonders bei chronischen Schmerzen wichtig ist. Das Ausdrücken von Gefühlen kann helfen, Stress und Angst zu reduzieren, die oft mit anhaltenden Schmerzen verbunden sind. Das Setzen von Zielen im Umgang mit Schmerz und die Dokumentation des Fortschritts können motivierend wirken und einen positiven Fokus bieten. Das Journal kann dabei helfen, kleine Erfolge zu erkennen und zu feiern, was zur Aufrechterhaltung der Motivation beiträgt.

Ein Schmerztagebuch kann auch als Kommunikationsmittel mit Gesundheitsdienstleistern dienen. Detaillierte Aufzeichnungen über Schmerzepisoden und deren Kontext können Ärzten und Therapeuten wertvolle Einblicke geben und die Entwicklung eines individuell angepassten Behandlungsplans unterstützen.

Tipps für effektives Journaling:

» Führen Sie Ihr Schmerztagebuch täglich, um eine umfassende Datensammlung zu gewährleisten.

» Notieren Sie so viele Details wie möglich, einschließlich der Zeit, Dauer des Schmerzes, betroffener Bereiche, möglicher Auslöser und begleitender Umstände.

» Es ist wichtig, nicht nur objektive Fakten, sondern auch Ihre persönlichen Gefühle und Reaktionen auf den Schmerz zu dokumentieren.

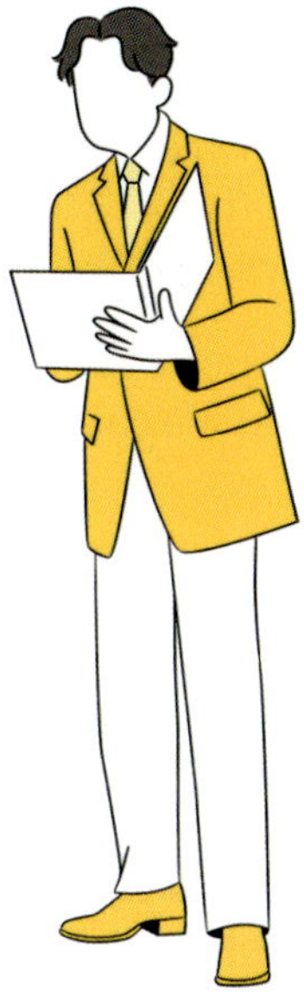

Selbstreflexion:

» Haben Sie jemals darüber nachgedacht, ein Tagebuch zu führen, um Ihre Schmerzerfahrungen besser zu verstehen?

» Wie oft reflektieren Sie über Ihre Schmerzerfahrungen?

» Welche Muster haben Sie in Ihrem Schmerzverlauf bemerkt?

» Haben Sie jemals bemerkt, dass das Schreiben über Ihre Gefühle Ihnen Erleichterung verschafft?

» Welche ersten Schritte können Sie heute unternehmen, um mit dem Journaling zu beginnen?

3.3.4 Umweltbedingte Einflüsse

Die Bedingungen, unter denen wir leben und arbeiten, einschließlich des Klimas und der Exposition gegenüber verschiedenen Umweltfaktoren, können das Ausmaß und die Intensität von Schmerzen erheblich beeinflussen. Diese Einflüsse können oft zunächst subtil erscheinen, summieren sich jedoch über die Zeit und führen zu verstärkten körperlichen und psychischen Reaktionen. Es ist wichtig, die verschiedenen Umweltfaktoren zu verstehen, die zu einer Verschlimmerung von Schmerzen beitragen können, um wirksame Strategien zur Schmerzbewältigung und Prävention zu entwickeln.

Im Folgenden werden die verschiedenen umweltbedingten Einflüsse genauer besprochen:

1. Klima und Umweltfaktoren
2. Exposition gegenüber Risikofaktoren

Klima und Umweltfaktoren

Das Klima und die allgemeinen Umweltbedingungen, in denen Sie leben, haben einen erheblichen Einfluss auf Ihr Schmerzempfinden. Temperatur, Luftfeuchtigkeit, Luftdruck und jahreszeitliche Veränderungen können sowohl akute als auch chronische Schmerzen verstärken oder lindern.

Extreme Temperaturen, ob heiß oder kalt, können das Schmerzempfinden beeinflussen. Kaltes Wetter kann dazu führen, dass sich Ihre Muskeln und Gelenke steifer anfühlen, was insbesondere für Menschen mit Arthritis oder anderen rheumatischen Erkrankungen schmerzhaft sein kann. Kalte Temperaturen können die Durchblutung verringern und zu Muskelverspannungen führen, was wiederum das Schmerzempfinden verstärken kann. Umgekehrt kann Wärme eine beruhigende Wirkung auf schmerzende Muskeln und Gelenke haben, indem sie die Durchblutung fördert und Muskelverspannungen löst.

Ähnliches gilt auch für Veränderungen in der Luftfeuchtigkeit und im Luftdruck. Hohe Luftfeuchtigkeit kann dazu führen, dass sich das Gewebe in Ihrem Körper ausdehnt, was bei einigen Menschen zu verstärkten Schmerzen führt. Viele Menschen mit chronischen Schmerzen berichten, dass sie Wetterveränderungen, insbesondere fallenden Luftdruck, durch eine Zunahme ihrer Schmerzen spüren können. Niedriger Luftdruck, der oft mit schlechtem Wetter verbunden ist, kann Ihre Gelenke und Gewebe beeinflussen und Schmerzen verschlimmern.

Die Jahreszeiten haben ebenfalls Einfluss auf Ihr Schmerzempfinden. Im Winter, wenn die Tage kürzer und kälter sind, kann es bei manchen Menschen zu einer Verschlimmerung der Schmerzen kommen. Dies wird teilweise auf die geringere körperliche Aktivität, die kalten Temperaturen und die verminderten Sonnenstunden zurückgeführt, die sich negativ auf Ihre Stimmung und Ihr allgemeines Wohlbefinden auswirken können. Allergien im Frühling können auch Schmerzen verstärken und das allgemeine Wohlbefinden beeinträchtigen.

Es ist wichtig, sich dieser Faktoren bewusst zu sein, auch wenn sie nur begrenzt kontrollierbar sind. Praktische Anpassungen wie geeignete Kleidung, die Nutzung von Wärmetherapie oder die Regulierung der Luftfeuchtigkeit in Innenräumen können helfen, die Auswirkungen des Klimas auf Ihr Schmerzempfinden zu mildern.

Selbstreflexion:

» Haben Sie jemals bemerkt, wie das Wetter Ihre Schmerzen beeinflusst?

» Wie reagieren Ihre Muskeln und Gelenke auf verschiedene Temperaturen?

» Wie wirken sich die Jahreszeiten auf Ihr Wohlbefinden aus?

» Wie können Sie Ihr Wissen über die klimatischen Einflüsse auf Ihre Schmerzen nutzen, um Ihr Wohlbefinden zu verbessern?

Exposition gegenüber Risikofaktoren

Unsere tägliche Umgebung kann uns einer Vielzahl von Risikofaktoren aussetzen, die Ihre Gesundheit und Ihr Schmerzempfinden negativ prägen können. Diese Risikofaktoren umfassen Schadstoffe in der Luft, Lärm, schlechte Luftqualität in Innenräumen und den Kontakt mit chemischen Substanzen. Diese Faktoren können entzündliche Prozesse im Körper fördern und das Nervensystem sensibilisieren, was zu einer erhöhten Schmerzwahrnehmung führt.

Luftverschmutzung durch Schadstoffe wie Feinstaub, Stickoxide und andere industrielle Emissionen kann eine Reihe von gesundheitlichen Problemen verursachen, darunter Atemwegserkrankungen und entzündliche Reaktionen im Körper. Diese Entzündungen können bestehende Schmerzen verschlimmern und neue Schmerzsyndrome auslösen. Menschen, die in städtischen Gebieten mit hoher Luftverschmutzung leben, berichten häufiger von chronischen Schmerzen und Beschwerden.

Lärmbelastung, insbesondere in städtischen Gebieten oder durch industrielle Aktivitäten, kann ebenfalls zu einer Verschlechterung Ihres Schmerzempfindens führen. Chronische Lärmbelastung kann Stresshormone freisetzen, die das Nervensystem sensibilisieren und zu einer erhöhten Schmerzempfindlichkeit führen. Dies kann besonders problematisch für Menschen sein, die bereits unter chronischen Schmerzen leiden, da der zusätzliche Stress die Schmerzwahrnehmung verstärken kann.

Die Luftqualität in Innenräumen spielt eine ebenso wichtige Rolle wie die Außenluft. Schadstoffe wie Schimmel, Staub und chemische Ausdünstungen aus Möbeln und Baumaterialien können die Atemwege reizen und Entzündungen im Körper fördern. Eine unzureichende Belüftung kann diese Probleme verschlimmern und zu einem Anstieg Ihrer Schmerzwahrnehmung beitragen, insbesondere bei Menschen mit Atemwegserkrankungen oder Allergien.

Der Kontakt mit chemischen Substanzen, sei es am Arbeitsplatz oder im häuslichen Umfeld, kann ebenfalls schädliche Auswirkungen auf Ihre Gesundheit haben. Chemikalien in Reinigungsmitteln, Pestiziden oder Industriechemikalien können Haut- und Atemwegsreizungen sowie systemische Entzündungen verursachen. Langfristige Exposition gegenüber solchen Substanzen kann das Risiko für die Entwicklung chronischer Schmerzzustände erhöhen.

Selbstreflexion:

» Wie stark ist die Luftverschmutzung in Ihrem Wohngebiet?

» Wie oft sind Sie Lärm ausgesetzt, der Ihren Stress-pegel erhöht?

» Wie oft kommen Sie in Kontakt mit potenziell schädlichen Chemikalien?

» Welche Schritte können Sie unternehmen, um die negativen Einflüsse Ihrer Umgebung auf Ihr Schmerzempfinden zu reduzieren?

3.3.5 Physisch-biologische Komponenten

Dieses Kapitel beleuchtet die physisch-biologischen Komponenten in der Schmerzwahrnehmung und -bewältigung. Es wird untersucht, wie sensorische Signale als Eingangsinformationen fungieren, wie Nozizeption potenziell schädliche Reize erkennt und wie physiologische Zustände wie Entzündungen, Verletzungen und Krankheiten den Schmerz beeinflussen.

Sensorische Signale

Wie bereits im Kapitel 3.2 „Input - Interpretation - Output" erläutert, haben sensorische Signale eine zentrale Funktion in der Schmerzwahrnehmung. Diese Signale bilden die Grundlage für die Informationen, die Ihr Gehirn von den verschiedenen Sinnesorganen erhält, und stellen die Hauptkomponente des „Inputs" dar.

Wie wir bereits wissen, gibt es die folgenden Wahrnehmungsmöglichkeiten:

Exterozeption: Informationen aus der äußeren Umgebung, die über Sinne wie Sehen, Hören, Riechen, Schmecken und Fühlen aufgenommen werden.

Propriozeption: Informationen über die Position und Bewegung Ihres Körpers im Raum, geliefert durch Rezeptoren in Haut, Muskeln, Sehnen, Bändern, Faszien und Gelenken.

Viszerozeption: Informationen über die Funktionen Ihrer inneren Organe, wie Herzschlag, Blutdruck und Atmung.

Die Qualität dieser sensorischen Signale ist entscheidend für die Schmerzmodulation. Präzise Inputs ermöglichen es Ihrem Gehirn, die Informationen korrekt zu interpretieren und angemessene Reaktionen zu erzeugen. Störungen in der Signalübertragung können jedoch zu Fehlinterpretationen führen, die Ihr Schmerzempfinden verstärken oder verfälschen.

Eine besondere Rolle spielt die Nozizeption, die sich mit der Wahrnehmung potenziell schädlicher Reize befasst. Im nächsten Unterkapitel werden wir uns ausführlich mit den Nozizeptoren beschäftigen.

Selbstreflexion:

» Haben Sie sich jemals gefragt, wie präzise Ihre sensorischen Signale sind?

» Wie oft testen Sie die sensorischen Inputs auf ihre Funktion?

Nozizeption

Nozizeption bezeichnet die Wahrnehmung potenziell schädlicher Reize durch spezielle Rezeptoren, die sogenannten Nozizeptoren. Diese Nozizeptoren senden Bedrohungssignale an Ihr Gehirn, welches dann entscheiden muss, ob die Auslösung eines Schmerzes notwendig ist. Dieser Mechanismus dient als Schutzfunktion, um Ihren Körper vor möglichen Schäden zu bewahren.

Nozizeptive Signale werden über spezifische Nervenfasern, hauptsächlich die Aδ- und C-Fasern, verschaltet. Die Aδ-Fasern sind dünn und myelinisiert, wodurch sie schneller leiten und einen akuten, stechenden Schmerz auslösen können. Im Gegensatz dazu sind die C-Fasern unmyelinisiert, leiten langsamer und können dumpfe, langanhaltende Schmerzen auslösen.

Diese Signale werden langsamer übermittelt als andere sensorische Reize, wie beispielsweise mechanische Signale, die über die Aβ-Fasern geleitet werden. Diese Unterschiede in der Übertragungsgeschwindigkeit erklären, warum Sie bei Schmerzen intuitiv versuchen, die schmerzenden Körperstellen mit anderen sensorischen Inputs zu überlagern.

Wenn Sie sich zum Beispiel mit einem Hammer auf den Daumen schlagen, schütteln Sie instinktiv die Hand, um die Mechanorezeptoren zu aktivieren und das nozizeptive Signal zu überlagern. Alternativ umfassen Sie den Daumen fest mit Ihrer anderen Hand und üben Druck aus (Druckrezeptoren), halten ihn unter kaltes Wasser (Thermorezeptoren) oder pusten darauf (leichte Berührungen).

Spätestens an diesem Punkt sollten Sie sich eine kritische Frage stellen: Verfügen Sie über Schmerzrezeptoren? Mit dem Wissen, das Sie sich bisher angeeignet haben, sollte die Antwort folgendermaßen ausfallen: Nein! Nozizeptoren werden fälschlicherweise oft als Schmerzrezeptoren bezeichnet, liefern jedoch nur Bedrohungssignale an Ihr Gehirn. Denken Sie daran, dass Schmerz ein Output des Gehirns ist.

Selbstreflexion:

» Haben Sie jemals bemerkt, dass Sie instinktiv auf Schmerz mit einer bestimmten Handlung reagieren?

» Wie verändert dieses Wissen Ihre Sichtweise auf Schmerz?

Physiologische Zustände

Physiologische Zustände wie Entzündungen, Verletzungen oder Krankheiten spielen eine bedeutende Rolle bei der Schmerzentstehung und -modulation. Diese Zustände können als potenzielle Bedrohungen vom Körper wahrgenommen werden und führen häufig zur Aktivierung der Nozizeptoren, welche die entsprechenden Signale an Ihr Gehirn weiterleiten.

Entzündungen sind eine natürliche Reaktion Ihres Körpers auf Gewebeschäden, Infektionen oder andere schädigende Reize. Sie dienen der Heilung und der Bekämpfung von Krankheitserregern. Während des Entzündungsprozesses setzen die betroffenen Zellen verschiedene chemische Botenstoffe frei, die eine erhöhte Sensibilität der Nozizeptoren bewirken. Dies führt dazu, dass selbst geringfügige Reize als schmerzhaft empfunden werden können. Diese Schmerzempfindung soll Ihren Körper dazu anregen, das betroffene Gewebe zu schonen und den Heilungsprozess zu unterstützen.

Verletzungen, wie Schnitte, Prellungen oder Knochenbrüche, führen zu unmittelbaren körperlichen Schäden, die sofortige Reaktionen Ihres Körpers auslösen. Wenn Gewebe verletzt wird, werden Nozizeptoren aktiviert, die Bedrohungssignale an Ihr Gehirn senden. Diese Signale warnen Ihren Körper vor der Schädigung und veranlassen eine schnelle Schutzreaktion. Zum Beispiel kann der Schmerz dazu führen, dass Sie die verletzte Stelle schonen, um weiteren Schaden zu vermeiden und die Heilung zu unterstützen.

Krankheiten können auf vielfältige Weise Schmerzen verursachen. Infektionen, Tumore und chronische Erkrankungen wie Arthritis oder Fibromyalgie sind Beispiele für Zustände, die mit anhaltenden oder wiederkehrenden Schmerzen einhergehen können. Bei chronischen Erkrankungen kommt es häufig zu einer anhaltenden Aktivierung der Nozizeptoren und einer dauerhaften Sensibilisierung des Nervensystems, was zu chronischen Schmerzen führen kann. Diese Schmerzen können unabhängig von den ursprünglichen Auslösern bestehen bleiben und Ihr tägliches Leben erheblich beeinträchtigen.

Zusammengefasst zeigen diese physiologischen Zustände, wie komplex und vielfältig die Ursachen für Schmerzen sein können. Die Aktivierung der Nozizeptoren durch Entzündungen, Verletzungen oder Krankheiten stellt eine essenzielle Komponente Ihrer Schmerzwahrnehmung dar, die Ihr Gehirn dazu veranlasst, geeignete Maßnahmen zur Schonung und Heilung Ihres Körpers zu ergreifen.

Selbstreflexion:

» Wie können Sie dieses Wissen nutzen, um besser mit Ihren Schmerzen umzugehen?

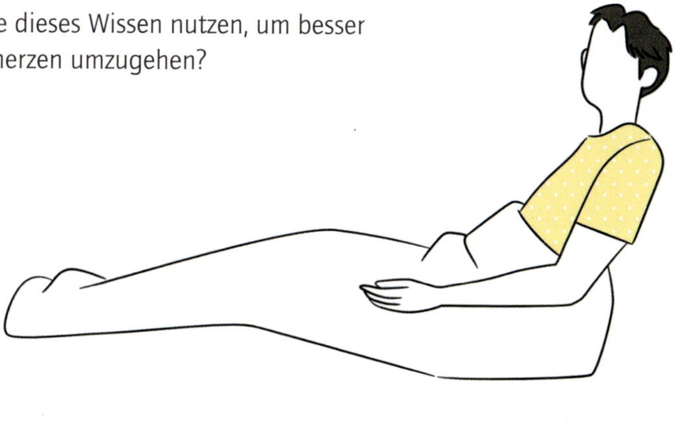

Zusammenfassung

In diesem Kapitel haben wir erarbeitet, wie weitreichend die Einflussfaktoren in der Schmerzmodulation sein können. Dazu zählen psychisch-kognitive Komponenten wie Überzeugungen, Wissen, Erfahrungen und emotionale Zustände, soziale Einflüsse wie kulturelle Aspekte und Interaktionen, verhaltensbezogene Faktoren wie Ernährung, Atmung und Schlaf sowie umweltbedingte Einflüsse wie Klima und Exposition gegenüber Risikofaktoren. Auch physisch-biologische Aspekte wie sensorische Signale, physiologische Zustände und neurologische Funktionen beeinflussen die Schmerzmodulation.

All diese Einflussfaktoren bieten potenzielle Ansatzpunkte, um eine Schmerzreduktion zu erreichen. Dies kann auf den ersten Blick überfordernd wirken, verdeutlicht jedoch auch die Komplexität der Schmerzentstehung. Durch die Beantwortung der selbstreflektierenden Fragen sollten Sie bereits ein anderes Bild von sich und der Entstehung Ihrer Schmerzen erhalten haben. Diese Informationen können eine wichtige Grundlage für weitere Interventionen in Ihrer individuellen Schmerzmodulation bilden.

Im nächsten Kapitel wollen wir erörtern, wie Schmerz auf nervaler Ebene vom Gehirn erzeugt wird.

3.4 Schmerz auf nervaler Ebene

Um zu verdeutlichen, wie die Kommunikation innerhalb des Gehirns funktioniert, erinnern wir uns an den letzten Urlaub. Dieser Gedanke kann verschiedene Emotionen und Sinneseindrücke hervorrufen. Vielleicht spüren wir direkte Entspannung, sind glücklich, können das Meer oder die Berge riechen oder fühlen noch den kühlen Wind auf unserer Haut. Wir schmecken vielleicht noch das Essen, das wir in einem besonderen Restaurant genossen haben. Aber wie kommt das zustande?

Verschiedene Hirnareale müssen miteinander kommunizieren, um diese komplexe Erinnerung zu erzeugen. Der Gedanke an den letzten Urlaub wird beispielsweise durch eine andere Hirnregion gesteuert als die Erinnerung an das Panorama des Ausblickes oder der Geschmack des Essens. Ein Trigger, wie ein Foto aus dem Urlaub, kann diese Erinnerungen auslösen. Doch bevor das Foto als solches erkannt und verstanden wird, muss es zuerst in einem anderen Teil des Gehirns verarbeitet werden. Auch die emotionale Komponente, die mit dem Urlaub gekoppelt ist, kann höchst individuell sein. Eine Person hat den Urlaub vielleicht als wunderbares Erlebnis empfunden, während eine andere Person denselben Urlaub als stressig oder unangenehm wahrgenommen hat.

Diese Metapher verdeutlicht zwei wichtige Aspekte:

1. Individuelle Erfahrung und Erleben: Die Erinnerung und das Erleben des Urlaubs sind höchst individuell und können von Person zu Person stark variieren.
2. Vielzahl an beteiligten Hirnregionen: Das Erlebnis ist abhängig von der Kommunikation und Zusammenarbeit vieler verschiedener Hirnregionen.

Hierbei ist wichtig zu erwähnen, dass verschiedene Hirnregionen anatomisch unterteilt werden können, ihre funktionalen Aufgaben jedoch nicht strikt getrennt sind. Das Gehirn arbeitet als Ganzes, wobei alle eintreffenden Daten ständig abgeglichen, abgesprochen und miteinander kommuniziert werden. Zwar können unterschiedlichen Hirnregionen spezifische Aufgaben zugeordnet werden, doch unsere Erfahrungen und Erlebnisse sind immer das Ergebnis eines komplexen Zusammenspiels aller Hirnstrukturen.

Dieses Zusammenspiel basiert auf einem Nervennetzwerk, das wir im Folgenden als **Matrix** bezeichnen wollen. Aber warum ist es so wichtig zu verstehen, dass das Gehirn als Netzwerk funktioniert?

Auch Schmerz entsteht - ähnlich wie die Erinnerung an den letzten Urlaub - durch die Funktionalität dieser Matrix. Schmerz ist kein isoliertes Signal, sondern ein komplexes Erlebnis, das durch das Zusammenwirken verschiedener Hirnregionen entsteht und höchst individuell ist. Im folgenden Kapitel werden wir uns daher genauer mit der Schmerz-Neuro-Matrix beschäftigen, um zu verstehen, wie Schmerz auf einer neurologischen Ebene verarbeitet und wahrgenommen wird.

3.4.1 Schmerz-Neuro-Matrix

Das Konzept der Schmerz-Neuro-Matrix basiert auf der Erkenntnis, dass Schmerz ein komplexes Zusammenspiel verschiedener Hirnregionen ist. Durch Magnetresonanztomographie (MRT) konnten Forscher feststellen, dass bestimmte Hirnstrukturen bei der Verarbeitung von Schmerzen besonders aktiv sind. MRT ist eine bildgebende Technik, die Veränderungen des Blutflusses im Gehirn misst und dadurch Rückschlüsse auf neuronale Aktivität ermöglicht. Unter Schmerzeinfluss konnte man besonders hohe Aktivität in den unten genannten Hirnstrukturen erkennen. Diese Erkenntnisse haben dazu geführt, dass Schmerz als ein multidimensionales Erlebnis verstanden wird, das sowohl sensorische als auch emotionale und kognitive Komponenten umfasst.

Die wichtigsten Hirnstrukturen der Schmerz-Neuro-Matrix und ihre Funktionen sind:

Hirnstruktur	Lokalisation	Funktion
Amygdala	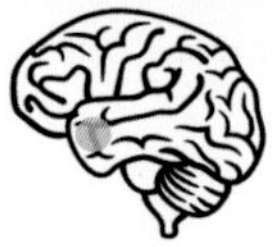	Verantwortlich für die emotionale Verarbeitung und Bewertung von Schmerz sowie für Angst- und Furchtreaktionen.
Primärer somatosensorischer Kortex (S1)	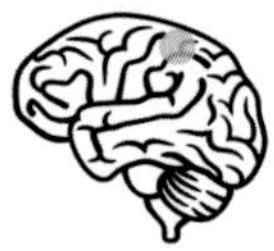	Verarbeitet grundlegende sensorische Informationen wie Berührung, Druck und Temperatur.
Primärer motorischer Kortex (M1)	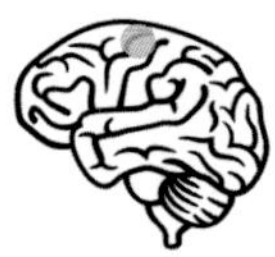	Beteiligt an der Planung und Ausführung von freiwilligen Bewegungen. Veränderungen in der Aktivität des primären motorischen Kortex können die Schmerzempfindung beeinflussen, indem sie die motorische Reaktion auf schmerzhafte Reize modulieren.
Hippocampus	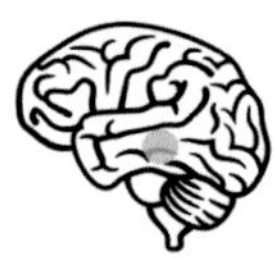	Verantwortlich für die Gedächtnisbildung und das Lernen sowie für die Integration schmerzhafter Erfahrungen ins Langzeitgedächtnis.
Anteriorer cingulärer Kortex (ACC)	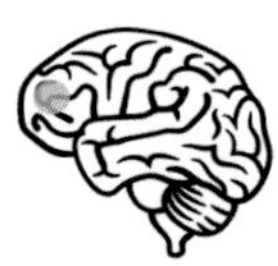	Verantwortlich für die emotionale Bewertung von Schmerz und die Aufmerksamkeitslenkung.
Präfrontaler Kortex (PFC)	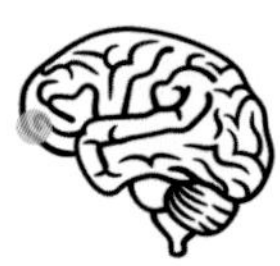	Beteiligt an der kognitiven Verarbeitung und Modulation von Schmerz sowie an Entscheidungsprozessen.
Thalamus	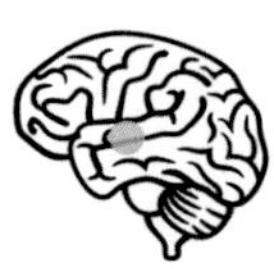	Fungiert als Umschaltstelle für sensorische Informationen und leitet Schmerzsignale an den Kortex weiter.
Hypothalamus		Regelt zahlreiche autonome Funktionen, einschließlich der Stressantwort, und beeinflusst die physiologische Reaktion auf Schmerz.

Hirnstruktur	Lokalisation	Funktion
Zerebellum (Kleinhirn)	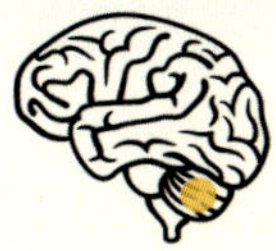	Spielt eine Rolle bei der Feinabstimmung motorischer Aktivitäten und der Koordination von Bewegungen als Reaktion auf Schmerz.
Hirnstamm	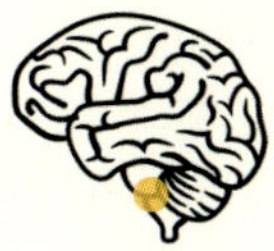	Steuert grundlegende Überlebensfunktionen und autonome Reaktionen auf Schmerz.
Inselrinde	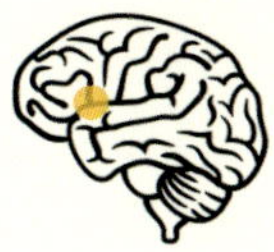	Vermittelt das subjektive Schmerzempfinden durch die Integration sensorischer und emotionaler Aspekte.

Diese Hirnregionen sind bei der Verarbeitung von Schmerz besonders aktiv, aber es ist wichtig zu betonen, dass die Schmerzsignatur und das Zusammenspiel dieser Matrix bei jeder Person individuell sind. Selbst bei einer scheinbar identischen Schmerzproblematik, wie zum Beispiel Knieschmerzen, zeigen unterschiedliche Personen verschiedene Aktivitätsmuster in ihrer persönlichen Schmerz-Neuro-Matrix. Das würde bedeuten, dass 100 Personen mit denselben Knieschmerzen 100 unterschiedliche Schmerzsignaturen aufweisen können. Diese Individualität stellt uns für einen Ansatz für eine Schmerzreduktion vor Herausforderungen, bietet jedoch auch Chancen für maßgeschneiderte therapeutische Ansätze. Des Weiteren ist nochmals klarzustellen, dass die Schmerzentscheidung nicht auf die vorgestellten Bereiche reduziert werden darf. Bei der Schmerzentstehung ist das gesamte Gehirn beteiligt!

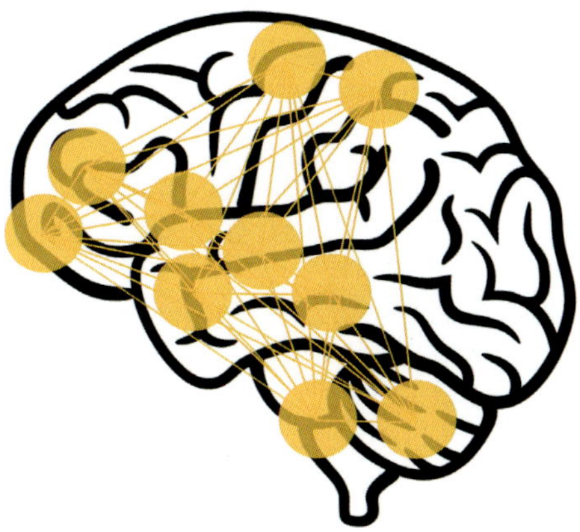

Abb. 4: Vereinfachte Darstellung der Schmerz-Neuromatrix

3.5 Schmerzspirale

Wir haben bereits erarbeitet, dass Schmerz eine wichtige Schutzfunktion unseres Körpers ist. Wenn Schmerz richtig funktioniert, hat er eine positive Rolle: Er warnt uns vor potenziellen Gefahren und ermöglicht es uns, schnell auf Verletzungen zu reagieren. Angenommen, wir haben uns verletzt und das Gehirn reagiert mit einem Schmerz. Dies soll verhindern, dass wir die verletzte Stelle weiter belasten, wodurch weitere Schäden vermieden werden können. Das Gehirn erzeugt demnach eine Kompensation, indem es Bewegungseinschränkungen und Schonhaltungen auslöst. Bei einer akuten Verletzung hilft der Schmerz, indem er uns zwingt, die betroffene Stelle zu schonen.

Oftmals haben Menschen jedoch weiterhin Schmerzen, obwohl das Gewebe mittlerweile vollständig ausgeheilt sein müsste. Aber warum bleibt der Schmerz dann bestehen? In der Regel hat das Nervensystem den Heilungsprozess noch nicht realisiert und bleibt weiterhin in Alarmbereitschaft. Es erlaubt die ursprünglichen Bewegungsumfänge der betroffenen Struktur nicht auszuführen, da es diese als potenziell gefährlich einstuft.

Schonhaltungen und Kompensationen führen zu weniger oder keiner Bewegung in den betroffenen Gelenkstrukturen. Dadurch erhält das Gehirn weniger sensorischen Input über die Bewegungsrezeptoren dieser Körperbereiche. Auf Dauer verlernt das Gehirn dadurch, wie die ursprünglichen Bewegungsumfänge ausgesehen haben. Es möchte kein Risiko eingehen, wodurch es die Schonhaltung und Kompensation aufrechterhält oder sogar verstärkt. Dadurch entsteht eine abwärts gerichtete Schmerzspirale, aus der herauszutreten immer schwerer wird. Der Schmerz wird chronisch, und die neuronalen Verbindungen, die den Schmerz aufrechterhalten, werden immer stärker.

Neuroplastizität

Hier kommt das Konzept der Neuroplastizität ins Spiel: Neuroplastizität ist die Fähigkeit des Gehirns, sich selbst zu reorganisieren und neue neuronale Verbindungen zu bilden. Diese Fähigkeit des Gehirns ist weder gut noch schlecht – und dient der Anpassung an die Gegebenheiten, die das Gehirn erlebt. Wenn wir viel laufen, werden die neuronalen Netzwerke, die für das Laufen verantwortlich sind, gestärkt und wir werden besser im Laufen. Wenn wir viel lesen, verbessern sich die neuronalen Verbindungen, die das Lesen unterstützen, und wir werden besser im Lesen. Im Kontext von Schmerz bedeutet dies jedoch, dass, wenn wir häufig Schmerzen empfinden, die neuronalen Netzwerke, die Bedrohungssignale verarbeiten, verstärkt werden. Dadurch werden wir schneller und öfter Schmerzen empfinden, da das Gehirn auf diesen ständigen Bedrohungsinput angepasst wird.

Diese Schmerzspirale verdeutlicht die Komplexität der Schmerzmodulation und zeigt, wie wichtig es ist, das Nervensystem aktiv zu halten und regelmäßig zu überprüfen.

3.6 Erkenntnisse

In diesem Kapitel haben wir die zentralen Aspekte der Schmerzentstehung und -modulation kennengelernt. Im Folgenden sind diese zur Übersicht noch einmal aufgeführt:

1. Das Nervensystem spielt die zentrale Rolle bei der Schmerzentstehung und -regulation.
2. Die Funktion und Gesundheit des Nervensystems sind abhängig von einer ausreichenden Versorgung mit Energie (durch Nahrung und Sauerstoff) und regelmäßiger Aktivierung.
3. Die Aktivierung des Nervensystems erfolgt durch die Stimulation aller Sinnesorgane und Bewegung.
4. Input - Interpretation - Output: Das Gehirn nimmt Informationen (Input) auf, interpretiert sie und trifft darauf basierend Entscheidungen (Output), wobei Schmerz als überlebensorientierter Output fungiert.
5. Einflussfaktoren: Psychologische, soziale, verhaltensbezogene, umweltbedingte und biologische Faktoren haben einen erheblichen Einfluss auf die Schmerzregulation.
6. Schmerz hat eine individuelle Signatur im Gehirn, die verschiedene Hirnareale umfasst. Diese wird als Schmerz-Neuro-Matrix oder Neuromatrix bezeichnet.
7. Schmerz kann Kompensationen und Angst auslösen, die wiederum zu neuroplastischen Veränderungen im Gehirn führen können. Dadurch können Schmerzen chronisch und die Schmerzentstehung sensibler werden.

Für einen besseren Überblick lassen sich die bereits erarbeiteten Informationen in dem folgenden Modell darstellen.

Nun gilt es, auf Basis dieses Verständnisses einen praxisorientierten Plan zu entwickeln, der uns hilft, aktiv Einfluss auf unsere Schmerzen zu nehmen. An dieser Stelle kommt der neurozentrierte Trainingsansatz ins Spiel, der im nächsten Kapitel ausführlich vorgestellt wird.

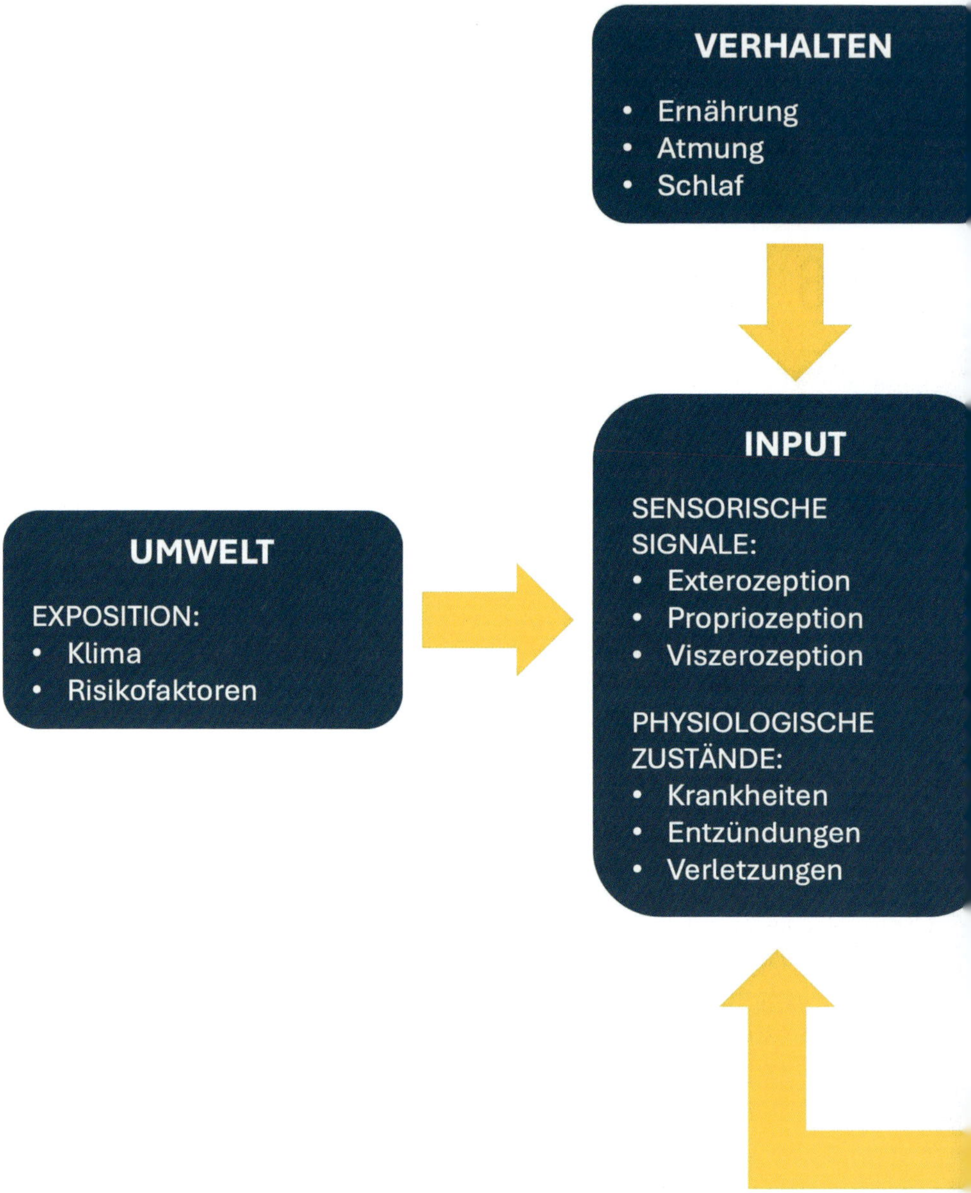

Abb. 5: Wie entsteht Schmerz?

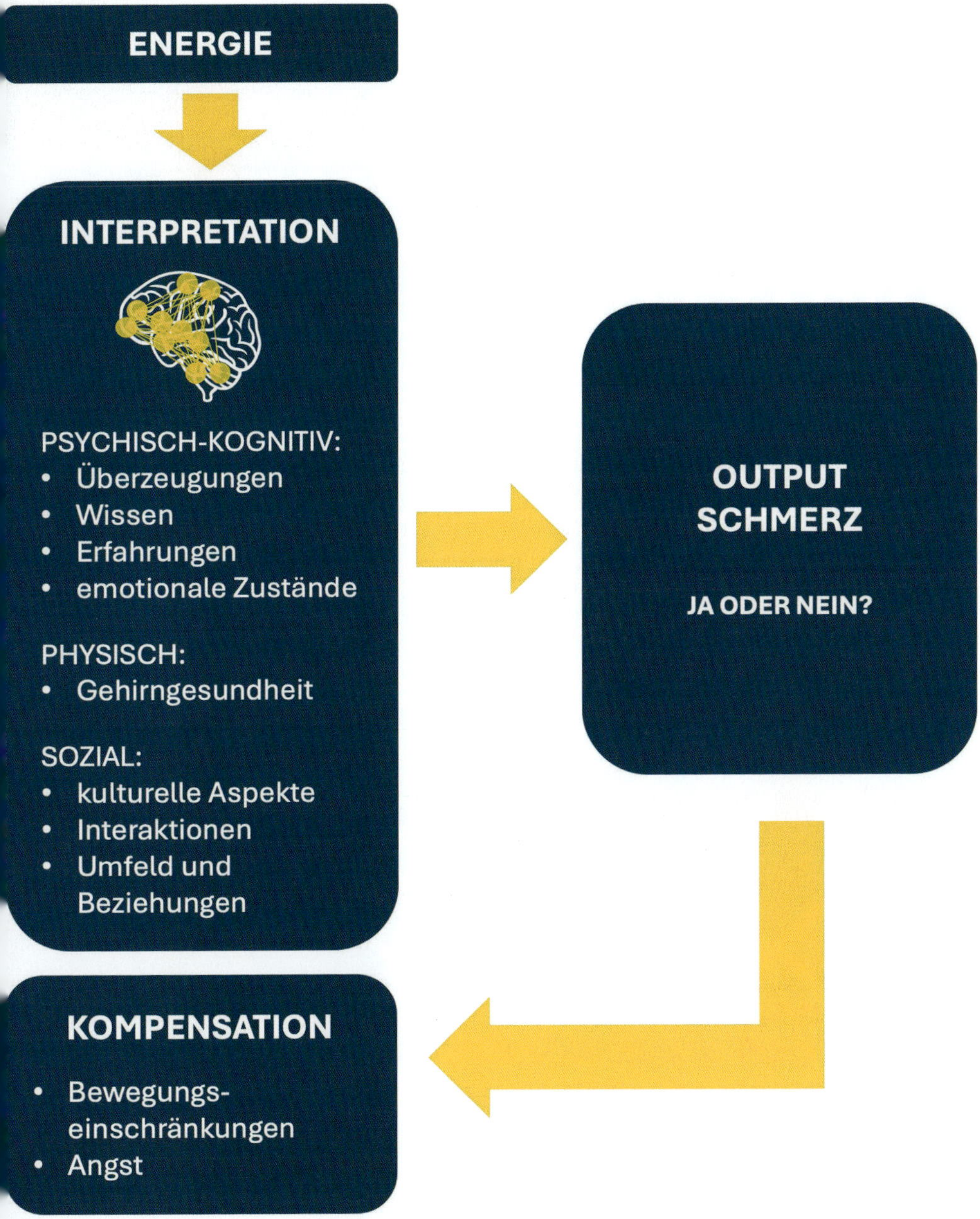

ENERGIE
INTERPRETATION
PSYCHISCH-KOGNITIV:
• Überzeugungen
• Wissen
• Erfahrungen
• emotionale Zustände
PHYSISCH:
• Gehirngesundheit
SOZIAL:
• kulturelle Aspekte
• Interaktionen
• Umfeld und Beziehungen
OUTPUT SCHMERZ
JA ODER NEIN?
KOMPENSATION
• Bewegungs-einschränkungen
• Angst

4

NEUROZENTRIERTER ANSATZ BEI SCHMERZEN

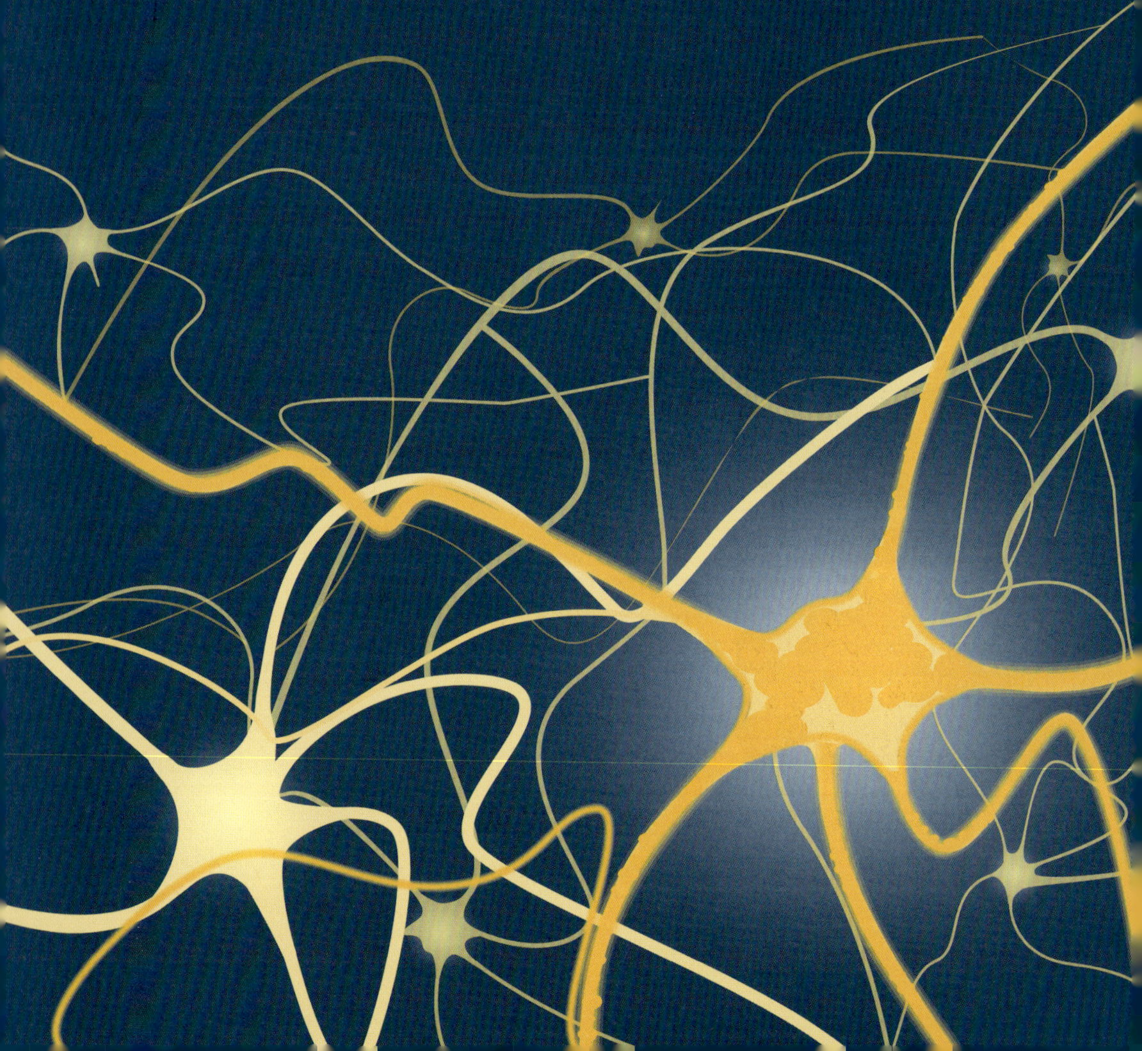

In Kapitel 3 haben wir erarbeitet, wie komplex die Schmerzentstehung ist. Wir haben erkannt, dass es viele Ansatzpunkte gibt, um Schmerzen zu reduzieren oder zu verändern. Die Herausforderung besteht nun darin, aus dieser Komplexität ein praxisnahes Konzept zu gestalten, das sich möglichst einfach umsetzen lässt und schnell sowie effektiv Erfolge erzielt.

Auch wenn sich die Funktionsmechanismen des Nervensystems nicht vereinfachen lassen, da das Zusammenspiel und die Wechselwirkungen zu komplex sind, müssen wir dennoch einen roten Faden entwickeln, um uns daran zu orientieren. Dieses Kapitel soll diesen roten Faden bieten.

Im Folgenden wird zunächst die Metapher des Bedrohungsfasses erläutert, um einen praxisorientierteren Einstieg zu ermöglichen. Danach werden die unterschiedlichen neuronalen Interventionsebenen und deren vereinfachte Funktionen vorgestellt. Abschließend werden wir uns mit der Auswahl und Eingrenzung der richtigen Interventionen beschäftigen, um eine möglichst gezielte und effektive Schmerzbewältigung anzustreben.

4.1 Bedrohungsfass

Auf Basis des Konzepts „Input - Interpretation - Output" und der Neuromatrix lässt sich eine Metapher erzeugen, die das Verständnis der Schmerzentstehung erleichtert: das Bedrohungsfass. Diese Metapher bietet einen leichteren Einstieg für die praktische Umsetzung und veranschaulicht, wie unser Gehirn auf Stressoren und Bedrohungen reagiert.

Stellen wir uns vor, jeder Mensch besitzt eine Art Fass mit einem individuellen Fassungsvermögen. Dieses Fassungsvermögen steht für die Fähigkeit, alle möglichen Stressoren bzw. Bedrohungen zu kompensieren. Das Bedrohungsfass dient als Bild für unsere Kapazität, Stressoren und Bedrohungen zu bewältigen, bevor das Gehirn eine Handlung in Form von Schmerz auslösen muss.

Wichtig ist, dass das Fass bei niemandem ganz leer ist. Warum? Weil Stressoren und Bedrohungen allgegenwärtig sind und jederzeit in unserem Leben auf uns einwirken. Die zentrale Frage ist daher, wie gut das System dauerhaft mit Stressoren umgehen kann.

Als Stressoren bzw. potenzielle Bedrohungen gelten alle bereits angesprochenen sensorischen Inputs, Verhaltensweisen und Einflussfaktoren. Beispiele hierfür sind:

» Sensorische Inputs: Wie gut funktionieren das visuelle System (Sehen), das vestibuläre System (Gleichgewicht) und das propriozeptive System (Körperwahrnehmung)? Liefert die Lunge durch effiziente Atmung genügend Sauerstoff?

» Verhaltensweisen: Schlafgewohnheiten, Ernährung, körperliche Aktivität und andere alltägliche Gewohnheiten.

» Einflussfaktoren: Soziale Interaktionen, beruflicher und privater Stress, Umweltfaktoren, Verletzungen oder Krankheiten.

All diese potenziellen Bedrohungen fließen in das Bedrohungsfass und füllen es. Je schlechter die Funktion unserer Fähigkeiten und je herausfordernder unsere Lebensumstände sind, desto höher steigt das Bedrohungslevel im Fass. Umgekehrt gilt: Je besser die Funktion unserer Fähigkeiten und je gesünder unsere Lebensumstände sind, desto geringer ist das Bedrohungslevel im Fass.

Das Gehirn ist in der Lage, ein gewisses Maß an Bedrohung bzw. Stress problemlos zu managen. Läuft das Fass jedoch über, ist es nicht mehr dazu in der Lage und muss eine entsprechende Kompensation ausführen. In unserem Fall bedeutet das, dass der Schmerz ausgelöst wird, wenn das Bedrohungsfass überläuft.

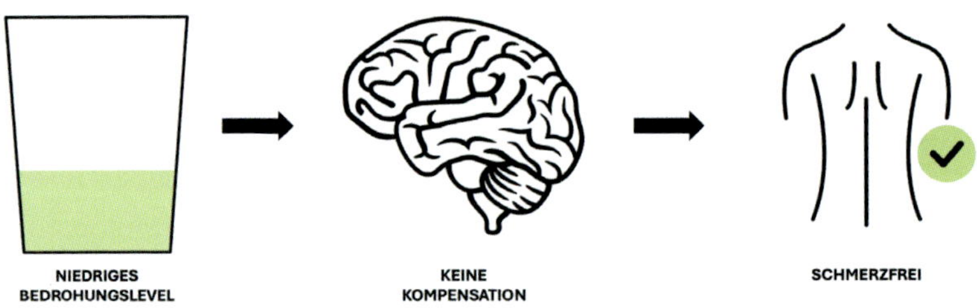

Abb. 6: Bedrohungsfass niedriges Level

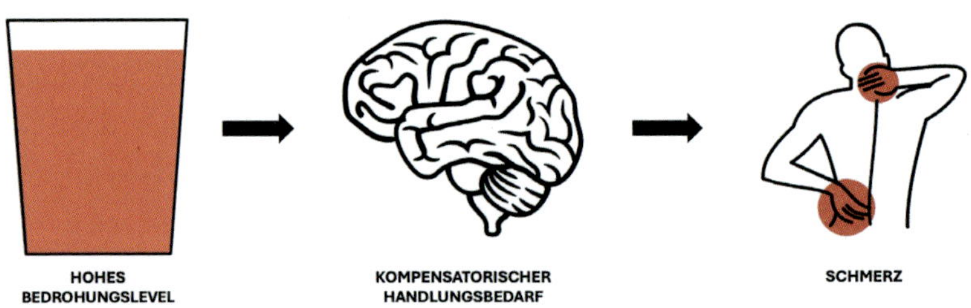

Abb. 7: Bedrohungsfass hohes Level

Das Bedrohungsfass ist flexibel und kann unterschiedlich gefüllt sein. Mal ist es nahezu voll, mal leerer, was sich auch im Alltag widerspiegelt. Wir erleben manchmal mehr Schmerz und funktionieren weniger gut, während wir an anderen Tagen keinerlei Beschwerden haben und optimal agieren. Diese Schwankungen sind das Resultat der variierenden Stressoren, denen wir ausgesetzt sind.

Nehmen wir an, jemand hat schlecht geschlafen, Streit mit dem Partner gehabt und sich ungesund ernährt - das Bedrohungslevel im Fass steigt logischerweise an. Wenn dann noch grundlegende Funktionen, wie die der Sinnesorgane oder der Atmung, beeinträchtigt sind, füllt sich das Fass weiter. Sobald es überläuft, erzeugt das Gehirn einen Schmerz, der vermitteln soll, dass es mit der aktuellen Situation nicht „zufrieden" ist.

Bei chronischen Schmerzen kann es vorkommen, dass das Fass so voller Stressoren ist, dass es dauerhaft „überläuft". In einem solchen Fall ist es vor allem wichtig, mit einem Training geduldig zu bleiben, auch wenn zunächst keine großartig spürbare Verbesserung erreicht wird. Das Gehirn braucht Zeit, um sich anzupassen.

Ein weiteres Beispiel ist der Urlaub: Viele Menschen fühlen sich bereits besser, wenn sie nur in den Urlaub fahren. Der berufliche Stress, der zuvor einen großen Teil des Bedrohungsfasses gefüllt hat, entfällt. Dadurch sinkt das Bedrohungslevel, und das Gehirn muss keine schmerzhaften Kompensationen mehr auslösen.

Diese Beispiele verdeutlichen, wie flexibel das Bedrohungsfass auf unsere täglichen Herausforderungen reagiert und wie wichtig es ist, diese Stressoren zu verstehen und zu managen, um das Bedrohungslevel zu senken und die Schmerzempfindung zu verringern.

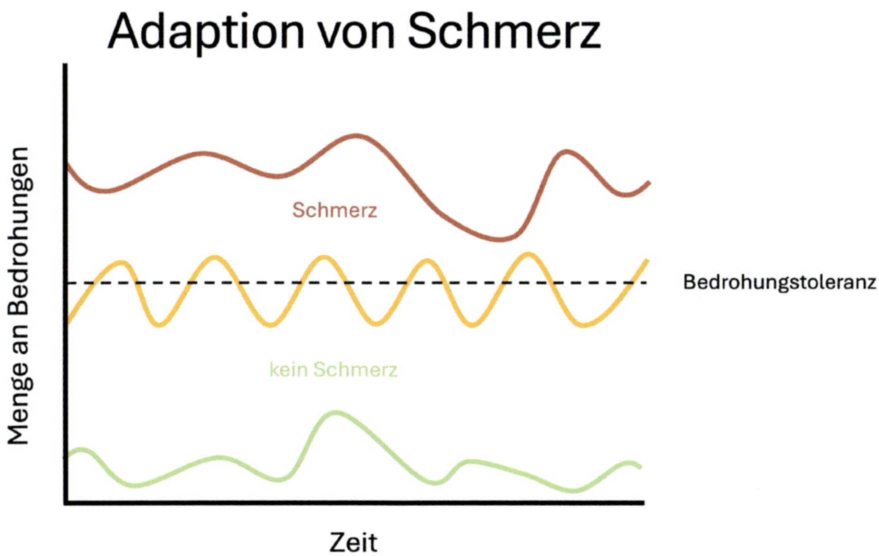

Abb. 8: Adaption von Schmerz

Was bedeutet das für den Alltag?

Eine effektive Schmerzreduktion wird erreicht, wenn wir die größten Stressoren bzw. Bedrohungen ausfindig machen. Wir müssen herausfinden, welche Faktoren das größte „Volumen" im Bedrohungsfass einnehmen und welche durch vorhandene Dysfunktionen dauerhaften Stress erzeugen. Äußere Einflussfaktoren, wie Familie, Partner, Job und Wohnlage, lassen sich nur bedingt beeinflussen. Allerdings kann eine bewusste Wahrnehmung dieser Faktoren durch den Betroffenen die Situation verändern. Wissen hilft! Wenn ich weiß, was in einer bestimmten Situation passiert und dass es mich stresst, wird allein diese Tatsache schon das Bedrohungslevel senken. Der Umgang mit der Situation ist entscheidend, wenn wir äußere Dinge nicht ändern können.

Die weitestgehend unbeachteten Stressoren mit dem größten Potenzial auf Verbesserung sind jedoch unsere Sinnesorgane. Wenn unsere Sinnesorgane als Informationsquellen degenerieren oder in ihrer Funktion nur noch eingeschränkt arbeiten, stellt das einen großen Stressor für das Gehirn dar, da dadurch das Überleben gefährdet wird. Hat das Gehirn keine Ahnung, was im Äußeren und Inneren passiert, ist das prinzipiell bedrohlich! Hier „verstecken" sich Stressoren, die das Level im Bedrohungsfass dauerhaft ansteigen lassen.

Auf der anderen Seite bietet das gezielte Training unserer Sinnesorgane eine immense Möglichkeit, das Bedrohungslevel zu senken. Genau hier setzt das neurozentrierte Training an: Wir können über das Training visueller, auditiver, olfaktorischer, gustatorischer, vestibulärer und propriozeptiver Reize erhebliche Erfolge bei der Schmerzregulation erzielen.

Die folgenden Beispiele sollen aufzeigen, wie dies im Alltag aussehen kann:

1. Michael, Mitte 30, hat sein ganzes Leben lang Sport getrieben und ist körperlich eigentlich fit. Dennoch klagt er seit einigen Tagen über Rückenschmerzen. Er wundert sich darüber, da er regelmäßig seine Rückenübungen macht und diese bisher immer geholfen haben. Die Rückenschmerzen werden trotz Training jedoch nicht besser.

   Was Michael nicht beachtet hat, ist, dass er vor Kurzem eine Brille bekommen hat, weil sein Sehvermögen schlechter geworden ist. Dies führte wiederum dazu, dass er seine Augen wegen des Brillenrahmens nicht mehr im vollen Umfang bewegte. Diese Unteraktivierung führte in seinem Gehirn zu plastischen Veränderungen, die neuerdings der Grund für seine Rückenschmerzen sind. Die Rückenschmerzen signalisierten, dass sein Bedrohungsfass übergelaufen war. Seitdem Michael ein gezieltes Augentraining durchführt, haben sich seine Rückenschmerzen deutlich reduziert.

2. Anke ist Lehrerin und hat in letzter Zeit starke Migräne. Ihre Schüler sind schwer zu unterrichten, und die Korrekturen der Klassenarbeiten erfordern viel zusätzliche Energie. Gegen die Müdigkeit hat sie ihren Kaffeekonsum deutlich gesteigert.

   Seitdem Anke weiß, dass der aktuelle Stress und der erhöhte Kaffeekonsum ihr Bedrohungsfass ansteigen lassen und der Grund für ihre Migräne sind, kann sie besser damit umgehen. Sie trinkt weniger Kaffee und hat mit beruhigenden Atemübungen angefangen, die ihr mehr Energie geben. Diese Maßnahmen haben dazu beigetragen, ihr Bedrohungslevel zu senken und ihre Migräne zu reduzieren.

3. Benny ist ein begnadeter Läufer. Doch seit ein paar Wochen klagt er über eintretende Knieschmerzen, nachdem er zehn Minuten gelaufen ist. Sein Kreuzband, das er sich vor Jahren gerissen hat, ist schon längst verheilt und hat bei anderen Läufen auch nie Probleme gemacht.

   Vor drei Monaten hatte Benny jedoch ein leichtes Schleudertrauma durch einen Auffahrunfall. Alle Untersuchungen waren unauffällig und nach zwei Wochen Halskrause fühlte sich eigentlich wieder alles in Ordnung an.

   Was er nicht wusste: Bei dem Unfall wurden diejenigen Hirnstrukturen leicht verletzt, die für die Verschaltung der Informationen des Gleichgewichtsorgans zuständig sind. Das Gleichgewichtsorgan registriert, wie schnell wir uns in welche Richtung bewegen. Beim Laufen war die Hirnregion schließlich mit der erhöhten Aktivierung und Zuordnung der Gleichgewichtsinformationen überfordert. Das Bedrohungslevel stieg, da das Gehirn die Situation nicht mehr einschätzen konnte. Die Lösung des Gehirns: Ein Knieschmerz, der Benny zwang, mit dem Laufen aufzuhören. Seit Benny gezielte Übungen für sein Innenohr macht, läuft er wieder ohne Probleme Marathon.

4. Christine hat einen klassischen Bürojob und klagt seit Neuestem über starke Nackenschmerzen und -verspannungen. Sie und ihr gesamtes Umfeld sind sich sicher, dass dies auf ihre schlechte Haltung am Arbeitsplatz zurückzuführen sein muss. Allerdings arbeitet sie schon über 15 Jahre am Schreibtisch und hatte eigentlich nie Probleme. Trotz ergonomischer Verbesserungen des Arbeitsplatzes durch einen höhenverstellbaren Schreibtisch haben sich die Probleme nicht verbessert.

   Was Christine nicht bedacht hat: Vor einem halben Jahr hatte sie einige Wurzelbehandlungen an den Zähnen und bekam ein paar Prothesen. Die fehlenden sensorischen Informationen über die Zähne führten zu einem Anstieg im Bedrohungsfass, der schließlich die Nackenschmerzen auslöste. Seitdem sie ein aktives Beißtraining ausführt und ihre Zähne durch gezielte Übungen stimuliert, sind ihre Beschwerden deutlich geringer geworden.

5. Sabrina ist zweifache Mutter und hat in letzter Zeit immer wieder starke Rückenschmerzen. Sie ist sich sicher, dass dies an dem Bandscheibenvorfall liegt, den sie sich vor einigen Jahren zugezogen hat. Allerdings hat sie nicht beachtet, dass die Geburt ihrer jüngsten Tochter per Kaiserschnitt erfolgte. Die Narbe hat nur die nötigste Wundversorgung erhalten und nach der Heilung keinerlei Aufmerksamkeit bekommen.

   Seitdem sie die Narbe regelmäßig massiert und mit Wärme stimuliert, sind ihre Rückenschmerzen wie weggezaubert. Sie hatte nicht bedacht, dass das Narbengewebe keine akkuraten Informationen mehr an das Gehirn gesendet hat, wodurch das Level im Bedrohungsfass anstieg. Mit der Stimulation der Narbe konnte dieses Bedrohungslevel jedoch wieder deutlich gesenkt werden.

6. Marvin klagt seit Neuestem über Schulter- und Nackenschmerzen. Diese sind plötzlich aufgetreten und er kann sich nicht erklären, was passiert ist. Die Schmerzen waren einfach da. Was Marvin jedoch nicht beachtet hat, ist, dass er sich vor sechs Monaten den Unterarm tätowieren ließ. Die Stiche haben die Rezeptoren in der Haut und dem darunterliegenden Gewebe beschädigt, und seitdem wurden diese nicht mehr richtig „rehabilitiert". Marvins Gehirn erhält keine klaren Informationen von seinem Unterarm und kann diesen nicht zuordnen. Das Rezeptordefizit erzeugt ein hohes Stresslevel in seinem Bedrohungsfass.

   Seit Marvin sein Tattoo mit Wärme und Kälte stimuliert und über einige Wochen immer mal wieder ein Tape auf das Tattoo geklebt hat, funktionieren die Rezeptoren wieder. Seither hat Marvin keine Schulter- und Nackenprobleme mehr.

Anhand der Beispiele sollte klar geworden sein, dass jegliche Eingriffe und Veränderungen in unserem System zu Beschwerden führen können. Die Zusammenhänge sind auf den ersten Blick jedoch nicht immer logisch. Alles kann entsprechend Auswirkungen auf alles haben. Dies macht die Suche nach dem ursprünglichen Problem nicht leichter, jedoch muss man dies ganzheitlicher betrachten. Welche Verletzungen, Eingriffe, Operationen oder veränderten Lebensumstände betreffen Sie? Ziehen Sie alles in Betracht, wenn es um Beschwerden geht, und starten Sie mit einer Intervention, wo Sie denken, dass dies in Ihrem Fass die größte Bedrohung auslöst. Denken Sie daran, wenn das Bedrohungslevel sinkt, verringert das in der Regel auch den Schmerz. Im nächsten Unterkapitel geht es darum, herauszufinden, auf welchen Ebenen des Nervensystems ein Schmerz entstehen kann.

4.2 Interventionsebenen

Wir haben bereits erarbeitet, dass das Gehirn anatomisch in unterschiedliche Bereiche unterteilt werden kann, funktionell jedoch nicht, da es immer als Ganzes arbeitet. Dennoch lassen sich verschiedenen Hirnregionen spezifische Aufgaben zuordnen, die im Folgenden vorgestellt werden.

Zeigt eine Person ein Problem mit einer bestimmten Aufgabe, wird vermutet, dass diese Hirnregion eine Dysfunktion oder Unteraktivierung aufweist. Diese Annahme ist in der Realität nicht 100-prozentig korrekt, aber es ist die Vereinfachung, mit der wir arbeiten müssen und können, um einen Einstieg für die Auswahl unserer Trainingsübungen zu haben.

Die Vereinfachung sieht so aus, dass wir das Nervensystem in acht Interventionsebenen aufteilen: Rezeptoren, periphere Nerven, Rückenmark, Hirnstamm, Kleinhirn, Kortex, Inselrinde und Thalamus. Dabei suchen wir uns diejenige Interventionsebene heraus, von der wir vermuten, dass sie das größte Defizit aufweist, und adressieren diese gezielt mit einer Trainingsintervention.

Es ist wichtig zu beachten, dass alle Strukturen immer mit aktiviert werden und das Zusammenspiel im gesamten Nervensystem stattfindet. Dennoch müssen wir eine gewisse Zuordnung schaffen, um eine praktische Umsetzung zu ermöglichen. Denken Sie immer daran, dass jegliche Funktion ein Zusammenspiel aus allem ist!

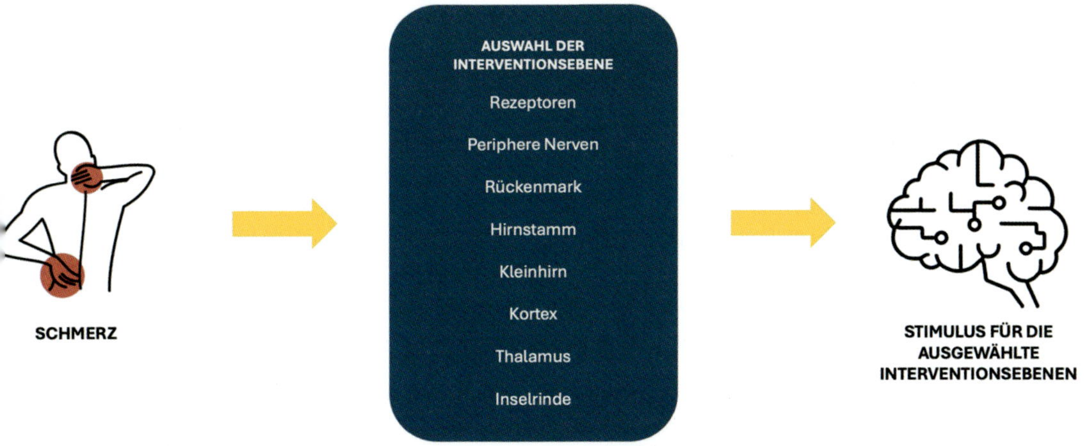

Abb. 9: Interventionsebenen

4.2.1 Rezeptoren

Rezeptoren nehmen die erste Rolle bei den Interventionsebenen ein. Sie sind hauptverantwortlich für den Input und darauf ausgelegt, Reize aus der Umwelt und dem Körperinneren zu erkennen und zu differenzieren. Es gibt verschiedene Typen von Rezeptoren, die jeweils auf unterschiedliche Reize spezialisiert sind. Diese lassen sich folgendermaßen differenzieren:

1. **Mechanorezeptoren:**

Funktion: Reagieren auf mechanische Reize wie Druck, Vibration, Dehnung und Berührung.

Beispiele:

» Merkel-Zellen: Verantwortlich für die Wahrnehmung von konstantem Druck und Texturen.

» Meissner-Körperchen: Erfassen leichte Berührungen und sind wichtig für die Erkennung von niedrigen Frequenzen von Vibrationen.

» Pacinian-Körperchen: Spezialisieren sich auf die Wahrnehmung von Vibrationen und tiefem Druck.

» Ruffini-Endungen: Reagieren auf Hautdehnungen und sind wichtig für die Erkennung von Positionsveränderungen der Haut.

2. **Propriozeptoren:**

Funktion: Reagieren auf Veränderungen der Körperlage und -bewegung, liefern Informationen über die Position und Bewegung der Gelenke, Muskelspannung und Gleichgewicht.

Beispiele:

» Muskelspindeln: Erfassen die Dehnung des Muskels und dessen Geschwindigkeit der Längenänderung.

» Golgi-Sehnenorgane: Erfassen die Spannung in den Sehnen.

» Gelenkrezeptoren: Überwachen die Position und Bewegung der Gelenke.

3. **Thermorezeptoren:**

Funktion: Reagieren auf Temperaturänderungen.

Beispiele:

» Kälterezeptoren: Aktivieren sich bei sinkenden Temperaturen.

» Wärmerezeptoren: Aktivieren sich bei steigenden Temperaturen.

4. **Nozizeptoren:**

Funktion: Reagieren auf potenziell schädliche Reize, die als Bedrohung empfunden werden und Schmerzsignale auslösen.

Beispiele:

» Mechanische Nozizeptoren: Reagieren auf starke Druck- oder Dehnungsreize.

» Thermische Nozizeptoren: Reagieren auf extreme Temperaturen (Hitze oder Kälte).

» Chemische Nozizeptoren: Reagieren auf chemische Reize, wie bestimmte entzündliche Mediatoren oder toxische Substanzen.

5. **Photorezeptoren:**

Funktion: Reagieren auf Lichtreize und sind essenziell für das Sehen.

Beispiele:

» Stäbchen: Verantwortlich für das Sehen bei schwachem Licht (Dämmerungssehen).

» Zapfen: Verantwortlich für das Farbsehen und das Sehen bei Tageslicht.

6. **Chemorezeptoren:**

Funktion: Reagieren auf chemische Reize und spielen eine Rolle in der Geschmacks- und Geruchswahrnehmung sowie in der Überwachung der Blutzusammensetzung.

Beispiele:

» Gustatorische Rezeptoren: Verantwortlich für die Geschmackswahrnehmung auf der Zunge.

» Olfaktorische Rezeptoren: Verantwortlich für die Geruchswahrnehmung in der Nase.

7. **Haarzellen (Gleichgewichtsorgan und Hören):**

Funktion: Reagieren auf mechanische Reize durch Schallwellen oder Kopfbewegungen.

Beispiele:

» Corti-Organ (Hörorgan): Befindet sich im Innenohr und enthält Haarzellen, die auf Schallwellen reagieren und für das Hören verantwortlich sind.

» Vestibuläre Haarzellen: Befinden sich im vestibulären System des Innenohrs und sind für die Wahrnehmung von Kopfbewegungen und Gleichgewicht zuständig.

Wenn wir alle diese Rezeptortypen betrachten, sollte uns bewusstwerden, dass dies eine beträchtliche Anzahl ist. Das bedeutet, dass das Gehirn von all diesen Rezeptoren dauerhaft Input erhält oder erhalten sollte. Alle Rezeptoren sind wichtig, um eine präzise Ist-Situation bezüglich der äußeren und inneren Umstände zu kreieren. Ein Defizit in einem dieser Rezeptoren kann jedoch ein großes Problem darstellen und enormen Einfluss auf die Schmerzentstehung nehmen. Für einen besseren Überblick wird die Darstellung vereinfacht und die Funktionen der Rezeptoren werden als Tabelle dargestellt.

System	Rezeptor	Funktion	Anwendung/Tools
Außenwahrnehmung			
Visuelles System	Photorezeptoren	Visuelle Stimuli, wie Licht und Farbe	Augenübungen, Lichtreize, Farbbrillen
Auditives System	Haarzellen	Auditive Reize, wie Geräusche, Frequenzen und Lautstärke	Hörtraining, Frequenzen, Musik, (Knochenschall-)Kopfhörer
Olfaktorisches System	Chemorezeptoren	Gerüche, wie Düfte und Gestank	Riechöle, Essigessenz, Ammoniak
Gustatorisches System	Chemorezeptoren	Geschmäcker, wie süß, salzig, bitter, sauer und umami	Zucker- und Salzlösungen, Bonbons, Getränke
Sensibilität	Mechanorezeptoren	Leichte Berührungen	Oberflächlicher Kontakt, leichtes Streichen, Tape
		Vibration	Vibrationstools, wie Z-Vibe, Vibrationsbälle, elektrische Zahnbürste
		Druck	Massage, Faszientools
	Thermorezeptoren	Temperaturveränderungen, wie Wärme und Kälte	Wärme-Kälte-Tools, Kirschkernkissen, Wärmflasche, Kühlpads, Eis
	Nozizeptoren	Bedrohungssignale, chemische Veränderungen, wie Entzündungen oder Schwellungen	Spitze Reize, Fakirkissen, Faszientools

System	Rezeptor	Funktion	Anwendung/Tools
Innenwahrnehmung			
Vestibuläres System	Haarzellen	Kanalsystem	Kopfrotationen und -beschleunigungen
		Beschleunigungsorgane (Utriculus & Sacculus)	Horizontale und vertikale Beschleunigungen, wie Pezziball, „Unendlichkeitslauf", Kniebeugen etc.
Propriozeption	Muskelspindeln und Golgi-Sehnenorgane	Muskelspannung und -dehnung	Krafttraining, Dehnübungen, Mobilisationstraining
	Gelenkrezeptoren	Position und Bewegung von Gelenken	Mobilitätstraining, Gelenkmobilisationen mit möglichst großem Umfang
	Dehnungsrezeptoren	Dehnung und Spannung in Faszien und Organwänden	Organmobilisation, Atemübungen

Je nach Kontext ist es schwierig, eine klare begriffliche Abgrenzung zwischen Außen- und Innenwahrnehmung zu konzipieren. Das vestibuläre System kann beispielsweise sowohl zur Außen- als auch zur Innenwahrnehmung gerechnet werden. Die Rezeptoren, die unter Sensibilität fallen, kann man auch zur Innenwahrnehmung zählen. Unabhängig davon ist es wichtig zu verstehen, dass all diese unterschiedlichen Rezeptoren wichtig für einen vollkommenen Input sind und somit auf ihre Funktion überprüft und trainiert werden müssen.

Um es für die Praxis noch einfacher zu gestalten, unterteilen wir die einzelnen Systeme in die folgenden Übungskategorien:

» Visuelle Übungen (Sehen)

» Auditive Übungen (Hören)

» Olfaktorische Übungen (Riechen)

» Gustatorische Übungen (Schmecken)

» Vestibuläres Training (Gleichgewicht)

» Sensible Reize (leichte Berührungen, Vibration, Druck, Temperatur und bedrohliche Stimuli)

» Propriozeptive Übungen (aktive Bewegungen und Gelenkmodulationen)

Für all diese Rezeptortypen werden in Kapitel 5 unterschiedlichste Übungen vorgestellt, um diese gezielter zu adressieren.

4.2.2 Periphere Nerven

Die zweite Interventionsebene, die für den Input entscheidend ist, sind die peripheren Nerven. Diese sind essenzielle Komponenten des Nervensystems und fungieren als Kommunikationswege zwischen dem zentralen Nervensystem (Gehirn und Rückenmark) und dem Rest des Körpers. Sie übermitteln sensorische Informationen von den Rezeptoren in der Haut, den Muskeln und den inneren Organen an das Gehirn und leiten motorische Befehle vom Gehirn zu den Muskeln, um Bewegungen zu steuern.

Die peripheren Nerven enthalten drei unterschiedliche Typen von Nervenfasern:

1. Sensorische Nervenfasern, die sensorische Informationen von den Rezeptoren zum Gehirn leiten, einschließlich Berührung, Temperatur, Bedrohung (Nozizeption) und der Position der Körperteile (Propriozeption).
2. Motorische Nervenfasern, die Befehle vom Gehirn zu den Muskeln übertragen und Bewegung ermöglichen.
3. Autonome Nervenfasern, die die Funktionen der inneren Organe, wie Herzschlag, Verdauung und Atmung, regulieren.

Eine Schädigung oder Funktionsstörung der peripheren Nerven kann zu Schmerzen führen und äußert sich oft als Brennen, Stechen oder elektrische Schläge. Oftmals zeigen sich Probleme mit peripheren Nerven durch Schmerzen auf nur einer Körperseite in Schulter, Ellbogen, Handgelenk, Finger oder in Hüfte, Gesäß, Knie, Fuß und Zehen.

In Kapitel 5 adressieren wir die peripheren Nerven durch gezielte neuromechanische Übungen, um diese unter Zug zu bringen und zu entlasten. Dabei werden die wichtigsten peripheren Nerven der oberen und der unteren Extremitäten vorgestellt.

4.2.3 Rückenmark

Das Rückenmark ist die dritte Interventionsebene, die eine zentrale Rolle im Nervensystem spielt. Es fungiert als Hauptkommunikationsweg zwischen dem Gehirn und dem Rest des Körpers und leitet – wie die peripheren Nerven – sowohl sensorische als auch motorische Informationen. Außerdem koordiniert es Reflexaktionen, die schnelle und unbewusste Reaktionen auf bestimmte Reize ermöglichen.

Das Rückenmark kann in verschiedene Segmente unterteilt werden, welche mit spezifischen Körperregionen verbunden sind:

1. Zervikalsegmente (C1-C8), die mit Nacken, Schultern und Armen verbunden sind.
2. Thorakalsegmente (T1-T12), die mit dem Rumpf und den oberen Teilen des Bauches verbunden sind.
3. Lumbalsegmente (L1-L5), die mit den unteren Teilen des Bauches, dem Becken und den Beinen verbunden sind.
4. Sakralsegmente (S1-S5), die mit den Beinen, Füßen und dem Beckenboden verbunden sind.

DERMATOME

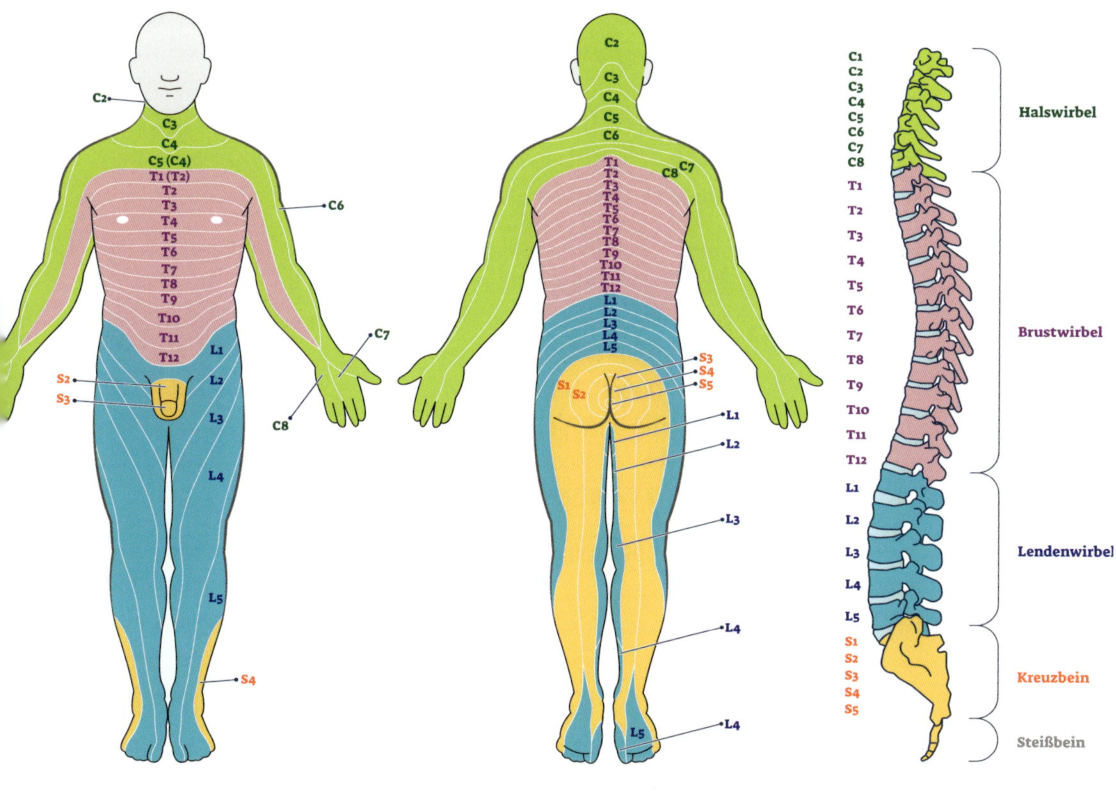

Abb. 10: Aufbau des Rückenmarks mit Zuordnung der Hautgebiete (Dermatome)

Eine Dysfunktion des Rückenmarks führt oft zu Schmerzen auf beiden Körperseiten, wie z. B. Schmerzen in beiden Armen oder Beinen. In Kapitel 5.4.4 werden Mobilisationen vorgestellt, die das Rückenmark und ihre einzelnen Teilsegmente adressieren.

4.2.4 Hirnstamm

Der Hirnstamm stellt eine wichtige Interventionsebene dar und bildet die Schnittstelle zwischen dem Rückenmark und dem Gehirn. Er markiert den Übergang zwischen der Aufnahme sensorischer Informationen (Input) und deren Verarbeitung und Interpretation im Gehirn. Der Hirnstamm arbeitet maßgeblich an der Filterung und Weiterleitung von Informationen an höhere Hirnzentren mit, die für die bewusste Wahrnehmung und Interpretation zuständig sind. Er ist für viele lebenswichtige Funktionen verantwortlich und spielt eine entscheidende Rolle bei der Übertragung und Verarbeitung von sensorischen und motorischen Informationen. Der Hirnstamm ist ein komplexes Netzwerk aus Nervenfasern und Kernen, das zahlreiche Aufgaben koordiniert und reguliert. Der Hirnstamm setzt sich aus drei Hauptteilen zusammen:

1. Die **Medulla oblongata** bildet den untersten Teil des Hirnstamms. In diese ziehen die vier Hirnnerven IX, X, XI und XII. Der neunte Hirnnerv steuert Funktionen wie Schlucken, Erbrechen und Husten. Der zehnte Hirnnerv ist der Vagus-Nerv, der wichtig ist für die Vermittlung von Ruhe- und Erholungszuständen sowie für lebenswichtige Funktionen wie Herzfrequenz, Verdauung und Atemregulation. Der elfte Hirnnerv steuert die Schulter- und Nackenmuskulatur und der zwölfte Hirnnerv Zungenbewegungen.

2. Der **Pons (Brücke)** verbindet verschiedene Teile des Gehirns miteinander und sorgt für die Regulation der Atmung. Hier verlaufen die Hirnnerven V, VI, VII und VIII. Der fünfte Hirnnerv steuert die Sensorik des Gesichtes und der Zähne und hat eine elementare Bedeutung beim Beißen. Der sechste Hirnnerv bewegt das Auge nach außen. Der siebte Hirnnerv ist für die Steuerung der Gesichtsmuskeln zuständig und nimmt den Geschmack der ersten zwei Drittel der Zunge wahr. Der achte Hirnnerv steuert die auditive Wahrnehmung (Hören) und die Funktion des Gleichgewichtsorgans.

3. Das **Mittelhirn (Mesencephalon)** enthält wichtige Zentren für die Steuerung von Augenbewegungen, die Verarbeitung visueller und auditiver Informationen sowie die Regulierung motorischer Funktionen. Hier verlaufen die Hirnnerven III und IV, die für alle Augenbewegungen zuständig sind, außer die nach außen.

Des Weiteren gibt es im Hirnstamm die Formatio reticularis. Sie ist ein Nervennetzwerk mit vielen wichtigen Funktionen, wie die Filterung von sensorischen Informationen, Kontrolle der Haltung, Muskeltonus, und beeinflusst die Schmerzregulation.

Außerdem ermöglicht sie die reflexive Bewegungssteuerung. Das bedeutet, dass die eine Körperhälfte automatisch an bewusste Bewegungen der Körpergegenseite angepasst wird. Eine Aktivierung der Formatio reticularis ist somit über willentliche Bewegungen der gegenüberliegenden Körperseite möglich. Konkret bedeutet dies, dass Schmerzen auf einer Körperseite oft dadurch gemindert werden können, dass die Gegenseite sensorisch und motorisch aktiviert wird. Die Hintergründe dieser Zusammenhänge werden in Kapitel 4.3 (Bewegungssteuerung) genauer erklärt.

Probleme im Hirnstamm äußern sich oft durch autonome Dysfunktionen wie Stress, Bluthochdruck, erhöhter Muskeltonus und häufig durch Schmerzen auf nur einer Körperseite. Der Hirnstamm lässt sich durch die gezielte Aktivierung der Funktionen der Hirnnerven stimulieren. Aus diesem Grund widmen sich in Kapitel 5 viele Übungen den Augen, dem Innenohr, dem Vagusnerv und der Zunge.

4.2.5 Kleinhirn

Das Kleinhirn, auch als Zerebellum bekannt, ist eine weitere unserer wichtigen Interventionsebenen im Nervensystem. Zu seinen Aufgaben gehören die Feinsteuerung motorischer Bewegungen sowie die Aufrechterhaltung des Gleichgewichts und der Körperhaltung. Es bildet den hinteren Teil des Gehirns und sitzt unterhalb des Großhirns und hinter dem Hirnstamm. Es besteht aus zwei Hälften (Hemisphären), die durch den sogenannten Vermis („Mittellinie") verbunden sind.

Das Kleinhirn dient als Integrationszentrum für sensorische Informationen sowohl aus dem Rückenmark als auch aus den sensorischen Systemen und nutzt diese Informationen, um Bewegungen präzise zu koordinieren. Es reguliert die Kraft und den Ablauf von Muskelbewegungen und trägt so zu flüssigen und koordinierten Bewegungen bei. Darüber hinaus ist das Kleinhirn auch an kognitiven Funktionen beteiligt und kann in die folgenden Bereiche unterteilt werden:

1. **Vestibulocerebellum:** Dieser Bereich des Kleinhirns integriert Gleichgewichtsinformationen aus dem Innenohr und den visuellen Systemen. Er hilft, die Augenbewegungen zu stabilisieren und das Gleichgewicht zu halten.
2. **Spinocerebellum:** Das Spinocerebellum empfängt sensorische Informationen aus dem Rückenmark und ist für die Feinabstimmung der Bewegungen von Körper und Gliedmaßen verantwortlich. Es spielt eine wesentliche Rolle bei der Regulierung des Muskeltonus und der Körperhaltung.
3. **Cerebrocerebellum:** Das Cerebrocerebellum steht in enger Kommunikation mit dem Großhirn und ist an der Planung und zeitlichen Abstimmung von Bewegungen beteiligt. Es ist auch wichtig für kognitive Prozesse wie die motorische Lernfähigkeit.

Probleme im Kleinhirn äußern sich durch unkoordinierte Bewegungsabläufe und Tollpatschigkeit. Personen mit einem „Kleinhirnproblem" haben oft Gleichgewichtsprobleme und eine vorgebeugte in sich gefallene Haltung. Demnach lässt sich das Kleinhirn besonders gut durch komplexe Bewegungen, Krafttraining (vor allem die Streckmuskeln) und Übungen für Innenohr und Augenbewegungen aktivieren. Durch das enge Zusammenspiel mit anderen Hirnstrukturen ist es maßgeblich für die Schmerzmodulation.

4.2.6 Kortex

Eine weitere Interventionsebene im Nervensystem ist der Kortex, auch als Großhirnrinde bekannt. Er ist mitverantwortlich für die Verarbeitung sensorischer Informationen, der Planung und Ausführung motorischer Bewegungen sowie bei kognitiven Funktionen wie Denken, Erinnern und Problemlösen. Der Kortex ist die äußere Schicht des Großhirns, sieht vom Erscheinungsbild wie eine Walnuss aus und besteht aus grauer Substanz, die dicht gepackte Nervenzellen enthält.

Der Kortex kann anatomisch und funktional in vier verschiedene Lappen unterteilt werden, die jeweils spezifische Aufgaben erfüllen. Diese Einteilung hilft dabei zu verstehen, wie komplexe Prozesse wie Bewegung, Wahrnehmung und Entscheidungsfindung im Gehirn koordiniert werden. Die vier Lappen im Kortex sind:

1. Der **Frontallappen**, auch als **Stirnlappen** bezeichnet, liegt direkt hinter der Stirn und ist ein zentraler Bereich des Gehirns, der eine Vielzahl wichtiger Funktionen steuert. Er ist verantwortlich für die Planung und Ausführung von Bewegungen (auch Augenbewegungen), die Kontrolle von Impulsen und die Durchführung komplexer kognitiver Aufgaben wie Entscheidungsfindung und Problemlösung. Darüber hinaus hat der Frontallappen eine entscheidende Funktion im sozialen Verhalten und der Interaktion, indem er unser Verhalten in sozialen Kontexten reguliert und anpasst.

   Probleme im Frontallappen können sich auf verschiedene Weise äußern. Häufige Symptome sind Schwierigkeiten bei der Planung und Koordination von Bewegungen, beeinträchtigte Entscheidungsfindung, Probleme mit der Impulskontrolle und sozial unangemessenes Verhalten. Menschen mit Frontallappen-Dysfunktionen haben außerdem oft Schwierigkeiten mit Aufmerksamkeit, Konzentration und Planung. Diesbezüglich lässt sich der Frontallappen sehr gut durch willentliche Bewegungen, Augenübungen und kognitive Zusatzaufgaben aktivieren.

2. Der **Parietallappen** liegt direkt hinter dem Frontallappen und ist überwiegend für die Verarbeitung sensorischer Informationen von der Haut, den Muskeln und Gelenken verantwortlich. Er bildet die „Körperkarte", wodurch es uns möglich ist, Empfindungen wie Berührungen, Temperatur etc. zu spüren. Außerdem gleicht er die Informationen des Körpers mit anderen Informationen aus dem Gehirn ab, um einen Ist-Zustand der aktuellen körperlichen Position zu erzeugen. Probleme im Parietallappen äußern sich im Kontext dieses Buches in Empfindungsstörungen, Taubheitsgefühlen und damit einhergehend Problemen mit Bewegung. Unterschiedliche sensorische Stimuli und Bewegungen bilden demnach ein gutes Aktivierungspotenzial für den Parietallappen.

3. Der **Temporallappen**, auch als Schläfenlappen bezeichnet, liegt unterhalb des Parietallappens und ist unter anderem für die Verarbeitung von auditiven Informationen und das Gedächtnis verantwortlich.

   Er ermöglicht die Wahrnehmung und Interpretation von Geräuschen, Tönen und Sprache. Der Hippocampus, der tief im Temporallappen liegt, sorgt für das Bilden, Organisieren und Abrufen von Erinnerung. Außerdem ist er wichtig für die räumliche Orientierung. Die Amygdala, die ebenfalls tief im Temporallappen liegt, ist entscheidend für emotionale Reaktionen und die Verarbeitung von Angst und Wut. So spielt sie eine zentrale Rolle bei der Bewertung von Gefahren und emotionalen Erinnerungen. Des Weiteren ist der Temporallappen für die Integration von Geruchsinformationen verantwortlich.

   Probleme im Temporallappen äußern sich durch Beeinträchtigungen beim Hören und Verstehen von Sprache, Schwierigkeiten beim Abrufen und Bilden von Erinnerungen, verstärkte Angstreaktionen, Orientierungsprobleme und den Verlust oder Veränderungen des Geruchssinns. Der Temporallappen lässt sich diesbezüglich gut durch auditive und olfaktorische Stimuli sowie Gedächtnisaufgaben aktivieren.

4. Der **Okzipitallappen**, auch Hinterhauptslappen genannt, liegt im hinteren Teil des Gehirns und sorgt primär für die Verarbeitung visueller Informationen. Er erhält visuelle Daten direkt von den Augen über den Sehnerv und ist wichtig für die visuelle Wahrnehmung.

   Dieser lässt sich in den primären (V1) und sekundären (V2, V3, V4, V5) visuellen Kortex unterteilen. Der primäre Bereich erhält visuelle Informationen von den Augen und verarbeitet grundlegende visuelle Merkmale wie Helligkeit, Farbe, Form und Bewegung. Anschließend leitet er sie an höhere visuelle Zentren zur weiteren Verarbeitung weiter. Der sekundäre visuelle Kortex ist an der weiterführenden Verarbeitung visueller Informationen beteiligt. Hier werden komplexere visuelle Eindrücke wie Objekterkennung durch die Interpretation von Linien, Kurven und Farben, Tiefenwahrnehmung und Bewegungsverfolgung ermöglicht.

Probleme im Okzipitallappen äußern sich durch Schwierigkeiten bei der Erkennung von Objekten, Einschränkungen im Sehen, beim Einschätzen von Geschwindigkeiten, bei der Verfolgung von Objekten, Problemen mit der Tiefenwahrnehmung und Farben. Der Okzipitallappen lässt sich durch alle visuellen Übungen aktivieren und trainieren.

Der Kortex sorgt maßgeblich für die Verarbeitung aller Sinneswahrnehmungen und ist somit bei nahezu allen Interventionen aktiv. Dennoch ist es möglich, eine spezifischere Aktivierung durch die gezielte Zuordnung zu den einzelnen Lappen zu erreichen. Im praktischen Teil des Buches ordnen wir daher dem Frontallappen Bewegungs- und Konzentrationsübungen zu, dem Parietallappen sensorische Stimulationen über die Haut und tieferliegende Strukturen, dem Temporallappen auditive und olfaktorische Reize und dem Okzipitallappen visuelle Übungen.

Es ist wichtig zu beachten, dass fast alle sensorischen Stimuli (mit Ausnahme des Geruchs) größtenteils diagonal verschaltet werden. Das bedeutet, dass eine Bewegung der rechten Hand durch den linken Frontallappen gesteuert wird. Ein Wärmereiz am rechten Bein wird im linken Parietallappen registriert. Das Hören von Musik auf dem rechten Ohr wird im linken Temporallappen verarbeitet, während ein Vogel, der im linken Sehfeld vorbeifliegt, im rechten Okzipitallappen wahrgenommen wird.

Wenn bekannt ist, ob ein Individuum eher ein Problem mit dem rechten oder linken Kortex hat, kann diese Information genutzt werden, um ausgewählte Stimuli gezielt auf einer Körperseite anzuwenden und diese zu kombinieren, um eine intensivere Aktivierung zu erreichen. Dies ermöglicht eine differenzierte und gezielte Herangehensweise bei der Anwendung unserer Interventionen, um optimale Ergebnisse zu erzielen.

4.2.7 Inselrinde

Die Inselrinde, auch als Insula bekannt, liegt unter den Temporallappen und ist von den frontal und parietal verlaufenden Teilen des Kortex bedeckt. Diese tief liegende Struktur hat einen wichtigen Einfluss auf die Integration sensorischer Informationen, insbesondere des Geschmacks, und der emotionalen Verarbeitung. Sie verbindet das limbische System, das für die Verarbeitung von Emotionen, Gedächtnis und Motivation verantwortlich ist, mit dem Kortex und fungiert somit als Bindeglied zwischen Gefühlen und kognitiven Prozessen.

Die Funktionen der Insula sind vielfältig. Sie ist maßgeblich an der Wahrnehmung interner Körperzustände beteiligt, wie z. B. des Herzschlags, der Atmung und der Magen-Darm-Aktivität, und ermöglicht uns, diese körperlichen Empfindungen bewusst wahrzunehmen. Sie ist auch wichtig für die Erkennung und Interpretation eigener Gefühle sowie der von anderen, was für soziale Interaktionen und Empathie von großer Bedeutung ist. Ein weiterer wichtiger Bereich der Insula ist die Verarbeitung gustatorischer Reize, also des Geschmacks, wodurch wir verschiedene Geschmacksrichtungen unterscheiden und darauf reagieren können.

Probleme in der Inselrinde können sich durch schlechtes Körpergefühl und -wahrnehmung, Geschmacksprobleme und emotionale Fehlinterpretationen äußern. In der praktischen Anwendung kann die Insula besonders gut durch Atemübungen, Achtsamkeitsübungen, Zungenübungen und andere viszerozeptive Stimulationen aktiviert werden.

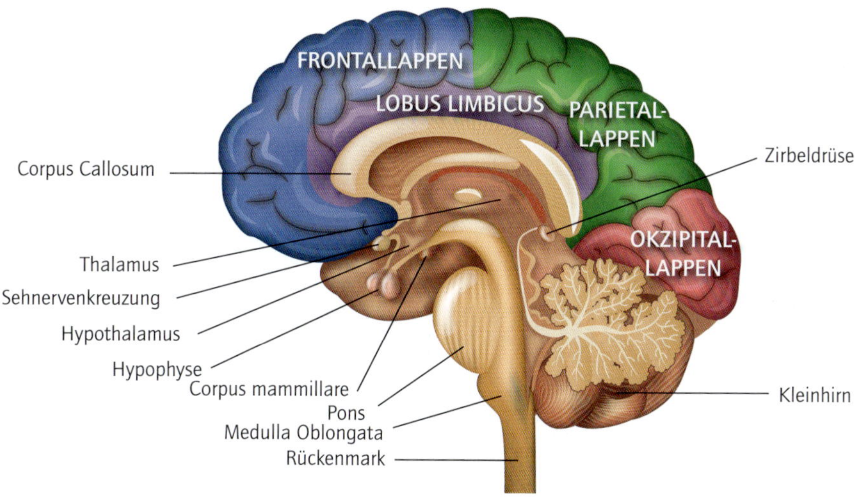

Abb. 11: Darstellung des Gehirns im Querschnitt ohne Temporallappen und Inselrinde

4.2.8 Thalamus

Der Thalamus ist eine bedeutende Struktur im Gehirn, die als zentrale Schnittstelle für nahezu alle sensorischen Informationen fungiert. Er liegt tief im Gehirn und ist ein ovaler, paarig angelegter Bereich, der sensorische Signale wie Berührung, Temperatur, Geschmack, Gehör und Sehen filtert und an den entsprechenden Kortex weiterleitet. Darüber hinaus spielt der Thalamus eine Rolle bei der Regulation von Bewusstsein, Schlaf und Aufmerksamkeit. Probleme im Thalamus können zu sensorischen Störungen, Aufmerksamkeits- und Konzentrationsschwierigkeiten sowie Schlafstörungen führen. Aufgrund seiner zentralen Bedeutung muss der Thalamus bei nahezu allen Übungen mit aktiviert werden, da er bestimmt, welche sensorischen Informationen das Bewusstsein erreichen und welche unterdrückt werden sollen. Dennoch soll in der praktischen Anwendung der Thalamus durch gezielte sensorische Stimulationen und Aufmerksamkeitsübungen unterstützt und trainiert werden, um seine Funktion zu verbessern.

Quellen:

- Uddin, L. Q., Nomi, J. S., Hébert-Seropian, B., Ghaziri, J. & Boucher, O. (2017). Structure and Function of the Human Insula. *Journal of Clinical Neurophysiology*, 34(4), 300-306. https://doi.org/10.1097/WNP.0000000000000377 Letzter Zugriff am 07.09.2024
- Wilson-Pauwels, L., Akesson, E. J., Stewart, P. A. & Spacey, S. D. (2016). *Cranial Nerves: Function and Dysfunction* (3rd ed.). Shelton, CT: PMPH-USA.
- Trepel, S. (2017). *Neuroanatomie: Struktur und Funktion* (5. Aufl.). München: Urban & Fischer Verlag/Elsevier GmbH.
- Schmeißer, M. J. (2016). *Kurzlehrbuch Neuroanatomie* (2. Aufl.). Stuttgart: Georg Thieme Verlag.
- Schünke, M., Schulte, E., Schumacher, U., Ross, L. M. & Voll, M. (2018). *PROMETHEUS LernAtlas der Anatomie: Kopf, Hals und Neuroanatomie* (5. Aufl.). Stuttgart: Georg Thieme Verlag.

4.3 Bewegungssteuerung

In Kapitel 3 haben wir bereits erarbeitet, dass Bewegung eine effektive Möglichkeit ist, um das Gehirn zu aktivieren. Bis die eigentliche Bewegung entsteht, ist jedoch eine komplexe Kommunikation verschiedener Hirnstrukturen notwendig. Da die Bewegungssteuerung äußerst komplex ist, wird dies im Folgenden vereinfacht dargestellt. Hierfür konzentrieren wir uns auf drei kritische Interventionsebenen: den Kortex, das Kleinhirn und die Formatio reticularis im Hirnstamm, die nochmals alle in eine rechte und linke Seite aufgeteilt werden.

Das folgende Bewegungsbeispiel soll helfen, die Wirkungsweise dieser Interventionsebenen besser zu verstehen, damit diese durch ausgewählte Bewegungen gezielter aktiviert werden können. Hierbei ist zu beachten, dass die folgende Darstellung eine absolute Vereinfachung der Bewegungssteuerung ist. Jedoch lässt sich darüber eine einfache Umsetzung in die Praxis durchführen.

Beispiel: Sie haben Durst und möchten mit Ihrer rechten Hand ein Glas Wasser greifen:

1. Bevor Sie das Glas greifen können, müssen Sie eine Idee haben, dass Sie die Bewegung ausführen möchten. Diese Bewegungsidee generieren Sie im linken Kortex.

2. Währenddessen liefern all Ihre Inputsysteme dem Gehirn Informationen über Ihre körperliche Ist-Situation: Wie weit steht das Glas von meinem Körper entfernt? In welcher Position befinden sich meine Gelenke? Etc.

   Auf Basis dieser Informationen kreiert Ihr linker Kortex einen Bewegungsplan: Wie und mit welcher Geschwindigkeit und Kraft muss mein Arm zum Glas gestreckt werden? Ich sollte die Hand zum Greifen des Glases geöffnet haben, bevor ich das Glas mit dem Arm erreiche, etc.

3. Dieser Bewegungsplan wird zum Abgleich an das rechte (gegenüberliegende) Kleinhirn geschickt, da dieses während der Bewegung überprüfen soll, ob die Bewegung nach Plan läuft oder Veränderungen durchgeführt werden sollten.

4. Der linke Kortex sendet dann die Bewegungsimpulse über das Rückenmark und die peripheren Nerven an den rechten Arm, um die Ausführung der Bewegung zu starten.

5. Während der Bewegung werden die Bewegungsrezeptoren im Arm aktiv und senden Informationen zurück an das rechte Kleinhirn.

6. Anhand dieser Informationen kann das Kleinhirn überprüfen, ob alles dem ursprünglichen Plan entsprechend verläuft oder nicht, und sendet seine Ergebnisse zurück an den linken Kortex.

7. Gleichzeitig und während der Armbewegung muss jedoch noch die linke Körperseite stabilisiert werden, um im Gleichgewicht zu bleiben. Der linke Kortex sendet also zur selben Zeit die Bewegungsinformationen in den linken (darunterliegenden) Hirnstamm an die Formatio reticularis, um die linke Körperseite „automatisch" (reflexiv) zu stabilisieren.

Bezüglich dieses vereinfachten Bewegungskonzeptes und der Verschaltungsprozesse anderer sensorischer Inputsysteme, wie z. B. dem visuellen und dem vestibulären System, die wir im Rahmen dieses Buches aufgrund der Informationsfülle jedoch nicht im Detail besprechen können, lassen sich folgende „Aktivierungsregeln" erstellen:

1. Willentliche Bewegungen und jegliche sensorische Informationen (außer Geruch) stimulieren den gegenüberliegenden Kortex.

2. Willentliche Bewegungen und viele sensorische Informationen stimulieren das Kleinhirn derselben Seite.

3. Willentliche Bewegungen und viele sensorische Informationen aktivieren den gegenüberliegenden Hirnstamm und die Formatio reticularis für eine automatische Anpassung.

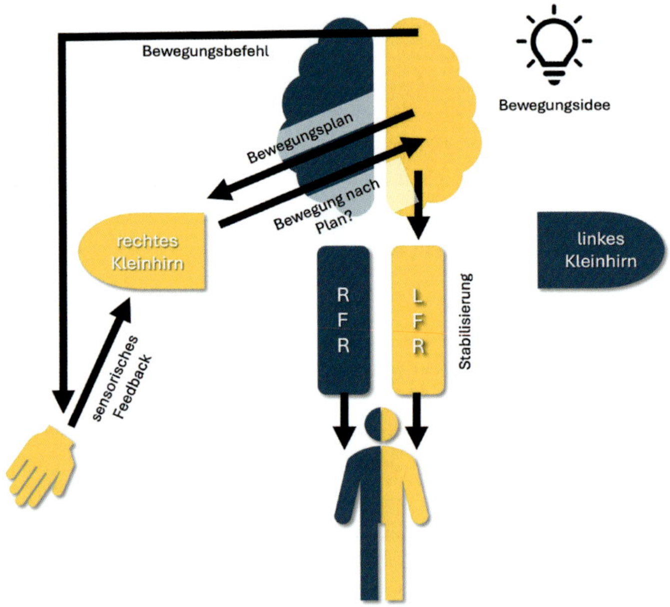

Abb. 12: Vereinfachte Bewegungssteuerung von Kortex, Kleinhirn und Formatio reticularis (FR, Hirnstamm)

Warum ist das wichtig?

Anhand der Bewegungssteuerung können Sie erkennen, wie komplex das Gehirn arbeitet. Zwar haben wir uns in dieser Darstellung auf den Kortex, das Kleinhirn und den Hirnstamm fokussiert, dennoch sollte Ihnen aufgefallen sein, dass auch die Ebenen der Rezeptoren, der peripheren Nerven und des Rückenmarks mitbeteiligt waren. Die Funktion des Thalamus und der Inselrinde sind hierbei gar nicht berücksichtigt worden. Alles ist also immer aktiv, dennoch können wir nun über die vereinfachten Aktivierungsregeln ungefähr nachvollziehen, was auf neuronaler Ebene und bei einer entsprechenden Intervention passiert.

Diese Wirkungsweise soll in dem folgenden Beispiel verständlicher werden:

Angenommen, Sie haben auf der rechten Körperseite Schulterschmerzen. Sie suchen sich Rat, gehen zu einem Physiotherapeuten, und dieser behandelt in der Regel Ihre Schulter, weil Sie dort die Schmerzen spüren. Eine Behandlung sieht üblicherweise so aus, dass die Schulter mobilisiert, gekräftigt, massiert oder getapet wird. Aber was passiert hier auf neuronaler Ebene?

Eine Massage, Bewegung oder ähnliche Interventionen an der rechten Schulter aktivieren das rechte Kleinhirn, den linken Kortex und den linken Hirnstamm.

Fall 1:

Angenommen, Ihr rechtes Kleinhirn braucht mehr Aktivität. Dann ist dieser Stimulus unter einer neuronalen Linse perfekt, weil die Interventionen die richtige Struktur adressieren. Die Kräftigungsübungen der rechten Schulter führen zu einer Schmerzlinderung.

Fall 2:

Angenommen, Ihr linker Kortex braucht mehr Aktivität. Dann ist dieser Stimulus ebenfalls perfekt. Die Massage oder das Tape auf der rechten Schulter aktivieren den linken Kortex und es kommt zu einer Schmerzlinderung.

Fall 3:

Angenommen, Ihr rechter Hirnstamm braucht mehr Aktivität. Dann ist dieser Stimulus der absolut falsche. Die Massage und die Bewegung führen zu einer Aktivierung des linken Hirnstamms. Damit wird das Ungleichgewicht der beiden Hirnstamm-Seiten noch größer. Nach der Behandlung fühlt sich die Schulter noch schmerzhafter an.

Eine Erstverschlimmerung wird in therapeutischen Ansätzen oft als normal angesehen, unter dem Aspekt eines neurozentrierten Ansatzes ist dies jedoch die falsche Intervention. Über diese Wirkungsweise kann auch erklärt werden, warum viele Maßnahmen und Interventionen bei manchen Menschen Wirkung zeigen, bei anderen jedoch nicht. Die Intervention muss entsprechend angepasst werden. Wenn wir ein Problem auf der Ebene des Hirnstamms vermuten, können wir diesen über Bewegungen und sensorische Inputs der gegenüberliegenden Körperseite adressieren. Das klingt absurd, weil man intuitiv auf der Seite arbeiten möchte, wo sich der Schmerz befindet. Die Lösung liegt jedoch allzu oft in der Aktivierung der Gegenseite.

Merke

Wenn Sie zu den Personen gehören, die Schmerzen nur auf einer Körperseite haben, sollten Sie versuchen, Ihre Gegenseite zu aktivieren und anschließend überprüfen, ob Sie dadurch eine Schmerzlinderung erfahren.

Was tun bei Schmerzen auf beiden Seiten oder entlang der Körpermitte?

Eventuell fragen Sie sich, wie dieser Ansatz genutzt werden kann, wenn Sie Probleme entlang der Körpermitte oder Wirbelsäule haben. Schließlich können diese möglicherweise nicht eindeutig einer Körperseite zugeordnet werden. Unter diesen Umständen kann es dann Sinn ergeben, beide Körperseiten gleichzeitig zu stimulieren, weil so die Steuerungsprozesse beider Hirnhälften angeregt werden. Dieser Steuerungsprozess greift auch, wenn Bewegungen, Mobilisationen und sensorischer Input entlang der körperlichen Mittellinie angewendet werden. Konkret umfasst dies die Aktivierung von Lendenwirbelsäule, Brustwirbelsäule, Halswirbelsäule, Kiefer und Augen.

Hinweis: Vorsicht mit bilateralem Training!

In therapeutischen und trainingswissenschaftlichen Interventionen wird oft großer Wert darauf gelegt, beide Körperseiten ausgeglichen zu trainieren, um muskuläre Dysbalancen zu vermeiden. Unter einer neurozentrierten Sicht muss dieser Ansatz jedoch kritisch betrachtet werden, da die meisten Menschen sowohl neuronal als auch muskulär bereits aus der Balance sind.

Wenn Sie alltägliche Aufgaben meist mit Ihrer dominanten Hand ausführen, führt dies dauerhaft zu einer intensiveren Aktivierung einer Körperseite. Als Eigenexperiment können Sie ausprobieren, Ihre Zähne mit der nicht-dominanten Hand zu putzen, einen Text zu schreiben, die Griffposition von Messer und Gabel beim nächsten Essen zu tauschen oder Ihr Handy mit der anderen Hand zu bedienen. Auch sportliche Aktivitäten wie Tennis mit der nicht-dominanten Seite auszuführen, können diese Differenz aufzeigen.

Rechtshänder sollten demnach eine bessere Vernetzung von rechtem Kleinhirn, linkem Kortex und linkem Hirnstamm haben, was bedeutet, dass die willentlichen Bewegungsmuster der rechten Körperseite oft deutlich besser sind als die der linken Seite. Dafür ist die reflektorische Ansteuerung der linken Körperseite bei Rechtshändern meist stabiler. Bei Linkshändern ist es entsprechend umgekehrt.

Führt man nun ein Training auf beiden Seiten gleichzeitig durch, kommt es zwar zu einer Aktivierung beider Hirnhälften, was das bestehende Ungleichgewicht jedoch nicht ausgleicht. Unter Umständen ist es daher sinnvoll, zunächst einen gewissen Zeitraum nur auf einer Körperseite zu trainieren, um diese Ungleichheit zu verringern. Erst danach sollte ein beidseitiges Training erfolgen.

4.4 Gelenkkopplung

Wie oft machen Sie sich Gedanken darüber, welche Muskeln Sie ansteuern müssen, um zu gehen? Wahrscheinlich gar nicht oder sehr selten. Warum? Gehen sollte eine vom Nervensystem automatisch generierte Bewegungsabfolge sein, die wenig oder keine Aufmerksamkeit erfordert. Dieser Prozess wird unter anderem über angelegte Nervennetzwerke, die sogenannten Central Movement Patterns (CMPs), ausgeführt.

CMPs sind dafür da, spezifische Gelenke und deren Bewegungsausführungen zu koppeln. Sie steuern die koordinierte Bewegung verschiedener Körperteile und ermöglichen eine effiziente und automatisierte Ausführung von Bewegungen. Wenn Sie einen Schritt mit dem linken Bein nach vorne machen, sollte beispielsweise automatisch der rechte Arm mitschwingen und ausgleichen. Diese Funktion macht man sich zunutze und geht davon aus, dass alle Gelenkstrukturen diagonal miteinander gekoppelt sind.

Die Kopplung sieht wie folgt aus:

Zehen rechts	Finger links	●
Fuß rechts	Handgelenk links	●
Knie rechts	Ellbogen links	●
Hüfte rechts	Schulter links	●
Steiß	Kiefer	●
Iliosakralgelenk (ISG)	Halswirbelsäule (HWS)	●
Lendenwirbelsäule (LWS)	Brustwirbelsäule (BWS)	●

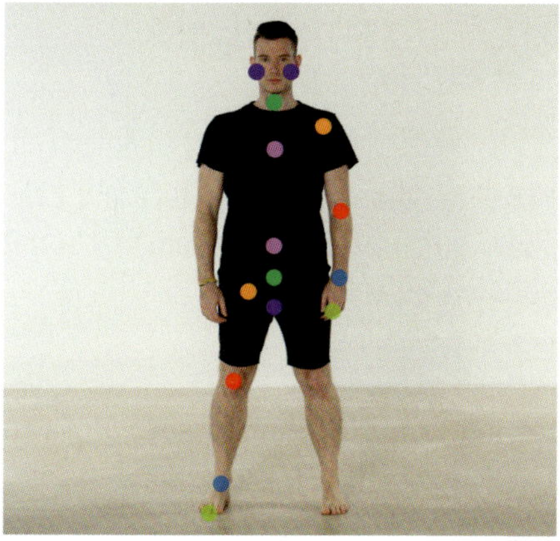

Was bedeutet das für die Praxis? Angenommen, Sie haben Schmerzen in der rechten Schulter. Dann kann durch die Mobilisation oder Bewegungen im gegenüberliegenden Hüftgelenk eine Schmerzlinderung erreicht werden. Das gekoppelte Gelenk der rechten Schulter ist die linke Hüfte. Eine mögliche Intervention wären entsprechend Beinkreise mit dem linken Bein.

Diese Methode zeigt in der praktischen Anwendung hohe Erfolgsquoten und sollte von Ihnen unbedingt ausprobiert werden. Die Mobilisationsübungen für die einzelnen Gelenkstrukturen finden Sie in Kapitel 5.

4.4.1 Biomechanische Parallelen

Bisher haben wir uns intensiv mit den neuronalen Mechanismen von Schmerz und Bewegung befasst. Obwohl Schmerz eine Entscheidung des Gehirns ist, kann diese Entscheidung auch durch die Funktion und Wirkungsweise anderer Systeme, wie z. B. des Muskel- und Fasziensystems, beeinflusst werden. Eine solche biomechanische Ergänzung der Gelenkkopplung bildet das Backforce Transmission System (BFTS).

Das BFTS beschreibt die Art und Weise, wie Kräfte durch Gelenke, Muskeln und Faszienketten im Körper übertragen werden. Es berücksichtigt die komplexe Interaktion zwischen verschiedenen Körperstrukturen und wie diese zusammenarbeiten, um Bewegungen effizient zu steuern und Stabilität zu gewährleisten.

Angenommen, Sie machen einen Schritt mit dem rechten Bein nach vorne. Dann muss die Kraft über beteiligte Gelenke, Muskel- und Faszienketten durch den Körper geleitet werden. Vereinfacht verläuft die Kraftübertragung folgendermaßen:

1. Die Kraft beginnt am rechten Fuß bei Bodenkontakt.
2. Anschließend verläuft sie über das rechte Knie zum rechten Gesäß.
3. Von dort kreuzt sie auf die linke Seite des Rückens bis zur linken Schulter.
4. An diesem Punkt spaltet sich die Kraft auf: Ein Teil geht in den linken Arm zum Ellbogen, der andere Teil verläuft entlang des linken Nackens bis zum linken Kiefer.

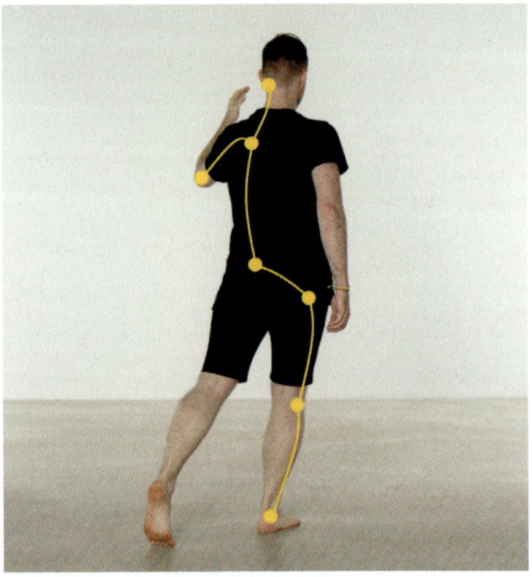

Hierbei fällt auf, dass die Kraftübertragung in einer Diagonalen verläuft und Ähnlichkeiten mit dem Konzept der Gelenkkopplung aufweist. Das BFTS ergänzt somit die Funktionsweise und den Ansatz der diagonalen Gelenkkopplung.

Was bedeutet das für die Praxis?

Ist die Kraftübertragung in einer der beteiligten Gelenkstrukturen aufgrund von alten Verletzungen, Immobilität, dysfunktionaler Ansteuerung etc. gestört, kommt es zu Kompensationen. Diese können sich auf einer der auf der Kette liegenden Strukturen in Form von Verspannungen oder Schmerz äußern.

Das bedeutet, dass jedes auf der Kette liegende Gelenk eine Möglichkeit zur Intervention bildet, wenn wir Schmerzen reduzieren wollen.

Angenommen, Ihre Schulterschmerzen auf der rechten Seite sind durch Übungen mit der Schulter und der diagonalen Gelenkkopplung mit dem linken Hüftgelenk nicht zurückgegangen. Weitere mögliche Ansätze könnten dann sein, den linken Fuß, das linke Knie, die Lendenwirbelsäule (LWS), die Brustwirbelsäule (BWS), die Halswirbelsäule (HWS), den rechten Kiefer und Ellbogen zu adressieren.

Obwohl dies zu Beginn überfordernd wirken mag, ist die Ursache für Schmerzen oft tiefer versteckt und man muss ein wenig suchen, bis man die Ursache gefunden hat. Die kombinierte Betrachtung neuronaler und biomechanischer Systeme ermöglicht eine ganzheitliche Herangehensweise an Schmerz und Bewegung, die in der Praxis zu höheren Erfolgsquoten führen kann.

4.5 Auswahl und Eingrenzung der richtigen Interventionen

In den letzten Kapiteln haben Sie gelernt, dass das Gehirn in unterschiedliche Bereiche bzw. Interventionsebenen unterteilt werden kann. Jeder dieser Bereiche liefert spezifische Informationen, verarbeitet diese und übernimmt verschiedene Aufgaben. Wenn Personen im Alltag Schwierigkeiten mit diesen Aufgaben zeigen, deutet dies darauf hin, dass das Hirnareal, das für die Ausführung dieser Aufgaben zuständig ist, dysfunktional sein könnte.

Dysfunktionale Hirnareale sind oft hauptverantwortlich für Schmerz im Kontext der Neuromatrix. Daher sollen diese Strukturen durch gezielte Übungen aktiviert werden. Eine effektive Aktivierung wird besonders gut über Bewegung und die Stimulation aller sensorischen Sinnessysteme erreicht.

Der nächste Schritt besteht darin, herauszufinden, welche der Interventionsebenen dysfunktional ist und mehr Aktivierung benötigt. Um die Problembereiche einzugrenzen, ist eine umfassende Anamnese daher unerlässlich. Nach der Anamnese muss die Wirkung der ausgewählten Übung überprüft werden. Hierfür werden sogenannte Assessments bzw. Tests genutzt, um die Reaktion des Nervensystems auf die Übung zu messen und die Effektivität der Intervention zu bewerten. Dies bildet die Grundlage für die Auswahl einer zielgerichteten und wirkungsvollen Übung.

Im Folgenden werden daher die Methoden zur Anamnese und die verschiedenen Assessmentmöglichkeiten detailliert vorgestellt.

4.5.1 Anamnese

Die Anamnese bildet die Grundlage für eine zielgerichtete Übungsauswahl. Sie liefert wertvolle Informationen darüber, welche der Interventionsebenen möglicherweise an der Entstehung der Schmerzen beteiligt sein könnten. Es ist wichtig zu beachten, dass die Anamnese nur dazu dient, die Problematik besser einzugrenzen. Die daraus abgeleiteten Schlussfolgerungen müssen jedoch nicht immer richtig sein.

Die dargestellten Zusammenhänge sind daher lediglich Indizien und kein festes Konzept. Sie dienen dazu, einen Startpunkt zu finden, von dem aus man beginnen kann.

Zur Vereinfachung ist die folgende Anamnese in Tabellenform angelegt. Diese Tabelle enthält die gängigsten Äußerungen über Probleme und ordnet sie einer möglichen dysfunktionalen Interventionsebene zu.

In Kapitel 6 finden Sie eine detaillierte Auflistung, welche Übungen die jeweilige Interventionsebene möglichst effektiv adressieren.

Symptome/Beschwerden/Verletzungen	Mögliche dysfunktionale Interventionsebene
Sensorische Probleme	
Taubheitsgefühle, Empfindungsstörungen	Rezeptoren, periphere Nerven, Rückenmark, Kortex (gegenüberliegender Parietallappen), Thalamus
Narben, Tätowierungen	Rezeptoren
Körperliche Probleme	
Probleme in einem Arm/Bein	Periphere Nerven
Probleme in beiden Armen/Beinen	Rückenmark
Probleme auf nur einer Körperseite	Hirnstamm
Gleichgewicht und Koordination	
Gleichgewichtsprobleme	Vestibuläres System (Pons - Hirnstamm), Kleinhirn
Bewegungsprobleme, wie Ungeschicklichkeit und Koordinationsprobleme	Kleinhirn, Kortex (gegenüberliegender Frontallappen)
Trauma und Verletzungen	
Schleudertrauma	Hirnstamm
Gehirnerschütterung	Kortex, Hirnstamm
Brüche, Verletzungen	Rezeptoren
Kognitive und emotionale Probleme	

Symptome/Beschwerden/Verletzungen	Mögliche dysfunktionale Interventionsebene
Konzentrationsstörungen	Kortex (Frontallappen)
Orientierungslosigkeit	Kortex (Temporallappen)
Emotionale Labilität, wie Stimmungsschwankungen und Reizbarkeit	Inselrinde
Impulskontrolle	Kortex (Frontallappen)
Spezifische sensorische Einschränkungen	
Seheinschränkungen	Kortex (Okzipitallappen), Hirnstamm, Kleinhirn
Geruchsverluste	Olfaktorisches System (Kortex – Frontal- und Temporallappen)
Licht- und Geräuschempfindlichkeit	Hirnstamm (Mittelhirn)
Geschmacksstörungen	Inselrinde, Hirnstamm
Autonome und vitale Funktionen	
Herzrasen	Inselrinde
Schlafstörungen	Thalamus, Hirnstamm
Atemprobleme	Hirnstamm
Bluthochdruck	Hirnstamm
Starkes Schwitzen	Hirnstamm
Verdauungsprobleme	Hirnstamm (Vagus)
Spezielle Beschwerden	
Schwindel	Vestibuläres System (Pons – Hirnstamm)
Migräne	Hirnstamm (Pons, Mittelhirn)
Nackenprobleme	Visuelles und vestibuläres System (Hirnstamm) und Kortex
Hoher Muskeltonus	Hirnstamm, Kleinhirn
Zahn-OPs, Wurzelbehandlungen etc.	Hirnstamm (Pons)
Seekrankheit, Reisekrankheit	Vestibuläres System (Pons – Hirnstamm)

Diese Kategorisierungen und Zuordnungen sollen dabei helfen, die möglichen Ursachen für Schmerzen besser einzugrenzen und gezielte Interventionen zu ermöglichen.

4.5.2 Assessments

Assessments sind entscheidend, um zu überprüfen, ob die ausgewählte Interventionsebene die richtige ist und die Übung die gewünschte Wirkung zeigt. Durch gezielte Testungen können Sie feststellen, ob die durchgeführte Übung zu einer Verbesserung, keiner Veränderung oder einer Verschlechterung führt. Da das Nervensystem schnell und direkt auf gesetzte Stimuli reagiert, erhalten Sie unmittelbar Feedback. Dies ermöglicht eine fundierte Anpassung des Trainingsplans und sorgt dafür, dass die Übungen effektiv und zielführend sind.

In der Praxis können verschiedene Parameter getestet werden, darunter Kraft, Beweglichkeit, Konzentration und Schmerz. Für den Einstieg werden in diesem Buch nur Beweglichkeitstests vorgestellt, da diese sich in der Praxis bewährt haben und am einfachsten durchzuführen sind. Auch die Testung von Schmerzen ist möglich und wichtig, sollte jedoch mit Bedacht durchgeführt werden, da in einer akuten Schmerzsituation eine falsch gewählte Übung den Schmerz verstärken könnte.

Der Ablauf eines Assessments sieht folgendermaßen aus: Zunächst wird eine Ist-Situation festgestellt (Ausgangsassessment), danach wird die ausgewählte Übung durchgeführt, und schließlich wird die Wirkung der Übung überprüft (Re-Assessment).

Für die Beweglichkeitstests messen Sie beispielsweise den Bewegungsumfang eines ausgewählten Gelenks und überprüfen nach der Übung, inwiefern sich der Bewegungsumfang verändert hat: Ist er besser geworden und fühlt sich die Bewegung leichter an? Merken Sie keinen Unterschied? Ist der Bewegungsumfang geringer geworden und fühlt sich die Bewegung fester an?

Haben Sie beispielsweise Schmerzen bei einer Bewegung, können Sie diese Schmerzempfindung auf einer Skala von 1-10 einordnen und über eine Veränderung in der Skalierung testen. 1 bedeutet, dass Sie bei der Ausführung keinerlei Schmerzen haben, 10 bedeutet, dass Ihre Schmerzen unerträglich sind. Hier können Sie überprüfen, inwiefern sich die Schmerzskala nach der ausgewählten Übung verändert hat.

Wie bereits erwähnt, können die Ergebnisse der Assessments positiv, neutral oder negativ ausfallen. Das Ergebnis gibt Auskunft darüber, ob die Übung hilfreich ist oder Stress im Gehirn erzeugt.

Ein positives Ergebnis äußert sich dadurch, dass sich die Beweglichkeit, Kraft oder Schmerzsymptomatik verbessern. Dies zeigt, dass das Nervensystem den Stimulus positiv bewertet und die Übung in Ihre Trainingsroutine aufgenommen werden sollte. Eine Verbesserung hilft Ihnen dabei, den Schmerz zu lindern und deutet darauf hin, dass die Zuordnung der ausgewählten Interventionsebene korrekt ist.

In diesem Fall ist es sinnvoll, über zusätzliche Aktivierungsübungen für diese Ebene nachzudenken.

Ein neutrales Ergebnis äußert sich dadurch, dass keinerlei Veränderung eintritt. Das Nervensystem bewertet den Stimulus als nicht relevant oder die Übung hat nicht die nötige Aktivierung erzeugt, um eine Veränderung zu erreichen. Dies deutet darauf hin, dass die ausgewählte Interventionsebene entweder nicht die richtige oder die Dosierung der Übung zu gering war. Demnach ist es sinnvoll, die Übungsintensität zu erhöhen oder die Interventionsebene zu ändern.

Ein negatives Ergebnis äußert sich darin, dass die Beweglichkeit abnimmt, sich die Kraft verringert oder die Schmerzen zunehmen. Das Nervensystem interpretiert den Stimulus als potenzielle Bedrohung oder ist nicht in der Lage, die Informationen zu verarbeiten. Dies zeigt, dass die ausgewählte Interventionsebene mehr Training benötigt und die Dosierung der Übung zu intensiv war. Hierbei wird eine Reduzierung der Übungsintensität oder ein Wechsel der Interventionsebene angeraten.

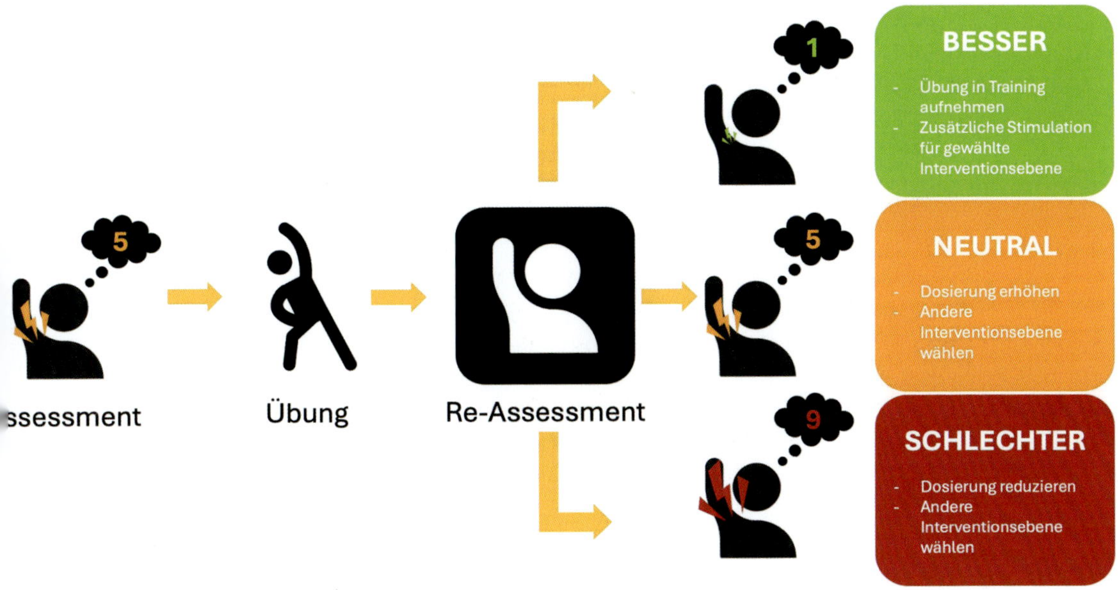

Abb. 13: Assessment und Re-Assessment

Natürlich streben alle Menschen nach einer Verbesserung und wünschen sich positive Ergebnisse. Das bedeutet jedoch nicht, dass neutrale oder negative Testungen schlecht sind. Im Gegenteil: Sie geben uns weitere wertvolle Informationen darüber, welche Interventionsebene unter Umständen mehr Training benötigt und verantwortlich für Ihre Schmerzen ist. Vielmehr ist diese momentan noch nicht „stabil" genug, um die ausgewählte Übung und ihre Intensität zu verarbeiten. Demnach ist es sinnvoll, die Dosierung so anzupassen und zu reduzieren, bis sie einen positiven Effekt erzeugt. Unter Umständen kann es dazu kommen, dass egal durch welche Übungen keinerlei Verbesserungen erreicht werden können. Wenn Sie sich in diesem Zustand wiederfinden, ist es wahrscheinlich, dass Ihr System nicht genügend Energie für eine Veränderung zur Verfügung hat. Denken Sie immer daran, dass das Gehirn nur funktionsfähig ist, wenn Energie vorhanden ist.

Im Folgenden wird zunächst eine Auswahl und Durchführung für verschiedene Beweglichkeitstests vorgestellt. Im nächsten Kapitel wird dann auf die unterschiedlichen Dosierungsmöglichkeiten und die Übungen selbst eingegangen.

Assessments für Beweglichkeit

Die folgenden Beweglichkeitstests haben sich in der Praxis bewährt und liefern trotz der einfachen Durchführung aussagekräftige Informationen über die Übungsauswahl. Die Assessments umfassen die Rotationsfähigkeit von Kopf und Rumpf, die Bewegungsmöglichkeiten der Schulter sowie die Vor- und Rückbeuge. Damit können auch parallel die wohl am häufigsten auftretenden Schmerzmuster, Nacken-, Schulter-, Rücken-, Hüft- und Knieschmerzen, passiv mitgetestet werden. Achten Sie bei der Durchführung von Assessment und Re-Assessment immer darauf, dass die Ausgangsposition und Ausführung möglichst gleich sind, um die Ergebnisse nicht zu verfälschen.

KOPFROTATION

Ziel: Bewegungsumfang des Kopfes prüfen

Ausgangsposition: Stehen oder sitzen Sie in einer aufgerichteten Position. Der Kopf zeigt gerade nach vorne.

Durchführung:

» Drehen Sie den Kopf abwechselnd von rechts nach links.

» Überprüfen Sie, wie weit Sie den Kopf drehen können.

» Achten Sie darauf, ob Sie ein Spannungsgefühl oder einen Schmerz im Nacken verspüren und wie intensiv diese Empfindungen sind.

Ausgangsposition

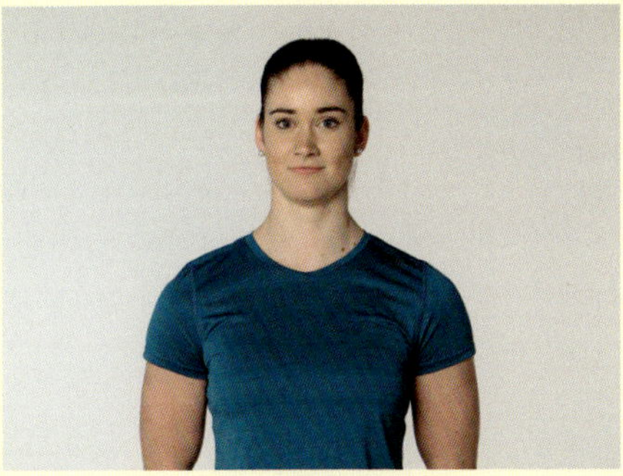

Endposition

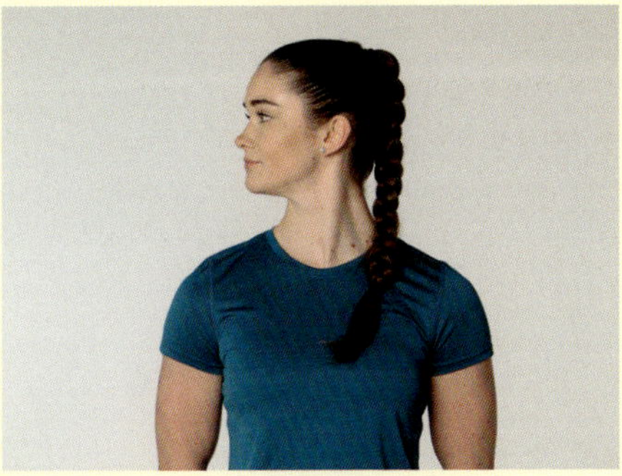

SCHULTER INNEN- UND AUSSENROTATION

Ziel: Beweglichkeit der Schulter in der Innen- und Außenrotation prüfen

Ausgangsposition:

Stehen oder sitzen Sie in einer aufgerichteten Position. Halten Sie einen Arm seitlich vom Körper, der Ellbogen ist 90° gebeugt und auf Schulterhöhe. Die Handinnenfläche zeigt in Richtung Boden, der Unterarm ist parallel zum Boden.

Durchführung:

» Rotieren Sie abwechselnd im Schultergelenk den Arm nach innen und außen.

» Überprüfen Sie, wie weit Sie den Arm drehen können, ohne das Schulterdach anzuheben. Ideal sind mindestens 90° in beide Richtungen.

» Beobachten Sie, ob Sie ein Spannungsgefühl oder einen Schmerz bei der Bewegung verspüren.

Ausgangsposition

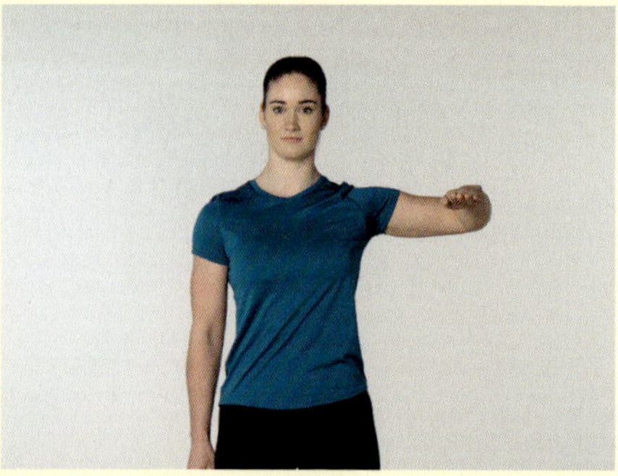

Außenrotation

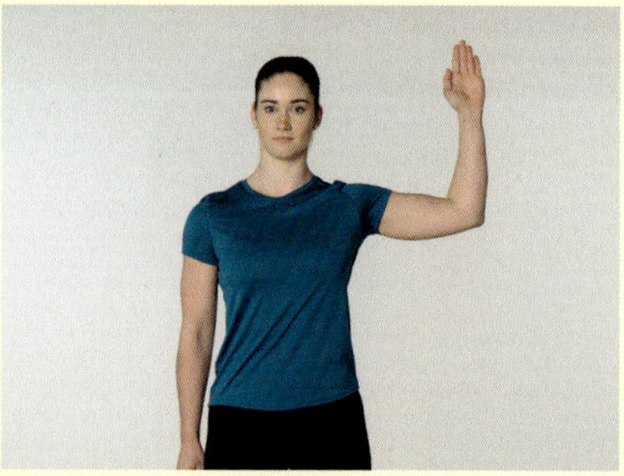

Innenrotation

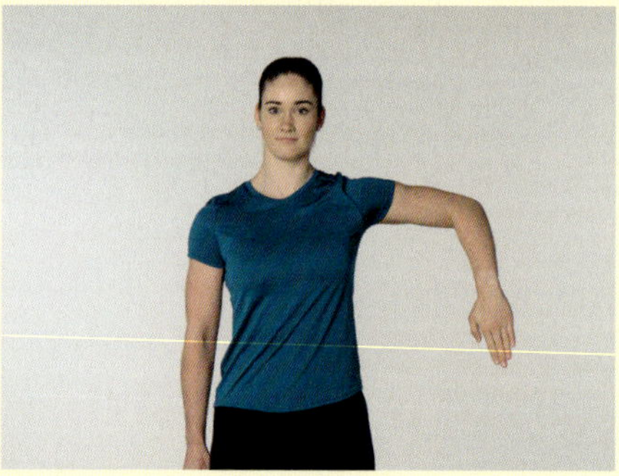

SCHULTER ABDUKTION

Ziel: Beweglichkeit des Schultergelenks prüfen

Ausgangsposition:

Stehen oder sitzen Sie in einer aufgerichteten Position. Ein Arm hängt seitlich gestreckt am Körper, der kleine Finger hat Kontakt mit der Oberschenkelaußenseite.

Durchführung:

» Heben Sie den Arm über die Seite so weit wie möglich nach oben.

» Idealerweise sollte der Oberarm Kontakt mit dem Ohr herstellen, ohne dass der Kopf bewegt oder der Arm gebeugt wird.

» Achten Sie darauf, ob Sie während der Bewegung ein Spannungsgefühl oder einen Schmerz wahrnehmen.

Ausgangsposition

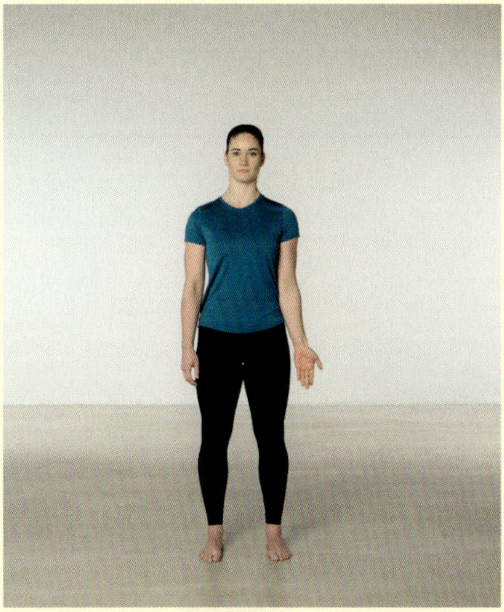

Endposition

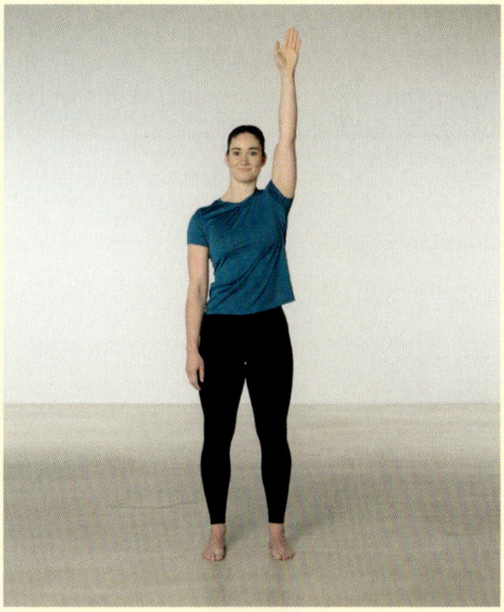

RUMPFROTATION

Ziel: Beweglichkeit im Rumpf prüfen

Ausgangsposition:

Stehen Sie in einer aufrechten Position. Die Füße sind geschlossen und die Arme vor dem Körper auf etwa Brustbeinhöhe gestreckt, die Handinnenflächen berühren sich.

Durchführung:

» Drehen Sie den Oberkörper abwechselnd nach rechts und links.

» Nutzen Sie Ihre Hände als Orientierungspunkt, wie weit Sie den Oberkörper drehen können.

» Beobachten Sie, ob Sie an einer Seite ein Verspannungsgefühl oder einen Schmerz empfinden.

Hinweise:

Einige Personen drehen bei der Übung die Hüfte mit, um einen größeren Bewegungsumfang zu erzeugen. Das ist in Ordnung, solange der Re-Test gleich ausgeführt wird.

Ausgangsposition

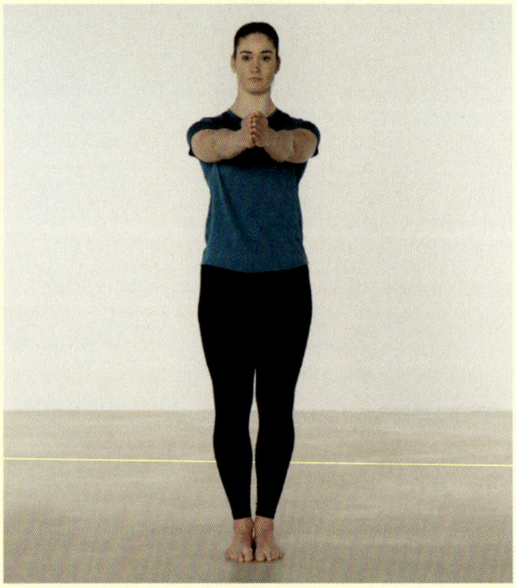

Endposition

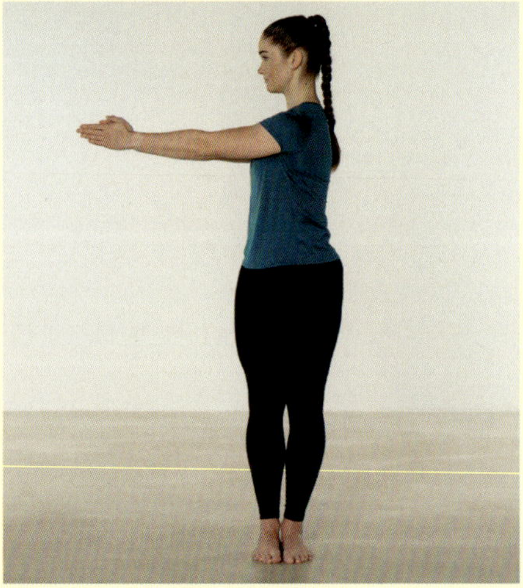

VORBEUGE

Ziel: Beweglichkeit der Oberschenkelrückseite und des unteren Rückens prüfen

Ausgangsposition:

Stehen Sie in einer aufrechten Position. Die Füße sind geschlossen und die Beine gestreckt.

Durchführung:

» Beugen Sie sich so weit wie möglich nach vorne und beobachten Sie, wie weit Sie mit deinen Händen kommen: Berühren sie Ihre Knie, Fußgelenke, Zehen oder können Sie sie ganz auf den Boden legen?

» Achten Sie darauf, ob und wann Sie ein Spannungsgefühl oder einen Schmerz im unteren Rücken oder in der Oberschenkelrückseite wahrnehmen.

Ausgangsposition

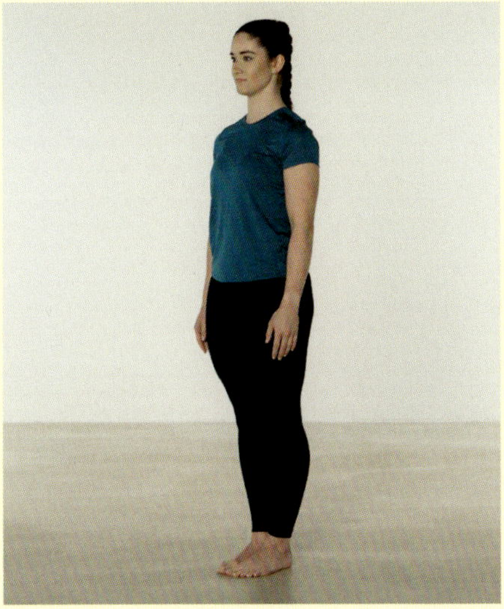

Endposition

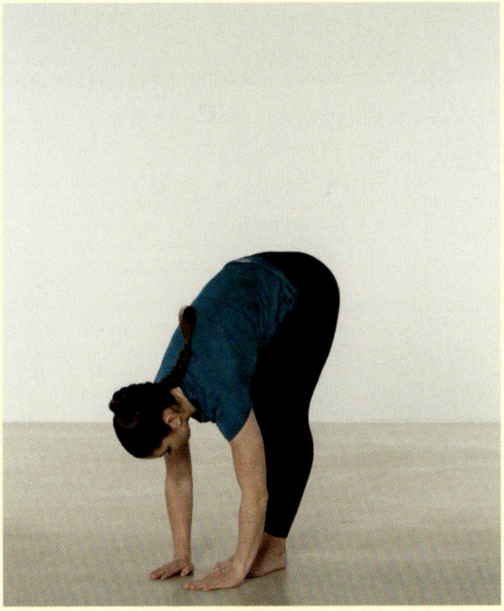

RÜCKBEUGE

Ziel: Beweglichkeit im unteren Rücken prüfen

Ausgangsposition:

Stehen Sie in einem aufrechten Stand. Die Füße sind geschlossen, können bei Unsicherheit in etwa Hüftbreite positioniert werden. Verschränken Sie die Arme vor dem Oberkörper.

Durchführung:

» Beugen Sie sich aus dem unteren Rücken so weit wie möglich zurück.

» Beobachten Sie, wann und ob ein Spannungsgefühl oder Schmerz entsteht.

Ausgangsposition

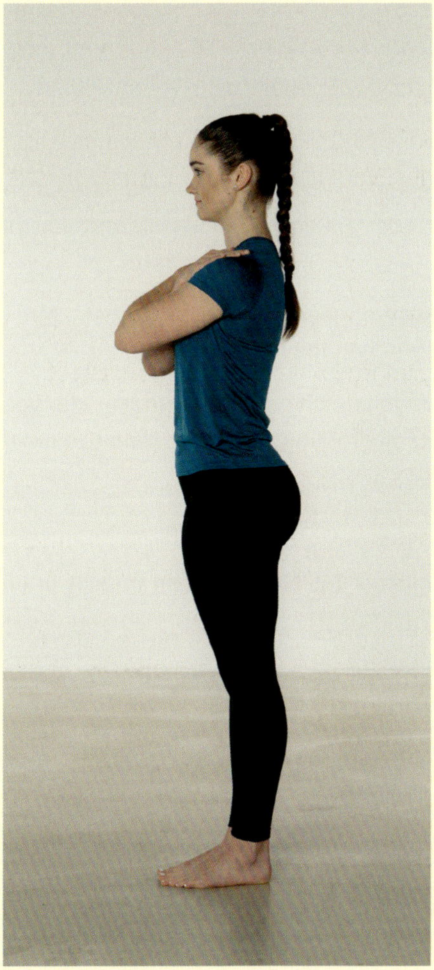

Endposition

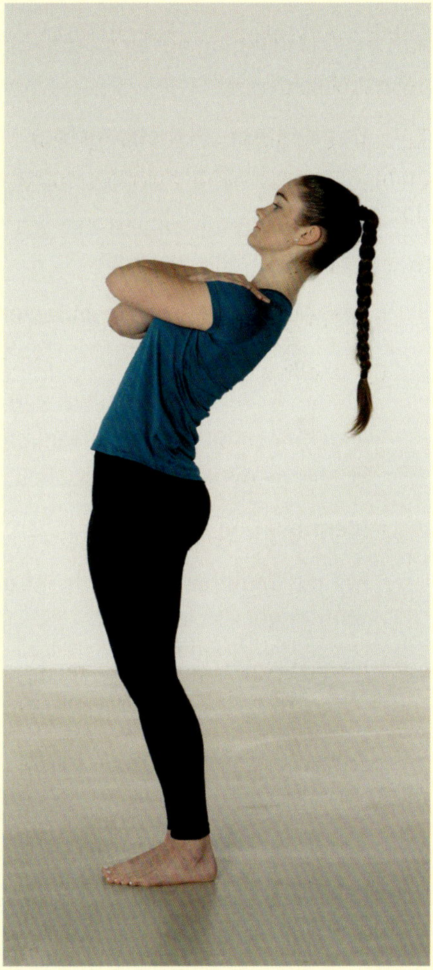

4.6 Erkenntnisse

In diesem Kapitel haben wir zentrale Konzepte zur Schmerzmodulation und möglichen Interventionen erarbeitet, die wie folgt zusammengefasst werden können:

1. **Das Konzept „Bedrohungsfass"**

   Das Gehirn kann eine begrenzte Menge an Bedrohungen und Stressoren bewältigen und reagiert mit Schmerz oder anderen Kompensationsmustern, wenn es zu viele werden.

   Potenzielle Bedrohungen umfassen Verhaltensweisen, äußere Einflussfaktoren und insbesondere Defizite in den sensorischen Inputsystemen.

   Die Adressierung der größten Bedrohungen durch gezielte Übungen oder Veränderungen führt zu einer Senkung des Bedrohungslevels und damit zu einer Schmerzlinderung.

2. **Identifikation von Bedrohungen:**

   Um die Bedrohungen zu identifizieren, wird das Nervensystem in acht Interventionsebenen unterteilt.

   Diese Ebenen umfassen verschiedene Teile des Nervensystems, die unterschiedliche Funktionen und Aufgaben erfüllen.

3. **Zuweisung von Übungen basierend auf Symptomen:**

   Wenn Personen Schwierigkeiten bei bestimmten Aufgaben äußern, wird vermutet, dass die entsprechende Interventionsebene betroffen ist.

   Auf Basis dieser Vermutung wird eine spezifische Übung ausgewählt, um die betroffene Hirnregion gezielt zu aktivieren und zu trainieren.

4. **Problemerkennung und Eingrenzung:**

   Probleme auf den einzelnen Ebenen des Nervensystems können nie vollständig isoliert betrachtet werden, lassen sich aber durch eine sorgfältige Anamnese eingrenzen.

   Eine gute Anamnese hilft, die richtige Interventionsebene zu identifizieren und gezielte Übungen auszuwählen, um die Beschwerden zu lindern.

5. **Überprüfung der Wirksamkeit durch Assessments:**

   Die Wirksamkeit der ausgewählten Übungen wird durch Assessments oder Tests überprüft.

   Diese Assessments helfen festzustellen, ob die Übung zu einer Verbesserung, keiner Veränderung oder einer Verschlechterung der Symptome führt.

Diese Erkenntnisse bilden die Grundlage für die praktische Anwendung der neurozentrierten Trainingsansätze, um Schmerzen effektiv zu modulieren und zu reduzieren. Im nächsten Kapitel werden die konkreten Übungen der einzelnen sensorischen Systeme vorgestellt und erläutert, wie diese effektiv für eine Schmerzlinderung eingesetzt werden können.

5

NEUROZENTRIERTE ÜBUNGEN

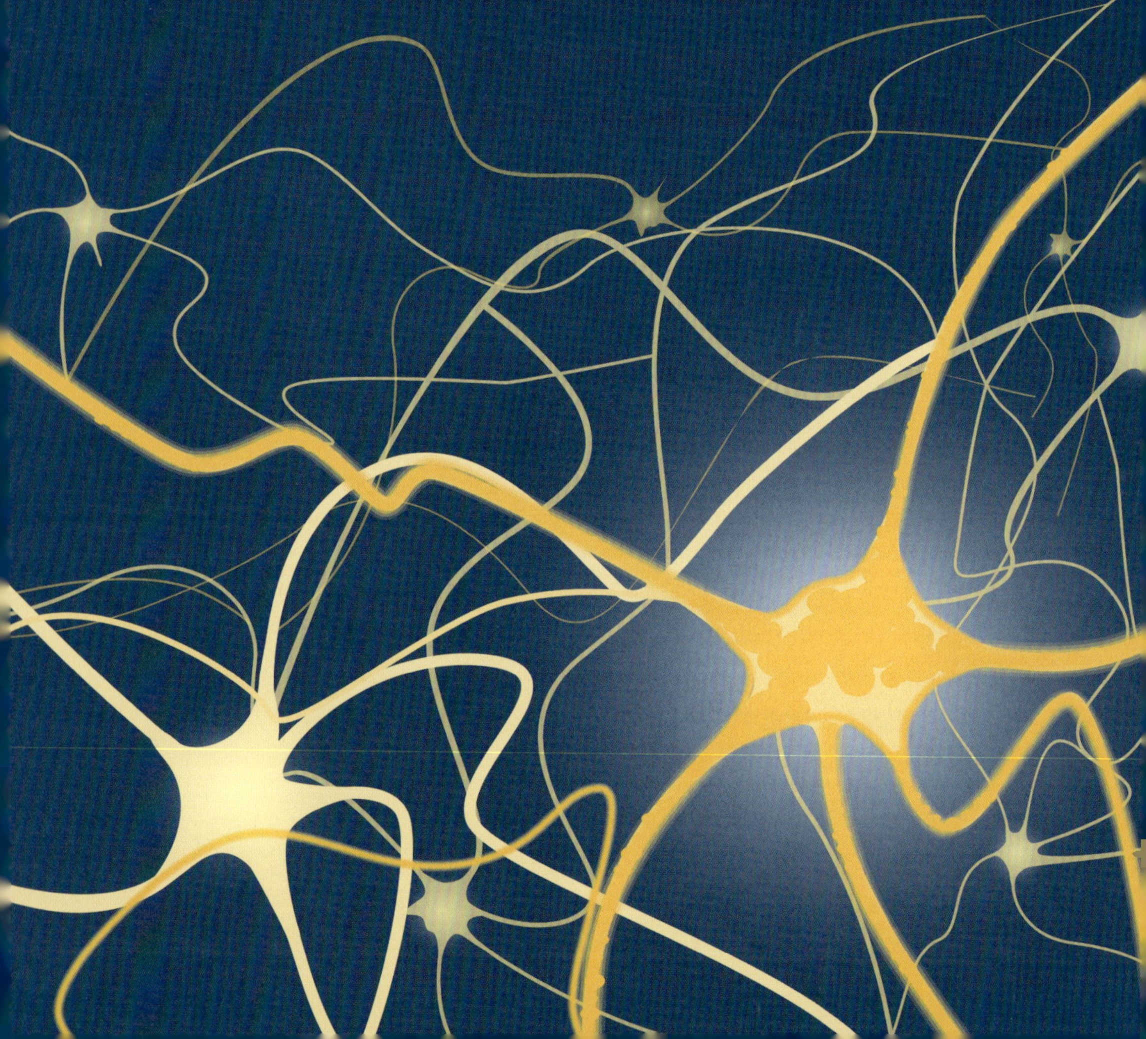

In diesem Kapitel werden wir uns intensiv mit der praktischen Anwendung der zuvor erarbeiteten theoretischen Konzepte befassen. Das Ziel ist es, Ihnen ein umfassendes Verständnis und konkrete Werkzeuge an die Hand zu geben, um die effektivsten Übungen auszuwählen und die Trainingsintensitäten richtig zu dosieren.

Zunächst werden wir erarbeiten, wie Sie die Intensität und Dosierung Ihrer Übungen beeinflussen können. Dies ist entscheidend, um die optimale Belastung für Ihr Nervensystem zu finden und eine Über- oder Unterforderung zu vermeiden.

Anschließend werden die einzelnen Inputsysteme vorgestellt, die der Exterozeption (Außenwahrnehmung), Viszerozeption (Innenwahrnehmung) und Propriozeption (Körperwahrnehmung) zugeordnet werden. Jedes dieser Systeme spielt eine wichtige Rolle bei der Verarbeitung von sensorischen Informationen, der Steuerung von Bewegungen und vor allem der Modulation von Schmerzen.

Für jedes der vorgestellten Systeme werden konkrete Übungen präsentiert. Diese sind darauf ausgelegt, die Funktionen des jeweiligen Systems zu aktivieren und zu verbessern. Praktische Erfahrungen zeigen, dass Übungen bei Beschwerden helfen können, wenn sie spezifischen Schmerzmustern zugeordnet werden. An diesem Punkt sollten Sie jedoch verstanden haben, dass es nicht die eine Übung gibt, die universell bei Rückenschmerzen, Knieschmerzen oder ähnlichen Beschwerden hilft. Jede Übung kann potenziell hilfreich sein. Jedoch zeigt sich in der Praxis, dass bei gewissen Beschwerdebildern einige Übungen effektiv helfen können. Das bedeutet nicht, dass es immer so ist! Auch hier gilt es, möglichst schnell eine passende Übung zu finden, die die Ursache des möglichen Schmerzes adressiert. Auch dies ist nur ein Leitfaden, um Ihnen die erste praktische Umsetzung zu erleichtern. Sie müssen sich von dem Denken lösen, dass diese eine Übung bei der Beschwerde hilft.

Es geht darum, durch gezielte Anwendung herauszufinden, welche Übung die ursächliche Problematik am effektivsten adressiert.

Am Ende des Kapitels wird dann darauf eingegangen, wie Sie Ihr Training konzipieren und anwenden sollen. Dies umfasst die Erstellung eines individuellen Trainingsplans, der auf Ihre spezifischen Bedürfnisse und Beschwerden zugeschnitten ist. Dabei werden die Erkenntnisse aus den Assessments und der Anamnese berücksichtigt, um die geeigneten Übungen auszuwählen und optimal zu dosieren.

Dieses Kapitel wird Ihnen die notwendigen Werkzeuge und Kenntnisse vermitteln, um neurozentrierte Übungen gezielt und effektiv in Ihren Trainingsalltag zu integrieren, damit Sie möglichst schnell eine Schmerzlinderung erfahren.

5.1 Intensität und Dosierung von Übungen

Die Intensität und Dosierung der Übungen sind entscheidende Faktoren für den Erfolg eines neurozentrierten Trainings. Durch die Durchführung von Assessments erhalten Sie allgemeines Feedback darüber, ob die ausgewählte Übung angemessen ist oder zu intensiv durchgeführt wird. Es ist jedoch wichtig, das Assessment stets im Kontext der Übungsdosierung zu betrachten. Fällt ein Assessment schlecht aus, muss die Übungsintensität so reguliert werden, dass das Nervensystem den Stimulus als nicht bedrohlich wahrnimmt.

Zunächst geht es darum, Überdosierung zu erkennen und zu vermeiden. Eine Überdosierung tritt dann auf, wenn eine Person durch eine Übung überfordert wird, was zu einer negativen Reaktion des Nervensystems führt. Sie müssen sich selbst oder Ihr Gegenüber sorgfältig beobachten, um Anzeichen von Stressreaktionen zu erkennen. Diese Stressreaktionen können sich auf verschiedene Weise äußern:

» Verkrampfung und steife Bewegungen

» Unterstützung der Bewegung durch andere Gliedmaßen

» Schwitzen

» Hautveränderungen (Blässe oder Rötung)

» Atemanhalten

» Schwindel, Übelkeit oder Kopfschmerzen (vor allem bei visuellen und vestibulären Übungen)

» Erhöhte Lidschlagrate, tränende oder zusammengekniffene Augen, Spannungsgefühle in den Augen

Sobald Sie solche oder ähnliche Stresssymptome bemerken, sollten Sie die Übung sofort stoppen. Diese Reaktionen markieren Ihre individuelle Trainingsschwelle. In manchen Fällen kann das Nervensystem so empfindlich sein, dass bereits nach einer einzigen Wiederholung eine Überforderung eintritt. Dies gilt insbesondere für visuelle, vestibuläre und gehirnnahe Stimulationen, bei denen besondere Vorsicht geboten ist.

Indem Sie auf diese Signale achten und die Übungsintensität entsprechend anpassen, können Sie sicherstellen, dass das Training effektiv bleibt und das Nervensystem die Reize als positiv einordnet.

Die Intensität von Übungen kann auf verschiedene Weise angepasst werden. Die einfachste Methode zur Veränderung ist die Anpassung der Wiederholungszahl. Grundsätzlich gilt: Je geringer die Wiederholungszahl, desto geringer die Intensität.

Die Anzahl der Wiederholungen, die Sie durchführen sollten, ist individuell und hängt von Ihrer persönlichen Stressreaktion ab. Es gibt daher keine allgemeingültige Empfehlung für die genaue Anzahl der Wiederholungen.

In den beschriebenen Übungen werden Sie jedoch feststellen, dass Wiederholungsempfehlungen gegeben werden. Diese Empfehlungen basieren auf dem Ziel, das Sie erreichen sollten, ohne eine Stressreaktion auszulösen oder das Ergebnis Ihres Assessments zu verschlechtern.

Eine allgemeine Regel lautet: Je näher eine Übung am Gehirn durchgeführt wird, desto weniger Wiederholungen sollten zu Beginn ausgeführt werden. Dies bedeutet, dass Mobilisationsübungen für Gelenke tendenziell mehr Wiederholungen vertragen als Übungen für die Augen oder das Gleichgewichtsorgan.

Um die richtige Intensität zu finden, sollten Sie sich vorsichtig an die empfohlene Wiederholungszahl herantasten. Führen Sie zunächst eine geringe Anzahl von Wiederholungen durch und überprüfen Sie anschließend mithilfe eines Assessments, wie Ihr Nervensystem darauf reagiert. Achten Sie dabei auf mögliche Stressreaktionen. Falls keine negativen Reaktionen auftreten, können Sie die Wiederholungszahl schrittweise erhöhen.

Neben der Anpassung der Wiederholungszahl gibt es weitere Methoden, um die Aktivierung zu steigern und die Wirksamkeit Ihrer Übungen zu erhöhen. Bewährt hat sich die Kombination von Übungen.

Oft reicht eine einzelne Übung nicht aus, um die gewünschte Veränderung im Nervensystem zu erreichen. Daher ist es sinnvoll, verschiedene Übungen hintereinander durchzuführen. Achten Sie darauf, diese mit relativ wenig Pausenzeit hintereinander auszuführen, um das Aktivierungsniveau hochzuhalten.

Darüber hinaus kann es sinnvoll sein, bestimmte Übungen zu kombinieren und gleichzeitig auszuführen, um die Aktivierung zu erhöhen. Diese Methode erfordert jedoch besondere Vorsicht, da sie das Nervensystem schnell überfordern kann. Beobachten Sie daher genau, ob Stressreaktionen auftreten.

Einige Beispiele für Übungskombinationen sind:

» Führen Sie Schulterkreise aus, während Sie mit dem Arm ein Vibrationstool halten.

» Halten Sie eine bestimmte Augenposition, während Sie den Rücken mobilisieren.

- Machen Sie eine Atemübung, während Sie Musik hören und gleichzeitig Gerüche wahrnehmen.

Diese Kombinationen erhöhen die sensorische und motorische Stimulation und können zu einer besseren Aktivierung der gewünschten Hirnareale führen.

Beachten Sie jedoch stets die individuellen Stressreaktionen. Sobald Sie Anzeichen einer Überforderung feststellen, sollten Sie die Intensität reduzieren oder eine der Übungen weglassen.

Mit diesem Wissen steigen wir nun in die verschiedenen Systeme und Übungen ein.

5.2 Exterozeption

Exterozeption ist die Fähigkeit, Reize aus der äußeren Umgebung wahrzunehmen und zu verarbeiten. Sie umfasst die sensorischen Systeme, die auf externe Stimuli wie Licht, Schall, Geruch und Geschmack reagieren. Diese Sinne liefern wichtige Informationen, die für die Orientierung und Interaktion mit der Umwelt unerlässlich sind.

Die Exterozeption besteht aus verschiedenen sensorischen Systemen:

1. **Visuelles System:** Nimmt Licht und Farben wahr, was für die Orientierung und Bewegung im Raum entscheidend ist.
2. **Auditives System:** Erfasst Geräusche und Schallwellen, die für die Kommunikation und das Erkennen von Gefahren wichtig sind.
3. **Olfaktorisches System:** Erkennt Gerüche, die starke emotionale und Erinnerungsreaktionen auslösen können.
4. **Gustatorisches System:** Wahrnehmung von Geschmacksrichtungen, die neben dem Genuss von Nahrung auch eine Schutzfunktion erfüllen können.

Im Folgenden werden Übungen vorgestellt, die gezielt die Exterozeption durch die verschiedenen sensorischen Systeme ansprechen und trainieren. Diese Übungen helfen dabei, die Wahrnehmung zu schärfen, die sensorische Integration zu verbessern und potenzielle Defizite zu erkennen und zu beheben. Die Verbesserung der Exterozeption bietet ein erhebliches Potenzial zur Unterstützung der Schmerzregulation.

5.2.1 Visuelles System

Das visuelle System ist eines der komplexesten und vielseitigsten sensorischen Systeme des menschlichen Körpers. Es ermöglicht nicht nur das scharfe Sehen und die Fokussierung, sondern umfasst auch das periphere Sehen, das Scharfstellen der Augen (Akkommodation) das räumliche Sehen sowie verschiedene Augenbewegungen wie Folgebewegungen, Blicksprünge (Sakkaden) und Blickstabilisierungen. Darüber hinaus kann das visuelle System Farben und Kontraste erkennen und verarbeiten.

Die Verarbeitung visueller Informationen im Gehirn ist extrem komplex und involviert nahezu das gesamte Gehirn. Diese umfangreiche Verarbeitung unterstreicht die Bedeutung des visuellen Systems für die sensorische Aktivierung des Gehirns.

Alle diese Fähigkeiten sind darauf ausgerichtet, ein klares und präzises Sehen zu ermöglichen. Es ist jedoch ebenso wichtig, jede dieser Fähigkeiten regelmäßig auf ihre Funktion zu überprüfen. Einschränkungen oder Defizite im visuellen System können zu verschiedenen Schmerzmustern im gesamten Körper führen.

Achtung: !

Visuelles Training kann – falsch dosiert – Stressreaktionen wie Schwindel, Übelkeit, Kopfschmerzen und Ähnliches auslösen. Dies ist vor allem der Fall, wenn Personen eine Historie an Kopfverletzungen, Gehirnerschütterungen, Schleudertraumen oder ähnliches aufweisen. Bitte achten Sie bei der Durchführung auf Ihre individuelle Reaktion und starten Sie langsam. Ein guter Indikator für eine Stressreaktion sind tränende Augen oder ein Spannungsgefühl in den Augen. Sollten Sie so etwas wahrnehmen, ist die Übung sofort zu unterbrechen, auch wenn Sie erst eine Wiederholung durchgeführt haben. Machen Sie lieber eine Pause und wiederholen Sie die Übungen mit kleinen Zwischenpausen.

Im Folgenden werden verschiedene Übungen vorgestellt, die darauf abzielen, das visuelle System zu trainieren und seine Funktionen zu verbessern.

AUGENFOLGEBEWEGUNGEN

Ziel: Ziel dieser Übung ist die Fähigkeit, bewegte Objekte flüssig verfolgen zu können. Dafür werden hier acht unterschiedliche Bewegungsrichtungen genutzt.

Bewährt bei: Nackenverspannungen, Rückenschmerzen, Empfindungsstörungen, Balance

Ausführung:

Ausgangsposition:

Halten Sie einen Fixpunkt (z. B. einen Vision Stick, Stift oder Ihren Daumen) etwa in einer Armlänge Entfernung auf Augenhöhe in Ihrem Sehfeld. Ihr Kopf sollte gerade gehalten werden, und Ihre Augen sollten sich in einer neutralen, mittigen Position befinden.

Durchführung:

Bewegen Sie den Fixpunkt in eine der acht Bewegungsrichtungen (rechts, oben rechts, oben, oben links, links, unten links, unten oder unten rechts) und folgen Sie dem Fixpunkt flüssig mit Ihren Augen. Bringen Sie den Fixpunkt anschließend wieder in die Ausgangsposition zurück. Ziel sind 15-20 Wiederholungen. Beenden Sie die Übung sofort bei der ersten Stressreaktion.

Hinweise:

Achten Sie darauf, dass Ihre Augen nicht springen. Sollte dies der Fall sein, reduzieren Sie das Bewegungstempo des Fixpunktes.

Halten Sie den Kopf still und unbewegt. Falls nötig, können Sie den Kopf mit Ihrer anderen Hand fixieren.

Bewegen Sie den Fixpunkt nur so weit von der Mitte in die Bewegungsrichtung, wie Sie den Fixpunkt mit beiden Augen dauerhaft erkennen können.

Ausgangsposition

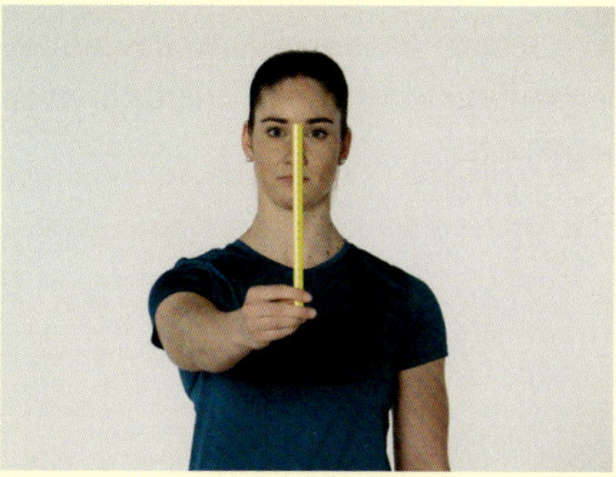

Endposition

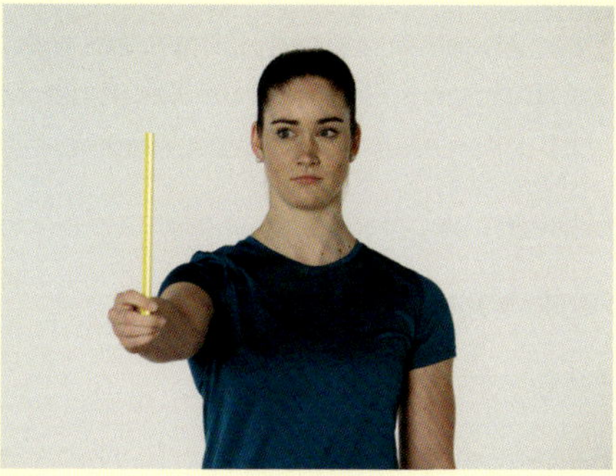

Endposition in acht Bewegungsrichtungen

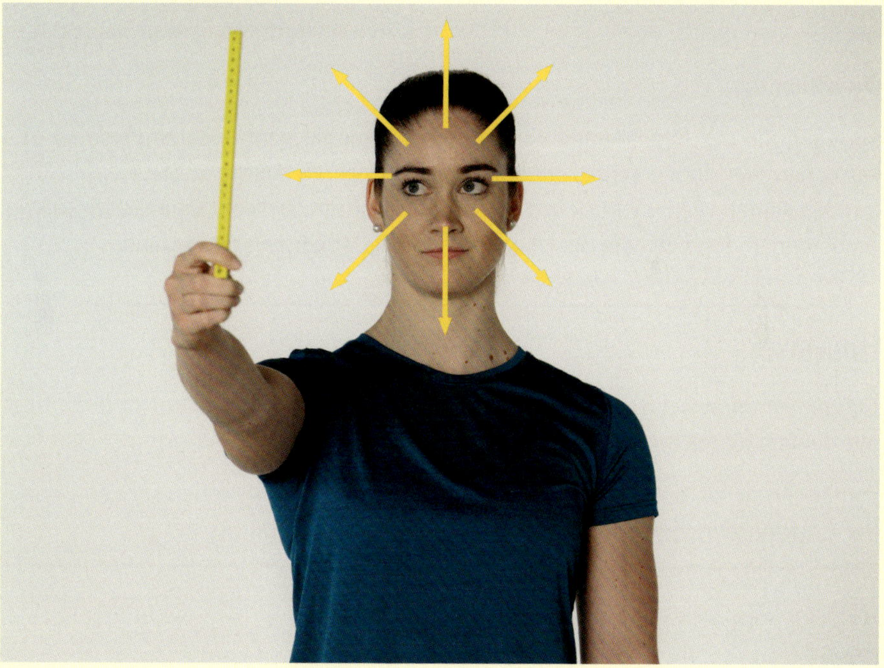

SAKKADEN

Ziel: Schnell von einem Objekt des Interesses zu einem anderen Objekt des Interesses springen zu können, um somit die Aufmerksamkeit zu verlagern. Hierfür werden acht unterschiedliche Bewegungsrichtungen genutzt.

Bewährt bei: Nackenverspannungen, Kopf-, Rücken- und Schulterschmerzen, Balance

Ausführung:

Ausgangsposition:

Halten Sie zwei Fixpunkte (z. B. Vision Sticks, Stifte oder Ihre Daumen) etwa in einer Armlänge vor sich ausgestreckt. Platzieren Sie einen Fixpunkt mittig auf Augenhöhe und den anderen Fixpunkt an einer der acht gewählten Bewegungsrichtungen (rechts, oben rechts, oben, oben links, links, unten links, unten oder unten rechts).

Durchführung:

Springen Sie mit Ihren Augen vom mittigen Fixpunkt zum anderen Fixpunkt und versuchen Sie, diesen schnellstmöglich zu fokussieren. Springen Sie anschließend mit den Augen wieder zurück in die Ausgangsposition. Ziel sind schnelle 15-20 Wiederholungen. Beenden Sie die Übung sofort bei der ersten Stressreaktion.

Hinweise:

Achten Sie darauf, dass Ihr Kopf nicht bewegt wird. Fixieren Sie zur Not Ihren Kopf mit der Schädelrückseite an einer Wand.

Stellen Sie sicher, dass beide Augen den Fixpunkt dauerhaft sehen können, sodass der Abstand zwischen den beiden Fixpunkten nicht zu groß ist.

Ausgangsposition

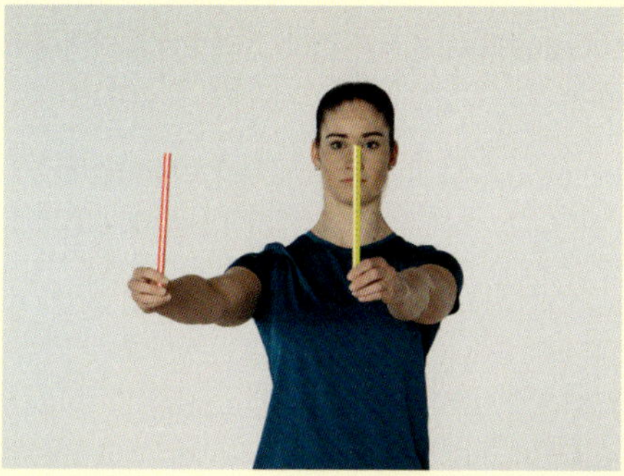

Endposition Seitlich

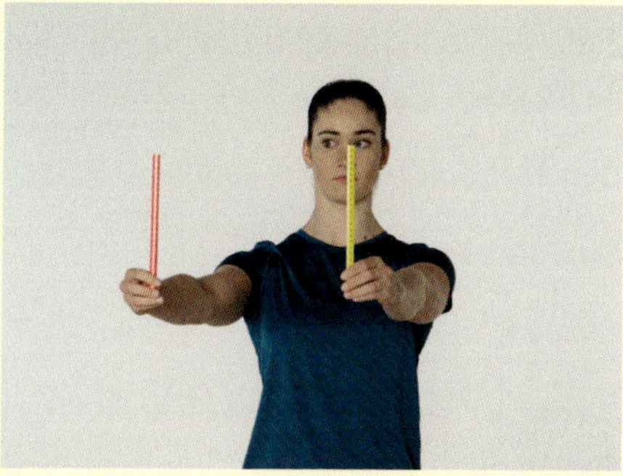

Endposition in acht Bewegungsrichtungen

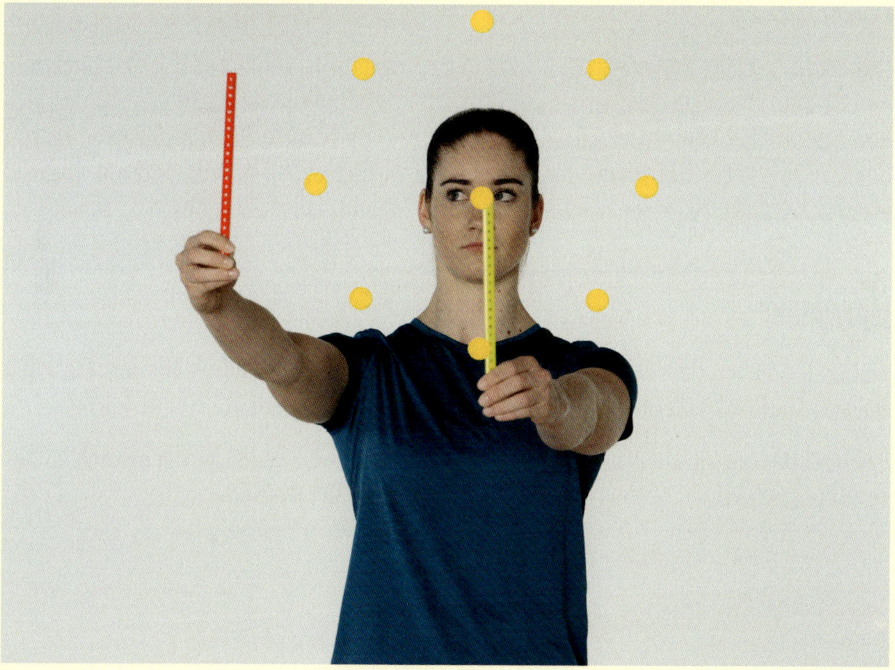

BLICKSTABILISIERUNGEN

Ziel: Die Übung dient dazu, die Fähigkeit zu verbessern, die Augen in verschiedenen Richtungen statisch auf einen Punkt zu fixieren.

Bewährt bei: Nackenproblemen, Balanceproblemen, Skoliose, Rückenschmerzen

Ausführung:

Ausgangsposition:

Halten Sie einen Fixpunkt (z. B. einen Vision Stick, Stift oder Ihren Daumen) etwa in einer Armlänge auf Augenhöhe in Ihrem Sehfeld und fixieren Sie diesen mit Ihren Augen.

Durchführung:

Die Fixation sollte für etwa 20-30 Sekunden gehalten werden und ist zu unterbinden, sobald die erste Stressreaktion auftritt. Wiederholen Sie diese Übung mit kleinen Pausen für jede unterschiedliche Fixationsposition: Augenhöhe mittig, rechts, links; etwa 20 cm unterhalb der Augenhöhe mittig, unten rechts, unten links; und etwa 20 cm oberhalb der Augenhöhe mittig, oben rechts, oben links.

Hinweise:

Stellen Sie sicher, dass beide Augen den Fixpunkt dauerhaft sehen können. Nehmen Sie den Fixpunkt entsprechend nicht zu weit aus Ihrem Sehfeld.

Beobachten Sie, ob Ihnen eine Fixation in einer Position besonders schwerfällt. Diese sollte in Zukunft intensiver, aber vorsichtig trainiert werden.

Position 1

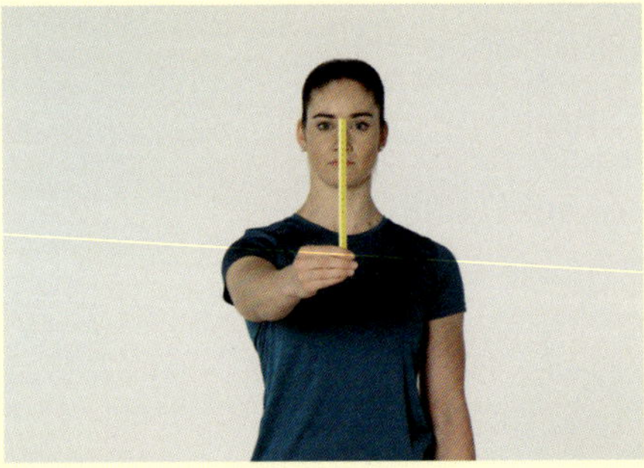

Position in neun Punkten

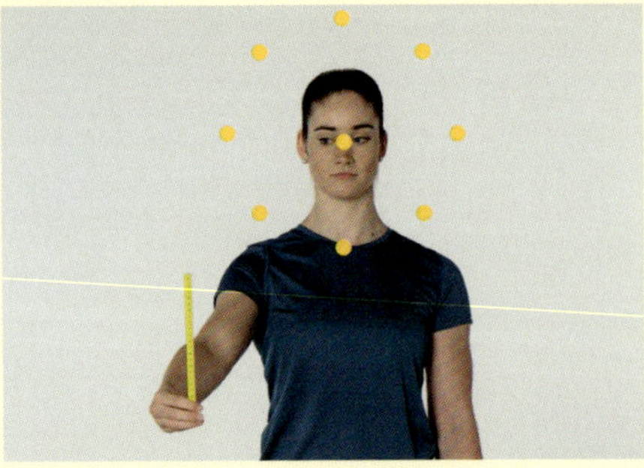

Vergenz

Vergenz ist die Fähigkeit der Augen, sich nach innen (Konvergenz) oder nach außen (Divergenz) zu bewegen, um Objekte in verschiedenen Entfernungen klar zu sehen. Diese Bewegungen sind entscheidend für das räumliche Sehen und ermöglichen es uns, die Tiefe und Entfernung von Objekten korrekt zu beurteilen. Vergenzbewegungen sorgen dafür, dass die Bilder, die von beiden Augen aufgenommen werden, im Gehirn zu einem einzigen, klaren Bild verschmelzen. Diese Fähigkeit ist besonders wichtig für das räumliche Sehen und die Tiefenwahrnehmung. Ohne Vergenz könnten wir keine dreidimensionalen Bilder wahrnehmen, was die Fähigkeit beeinträchtigen würde, Entfernungen genau einzuschätzen und sicher in unserer Umgebung zu navigieren.

AUGENLIEGESTÜTZ (HORIZONTAL MITTIG & LEICHT ABSCHÜSSIG)

Ziel: Die Augen durch die Verfolgung eines Objektes eng und weit stellen zu können.

Bewährt bei: Nacken- und Schulterproblemen, Rückenschmerzen, schlechter Haltung, Balance

Ausführung:

Ausgangsposition:

Fixieren Sie einen Fixpunkt (z. B. einen Vision Stick, Stift oder Ihren Daumen) auf Augenhöhe (bzw. auf Höhe der Nasenspitze) in einer Armlänge.

Durchführung:

Ziehen Sie den Fixpunkt etwa bis 10 cm vor Ihre Augen (bzw. zu Ihrer Nasenspitze), sodass sich Ihre Augen nach horizontal innen (bzw. unten innen) stellen. Schieben Sie den Fixpunkt anschließend wieder in die Ausgangsposition, sodass sich Ihre Augen wieder weit stellen. Ziel sind 15-20 Wiederholungen, solange keine Stressreaktion auftritt.

Hinweise:

Führen Sie diese Übung vorsichtig aus. Vielen Personen wird davon schnell übel oder schwindelig, da dies eine starke Aktivierung für das Mittelhirn (Start des sympathischen Nervensystems) ist, insbesondere wenn eine Historie an Kopfverletzungen, Gehirnerschütterungen oder Schleudertraumen vorliegt. Reduzieren Sie zur Not den Bewegungsumfang und ziehen Sie den Fixpunkt nicht zu nah ran.

Lassen Sie die Übung durch eine außenstehende Person beobachten und versuchen Sie herauszufinden, ob sich beide Augen nach innen stellen. Bei vielen Personen stellt sich ein Auge wieder in die neutrale Position, ohne dass man es selbst merkt. Dieses sollte dann einzeln in der Engstellung trainiert werden (Blickstabilisierung und Augenfolgebewegungen mit diesem Auge nach innen bzw. unten innen).

Ausgangsposition

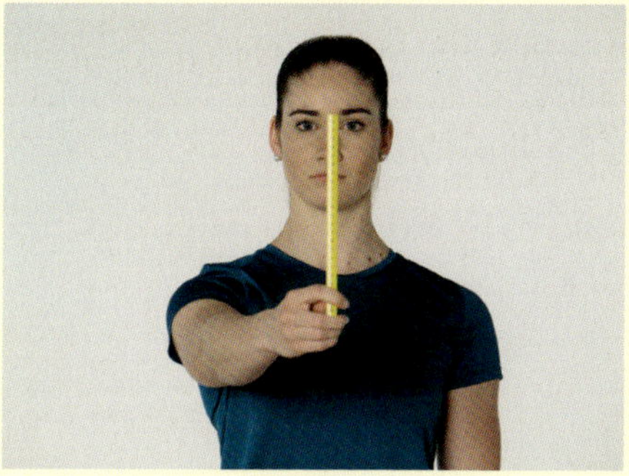

Endposition

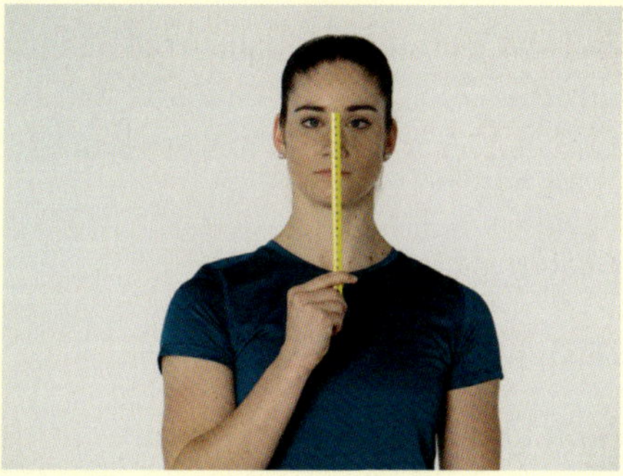

Ausgangsposition

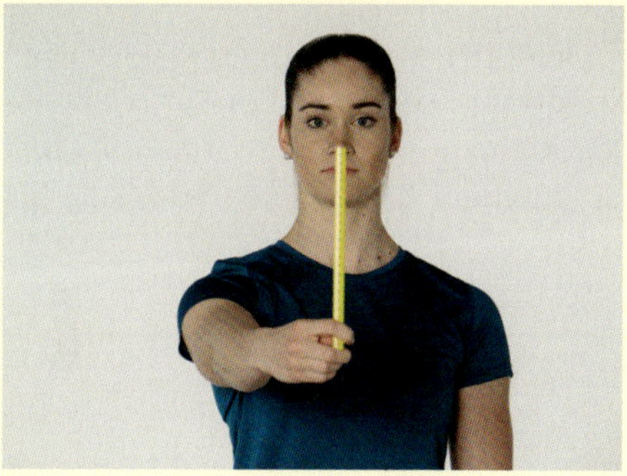

Endposition

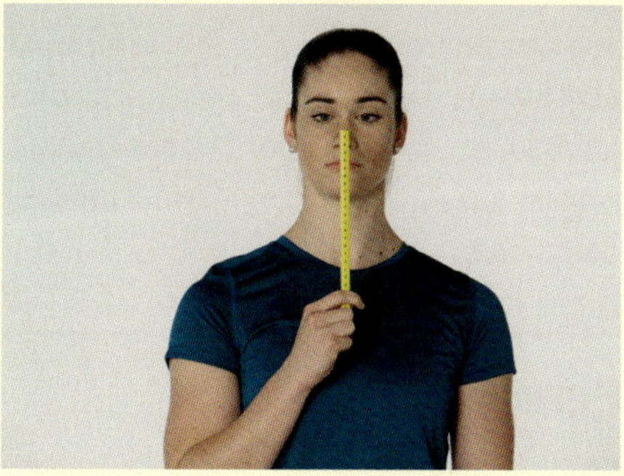

BROCK-SCHNUR

Ziel: Training der Eng- und Weitstellung der Augen. Die Brock-Schnur ist ein medizinisches Tool, das genutzt wird, um binokulares Sehen zu testen. Darüber hinaus kann auch ein Training mit der Brock-Schnur durchgeführt werden.

Bewährt bei: Nacken- und Schulterproblemen, Rückenschmerzen, schlechter Haltung, Balance

Ausführung:

Ausgangsposition:

Halten Sie die Brock-Schnur mit einer Hand an Ihrer Nasenspitze, sodass Ihre Finger nicht Ihr Sehfeld auf die Schnur verdecken. Halten Sie das andere Ende der Schnur mit der anderen Hand im Abstand einer Armlänge fest, auf Augenhöhe oder leicht abschüssig. Die Schnur sollte auf Spannung sein und nicht durchhängen. Die Kugeln sollten entlang der Schnur ungefähr gleichmäßig verteilt sein, wobei die den Augen am nächsten gelegene Kugel einen ungefähren Abstand von 15-20 cm haben sollte.

Hinweise:

Das beidäugige (binokulare) Sehen funktioniert, wenn die Schnur sich beim Blick auf eine Kugel als „X" in der Kugel schneidet. Sehen Sie ein „Y" oder nur eine Schnur, sollten Sie die Übung weiter trainieren.

Einige Personen sehen die Kugel doppelt. Das ist ein Zeichen dafür, dass sie denken, sie schauen auf die Kugel, in Wirklichkeit aber kurz vor oder hinter die Kugel sehen. Kann dies durch kleine Trainingsinterventionen nicht verändert werden, sollte ein Arzt konsultiert werden.

Durchführung 1:

Fokussieren Sie die erste Kugel, sodass Sie diese im besten Fall scharf sehen. Springen Sie nun mit den Augen auf die nächste und dann die übernächste Kugel und wieder zurück. Führen Sie davon ca. 10 Durchgänge aus, es sei denn, eine Stressreaktion tritt auf.

Durchführung 2:

Fokussieren Sie die erste Kugel und gleiten Sie mit den Augen von Kugel zu Kugel an der Schnur entlang, von nah nach fern und von fern nach nah. Führen Sie ca. 10 Wiederholungen aus und hören Sie auf, wenn die erste Stressreaktion auftritt.

Augenhöhe

Ausgangsposition

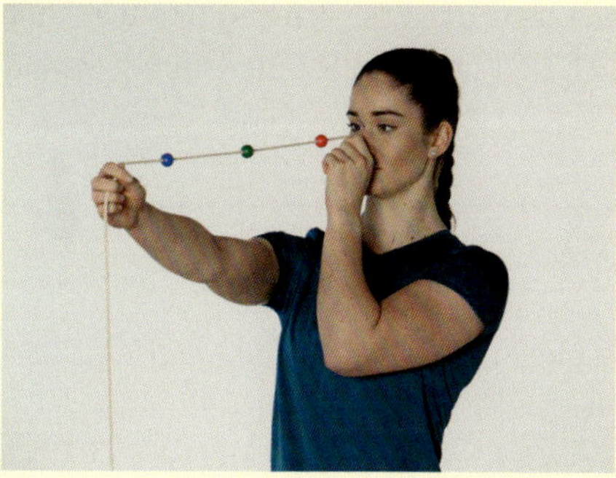

Abschüssig

Ausgangsposition

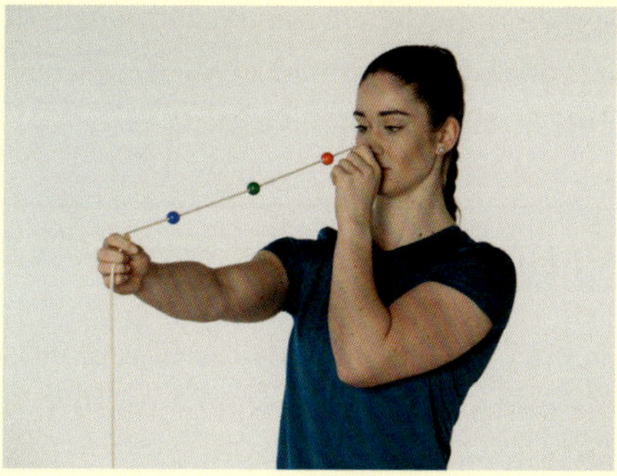

SPIRALEN

Ziel: Objekte in Bewegung in unterschiedlichen Distanzen flüssig verfolgen können.

Bewährt bei: Rückenschmerzen, Nacken- und Balanceproblemen

Ausführung:

Ausgangsposition:

Fixieren Sie einen Fixpunkt (z. B. einen Vision Stick, Stift oder Ihren Daumen) in etwa einer Armlänge auf Augenhöhe.

Durchführung:

Beschreiben Sie mit Ihrem Fixpunkt abwechselnd aufwärts und abwärts sich bewegende Spiralen in Ihrem Sichtfeld und verfolgen Sie den Fixpunkt mit Ihren Augen, sodass diese sich in alle Bewegungsrichtungen bewegen und sich eng und weit stellen müssen. Führen Sie etwa 10 Spiralen durch und beenden Sie die Übung, sobald eine Stressreaktion eintritt.

Hinweise:

Achten Sie darauf, dass die Bewegung ausschließlich durch die Augen erfolgt und Sie keine Kopfbewegungen ausführen.

Beide Augen sollten zu jeder Zeit der Bewegung dauerhaft auf den Fixpunkt gerichtet sein.

Ausgangsposition

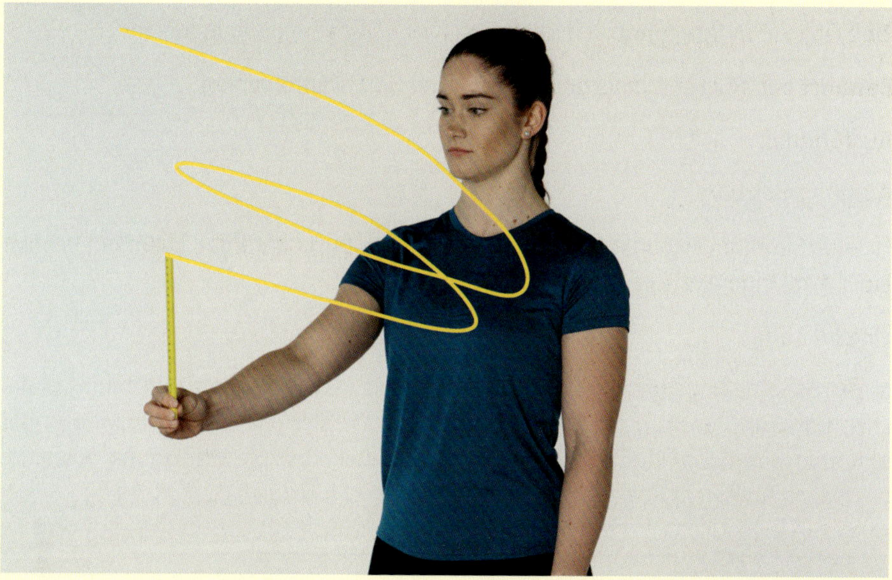

Position 1

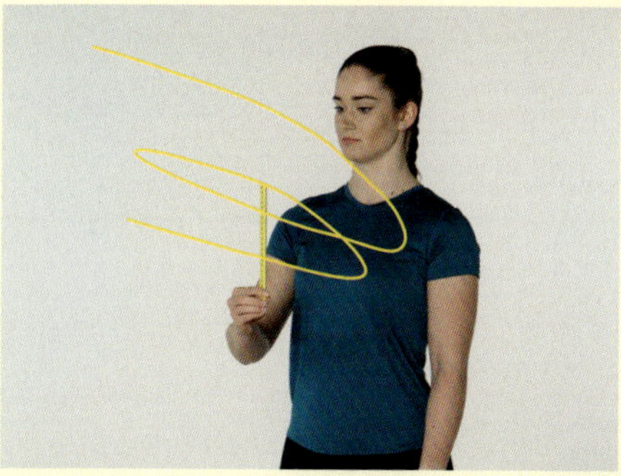

Position 2

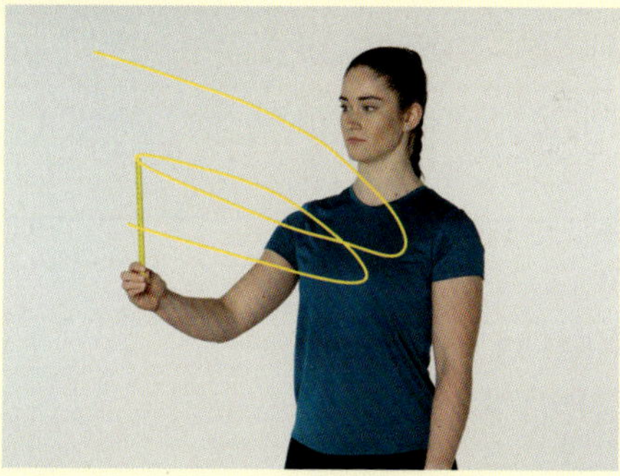

Position 3

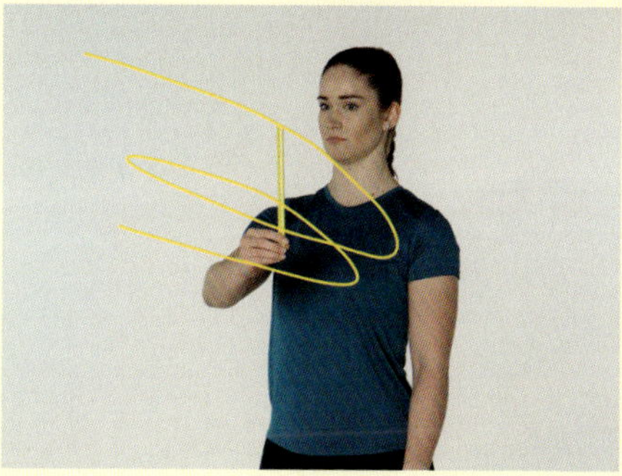

Position 4

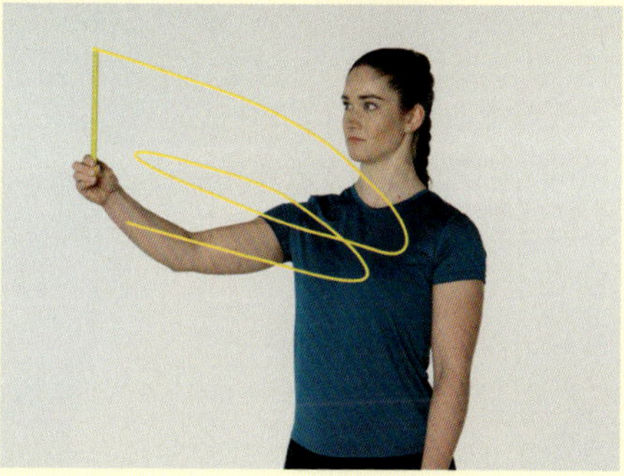

LIEGENDE 8

Ziel: Objekte in Bewegung auf unterschiedlichen Ebenen verfolgen können.

Bewährt bei: Rückenschmerzen, Nacken- und Balanceproblemen

Ausführung:

Ausgangsposition:

Fixieren Sie einen Fixpunkt (z. B. einen Vision Stick, Stift oder Ihren Daumen) in etwa einer Armlänge Abstand auf Augenhöhe.

Durchführung:

Malen Sie eine liegende Acht mit Ihrem Fixpunkt innerhalb Ihres Sichtfeldes in die Luft, während Ihre Augen dem Fixpunkt folgen. Führen Sie etwa 5 Achten in die eine und dann 5 in die andere Richtung aus. Beenden Sie die Übung vorzeitig, wenn eine Stressreaktion auftritt.

Hinweise:

Achten Sie darauf, dass beide Augen dauerhaft den Fixpunkt sehen.

Achten Sie darauf, dass Sie während der Übung keine Kopfbewegung ausführen und die Bewegung ausschließlich mit den Augen erfolgt.

Position 1

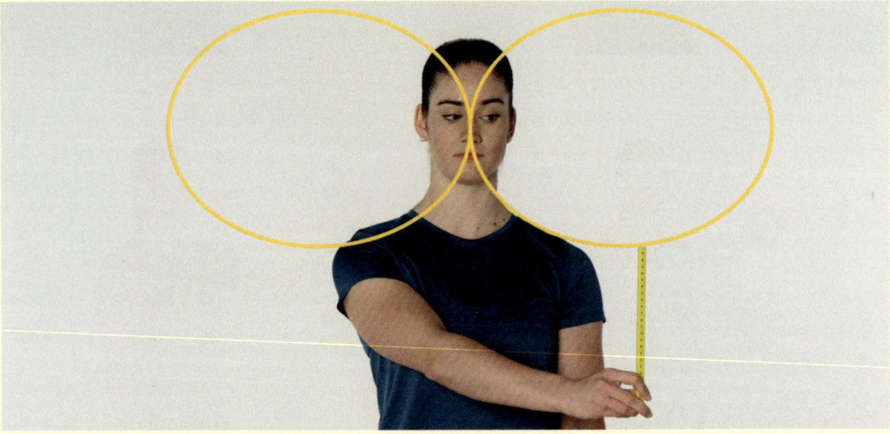

Farben

Die Nutzung von Farben zur Stimulation des visuellen Systems kann unterschiedliche Auswirkungen auf die kortikale Aktivität haben. Verschiedene Farben beeinflussen unser Gehirn unterschiedlich. Besonders gut untersucht sind die Farben Grün, Rot und Blau. Blau und Rot führen tendenziell zu einer stärkeren Aktivierung des gesamten Kortex, während Grün eher eine beruhigende Wirkung hat (Müller 2024).

Auf unserer Netzhaut befinden sich drei verschiedene Farbrezeptoren, die auf Lichtwellen im Spektrum Blau, Rot und Grün reagieren. Diese Rezeptoren erzeugen unterschiedliche Aktivierungsmuster im Gehirn. Farbbrillen sind ein einfaches und effektives Mittel, um diese Muster zu nutzen. Sie bieten den Vorteil, dass sie mit minimalem Aufwand große Wirkungen erzielen können. Farbbrillen können leicht in andere Trainingsinterventionen integriert werden, was ihre Anwendung besonders praktisch macht.

Blau und Rot neigen dazu, den Kortex stärker zu aktivieren. Studien zeigen, dass Blau zu einer sofortigen Kraftsteigerung um 10 % bis 20 % führen kann und bei neurologischen Erkrankungen die kognitive Leistungsfähigkeit, sprachlichen Fähigkeiten und Konzentration verbessert (Bansal & Green 2022 & Fimreite et al. 2016). Im Profifußball wurde festgestellt, dass Athleten in roten Trikots statistisch gesehen erfolgreicher sind. Dies liegt teilweise an den kortikalen Aktivierungsmustern sowie an den psychologischen Assoziationen, die Sportler mit der Farbe Rot verbinden (Attrill et al. 2008).

Grün wirkt hingegen beruhigend und wird zur Schmerzreduktion und Symptombekämpfung bei Migräne, Kopfschmerzen und Fibromyalgie eingesetzt (Cheng et al. 2021 & 2022). Zudem verbessert die grüne Farbe die Stimmung und verringert die subjektive Anstrengung beim Sport im Freien. Farbbrillen mit grünen Gläsern sind besonders nützlich bei Hyperaktivität des Mittelhirns nach Gehirnerschütterungen und zur Linderung akuter Symptome (Mares et al. 2019).

Empfehlungen zur Nutzung

Die Auswirkung der Farbe bleibt individuell und hängt davon ab, ob das Nervensystem mehr Aktivierung oder Hemmung benötigt. Dies muss getestet werden. Nutzen Sie dazu die im Buch vorgestellten Beweglichkeitstests oder überprüfen Sie, ob sich Ihre Schmerzmuster mit der entsprechenden Brillenfarbe anders anfühlen.

Der Einsatz von Farbbrillen mit verschiedenen Farbtönen ist daher als passive Maßnahme sehr praktikabel, da praktisch ohne großen Aufwand nebenbei weitere Stimuli gesetzt werden können.

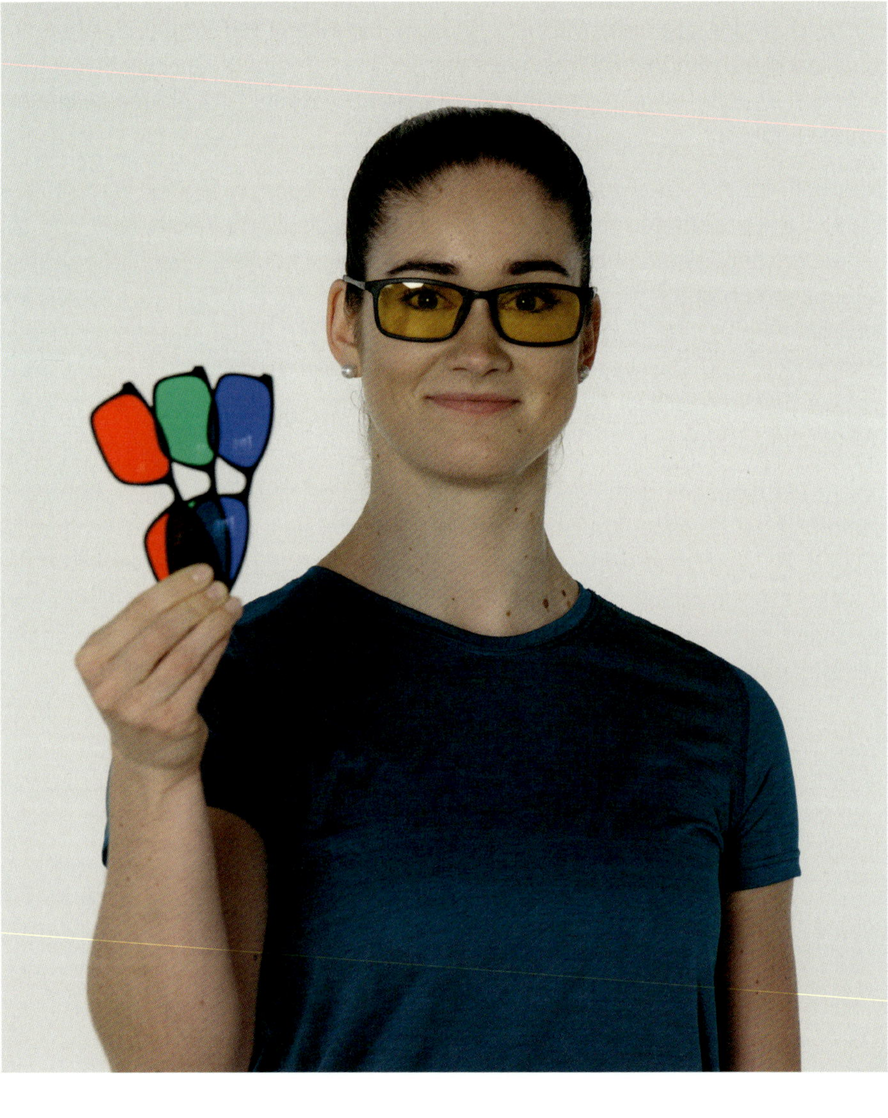

Quellen:

» Müller, D. (2024). Visuelles Screening und Basistraining. In: K. Grafen, D. Schauenberg, D. Suslik & D. Müller (Hrsg.), *Neurozentriertes Training in der Sportphysiotherapie* (Kapitel 9, Abschnitt 9.5.10). Stuttgart: Thieme.

» Bansal, S. & Green, K. (2022). Application of colored filters in patients post-traumatic brain injury: A review. *NeuroRehabilitation*, 50(3), 321-330. https://doi.org/10.3233/NRE-228015. PMID: 35342057 Letzter Zugriff 07.09.2024

» Fimreite, V., Willeford, K. T. & Ciuffreda, K. J. (2016). Effect of chromatic filters on visual performance in individuals with mild traumatic brain injury (mTBI): A pilot study. *Journal of Optometry, 9*(4), 231-239. https://doi.org/10.1016/j.optom.2016.04.004. PMID: 27257034; PMCID: PMC5030322 Letzter Zugriff 07.09.2024

» Attrill, M. J., Gresty, K. A. & Hill, R. A. (2008). Red shirt colour is associated with long-term team success in English football. *Journal of Sports Sciences, 26*(6), 577–582. https://doi.org/10.1080/02640410701736244. PMID: 18344128 Letzter Zugriff 07.09.2024

» Cheng, K. et al. (2022). Case Report: Green Light Exposure Relieves Chronic Headache Pain in a Colorblind Patient. *Clinical Medicine Insights: Case Reports*, 15, 11795476221125164. https://doi.org/10.1177/11795476221125164. PMID: 36159182; PMCID: PMC9493681 Letzter Zugriff 07.09.2024

» Cheng, K. et al. (2021). Mechanisms and Pathways of Pain Photobiomodulation: A Narrative Review. *Journal of Pain*, 22(7), 763–777. https://doi.org/10.1016/j.jpain.2021.02.005. PMID: 33636371; PMCID: PMC8277709 Letzter Zugriff 07.09.2024

» Mares, C., Dagher, J. H. & Harissi-Dagher, M. (2019). Narrative Review of the Pathophysiology of Headaches and Photosensitivity in Mild Traumatic Brain Injury and Concussion. *Canadian Journal of Neurological Sciences*, 46(1), 14–22. https://doi.org/10.1017/cjn.2018361. PMID: 30509333 Letzter Zugriff 07.09.2024

Peripheres Sehen

Das periphere Sehen ist ein unverzichtbarer Bestandteil Ihres visuellen Systems. Es ermöglicht Ihnen, Bewegungen und Objekte zu erkennen, die sich außerhalb Ihres zentralen Sichtfeldes befinden. Diese Fähigkeit ist entscheidend für Ihre Sicherheit und Orientierung im Alltag. Durch das periphere Sehen können Sie potenzielle Gefahren schnell erkennen und auf sie reagieren, sei es im Straßenverkehr, beim Sport oder in anderen Alltagssituationen. Ein gut entwickeltes peripheres Sehen trägt auch dazu bei, dass Sie sich sicher und effizient bewegen können, indem es Ihnen ermöglicht, Hindernisse frühzeitig zu erkennen.

Das periphere Sehen reagiert besonders empfindlich auf Bewegungen. Diese Funktion hilft Ihnen, sich rasch auf Veränderungen in Ihrer Umgebung einzustellen und unterstützt Ihre räumliche Orientierung. Das periphere Sehfeld kann in vier Quadranten unterteilt werden: oben rechts, oben links, unten rechts und unten links. Diese Einteilung ermöglicht es Ihnen, spezifische Bereiche des peripheren Sehens gezielt zu trainieren und zu analysieren. Jeder Quadrant spielt eine wichtige Rolle bei der Wahrnehmung und Orientierung, was die Gesamtfunktionalität Ihres visuellen Systems erheblich verbessert.

Ziel: Verbesserung des peripheren Sichtfeldes

Bewährt bei: Schwindel, Nackenproblemen, Rückenschmerzen, Stress

HASENOHREN

Ausführung:

Ausgangsposition:

Sie stehen oder sitzen gerade und aufrecht und fixieren einen Punkt auf Augenhöhe mit Ihren Augen. Ihr Trainingspartner steht hinter Ihnen außerhalb Ihres Sichtfeldes.

Durchführung:

Ihr Trainingspartner schiebt langsam eine seiner Hände in eines der vier Sehfelder (rechts oben, links oben, links unten und rechts unten) und wackelt dabei dauerhaft mit der Hand. Sie bestätigen durch Zuruf kurz, sobald Sie die Bewegung in einem der vier Seh-Quadranten registrieren. Die Sehfelder, die am spätesten und langsamsten reagieren, sollten intensiv trainiert werden. Die Übung sollte etwa 1-2 Minuten durchgeführt werden.

Hinweise:

Diese Übung kann ausschließlich zu zweit durchgeführt werden.

Achten Sie darauf, dass Sie dauerhaft auf den Fixpunkt schauen und die Augen nicht auf die Bewegung richten.

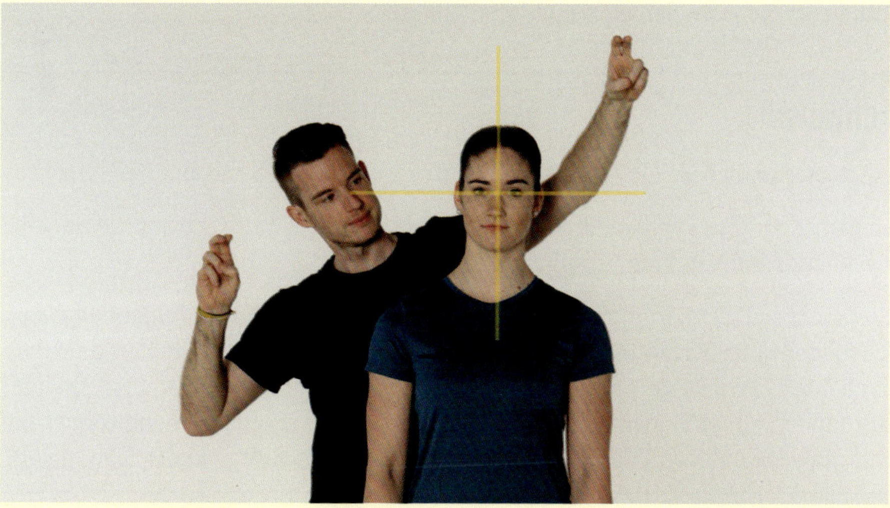

OPTOKINETISCHE STREIFEN

Optokinetische Streifen sind visuelle Reize, die in der neurologischen und vestibulären Rehabilitation verwendet werden, um die optokinetische Reaktion Ihres visuellen Systems zu stimulieren. Diese Streifenmuster bewegen sich gleichmäßig in eine bestimmte Richtung, oft horizontal oder vertikal, und helfen dabei, die Stabilität Ihres Blicks zu verbessern und Ihre Augenbewegungen zu koordinieren. Durch das Platzieren der sich bewegenden Streifen in eines Ihrer peripheren Sehfelder kann ein peripherer Stimulus erzeugt werden, der die visuelle und vestibuläre Integration trainiert.

Ausführung:

Ausgangsposition:

Es gibt einige Apps, die zur Verwendung optokinetischer Streifen genutzt werden können. Bringen Sie die Streifen auf Ihrem Smartphone in Bewegung, um die Übung vorzubereiten. Fixieren Sie einen Punkt auf Augenhöhe und halten Sie die sich bewegenden Streifen in eines Ihrer peripheren Sehfelder (oben rechts, oben links, unten rechts und unten links).

Durchführung:

Bleiben Sie mit den Augen auf dem Fixpunkt, während Sie in Ihrem peripheren Sehen die Bewegung der Streifen registrieren. Schieben Sie das Smartphone langsam abwechselnd mehr in Ihr ausgewähltes Sehfeld hinein und wieder hinaus und versuchen Sie, die Bewegung möglichst intensiv in der Peripherie wahrzunehmen. Trainieren Sie jedes Sehfeld für ca. eine Minute.

Hinweise:

Alternativ können Sie ein Tablet nutzen, um einen größeren Bewegungsreiz zu setzen.

In manchen Apps können die Streifen farblich verändert werden, wenn Sie auf eine bestimmte Farbe gut reagieren (siehe Übung Farben).

Sie können über die optokinetischen Streifen auch reflexartige Augenfolgebewegungen und Sakkaden trainieren. Halten Sie in diesem Fall die Streifen direkt vor Ihr Sehfeld. Folgen Sie einem Streifen, bis er nicht mehr sichtbar ist, und „greifen" Sie dann mit Ihren Augen einen neuen Streifen. Die Bewegungsrichtung können Sie individuell wählen und bestimmen (unten, oben, rechts, links und die Diagonalen).

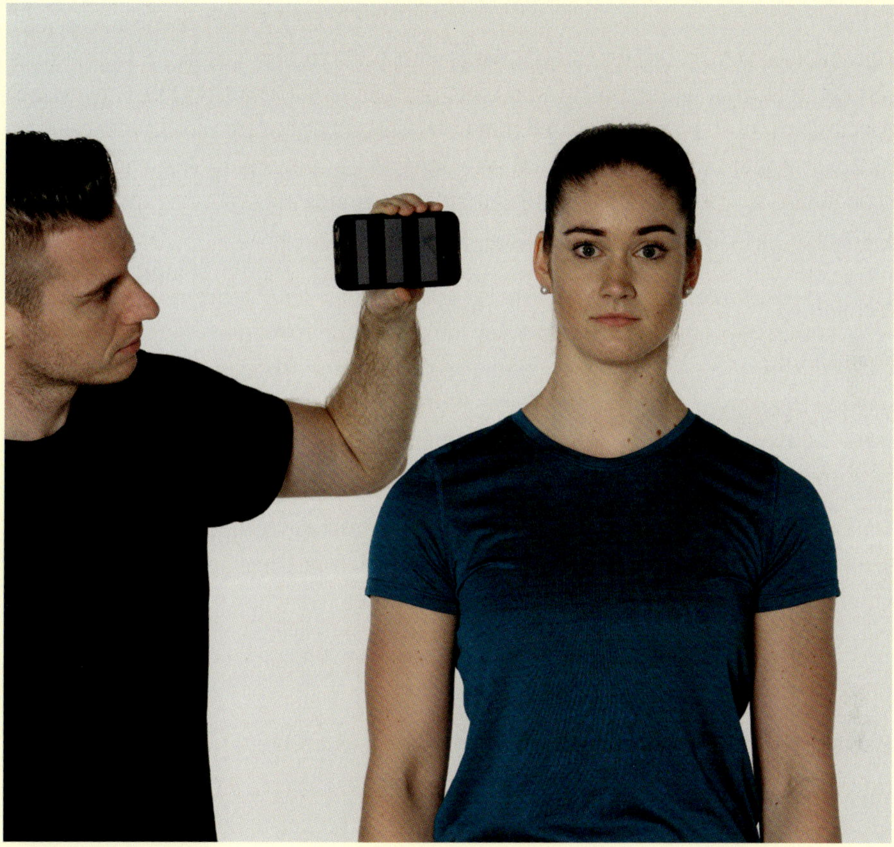

AUGEN-HAND- & AUGEN-FUSS-KOORDINATION

Die Art und Weise, wie Sie sich in Ihrer äußeren Umwelt bewegen, hängt maßgeblich davon ab, wie Sie diese wahrnehmen, verstehen und basierend auf diesen Wahrnehmungen Entscheidungen treffen. Je schneller und effizienter dieser Verarbeitungsprozess funktioniert, desto leistungsfähiger sind Sie in Ihren alltäglichen und sportlichen Aktivitäten. Die folgende Übung zur Auge-Hand- und Auge-Fuß-Koordination zielt darauf ab, diesen Prozess zu optimieren.

Durch die Anforderungen dieser Übung kommt es zu einer starken Aktivierung Ihres Gehirns. Die Sehtafeln fordern Sie heraus, schnellstmöglich eine „Codierung" zu erkennen, diese zu verstehen und zuzuordnen und anschließend eine entsprechende Bewegung auszuführen. Diese Prozesse stimulieren verschiedene Bereiche Ihres Gehirns, fördern die neuronale Vernetzung und verbessern Ihre allgemeine Leistungsfähigkeit.

Diese Übung ist eine einfache, aber äußerst effektive Methode, die überall und schnell durchgeführt werden kann. Bei vielen Menschen zeigen sich durch diese Übung direkte Erfolge bei der Schmerzempfindung.

Ziel: Verbesserung der Hand-Augen- (bzw. Fuß-Augen-)Koordination, Verarbeitungsprozesse und Reaktion

Bewährt bei: Rückenproblemen, Schmerzen am ganzen Körper

Ausführung:

Ausgangsposition:

Positionieren Sie eine der Koordinationstafeln (Sternentafel, Quadrat-Tafel) in Ihr Sehfeld, sodass Sie diese gut erkennen können, idealerweise direkt vor sich auf Augenhöhe. Auf der Tafel sehen Sie, dass ein Stern bzw. Quadrat immer einem Strich zugeordnet ist. Das Symbol befindet sich entweder links von der Linie, rechts von der Linie oder auf der Linie. Diesen „Codierungen" sind unterschiedliche Bewegungsmuster zugeordnet:

1. Ist das Symbol links von der Linie, klopfen Sie mit der linken Hand auf den Oberschenkel (bzw. heben den linken Fuß an).
2. Ist das Symbol rechts von der Linie, klopfen Sie mit der rechten Hand auf den Oberschenkel (bzw. heben den rechten Fuß an).
3. Ist das Symbol auf der Linie, klopfen Sie mit beiden Händen auf die Oberschenkel (bzw. gehen auf die Zehenspitzen).

Durchführung:

Lesen Sie die Tafel wie ein Buch von links nach rechts und von oben nach unten. Versuchen Sie, schnellstmöglich mit den Augen von Symbol zu Symbol zu springen und die entsprechende Bewegung auszuführen. Empfohlen wird, in einer Minute so viele Durchgänge wie möglich zu schaffen.

Variation:

Die Tafel kann auch von rechts nach links, von oben nach unten oder von unten nach oben gelesen werden.

Hinweise:

Viele Personen fallen in eine angespannte Körperhaltung bei der Durchführung. Versuchen Sie, während der Ausführung locker und entspannt zu bleiben.

Koordinationstafel 1 *Download*

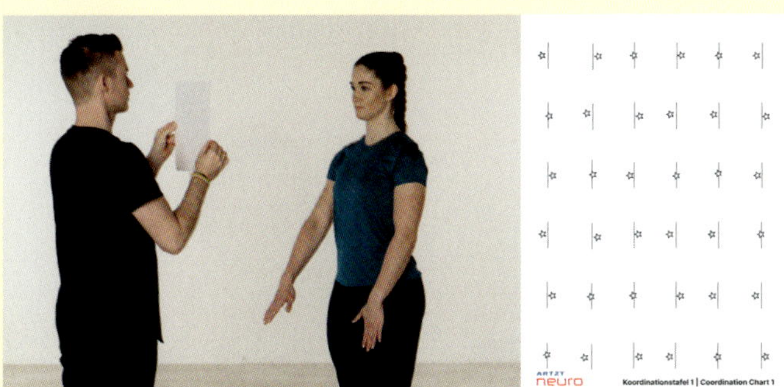

Koordinationstafel 2 *Download*

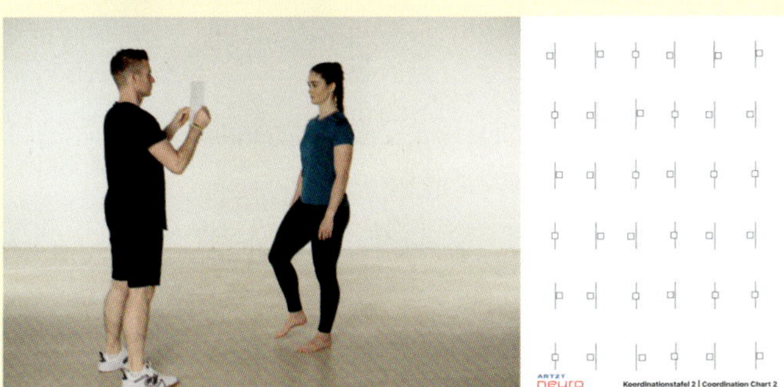

AUGENENTSPANNUNG

Ziel: Reduzierung von visuellem Stress

Bewährt bei: Migräne, Unruhe, Stress, Kopfschmerzen

Ausführung:

Untere Augenhöhle

Ausgangsposition:

Positionieren Sie Ihre Zeigefinger an der unteren inneren knöchernen Kante Ihrer Augenhöhle und erzeugen Sie einen leichten Druck mit Ihren Fingerspitzen. Ihre Augen können Sie dabei schließen oder geöffnet lassen.

Durchführung:

Streichen Sie mit Ihren Zeigefingern mit Ihrem individuellen Druck an der Kante der Augenhöhle von innen nach außen entlang. Führen Sie etwa 10-15 Wiederholungen aus.

Ausgangsposition

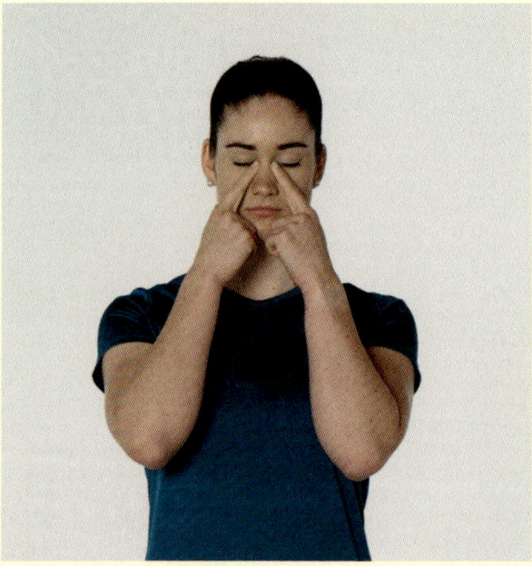

Endposition

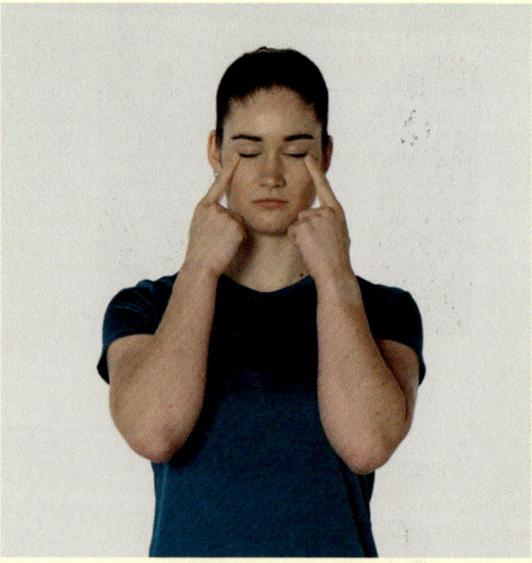

Ausführung:

Obere Augenhöhle

Ausgangsposition:

Positionieren Sie Ihre Daumen an der oberen inneren Augenhöhle und erzeugen Sie einen individuellen Druck, der für Sie angenehm ist. Ihre Augen können Sie dabei schließen oder geöffnet lassen.

Durchführung:

Streichen Sie mit Ihren Daumen mit individuellem Druck entlang der Kante der oberen Augenhöhle, bis Sie oben außen angekommen sind. Führen Sie ca. 10-15 Wiederholungen aus.

Ausgangsposition

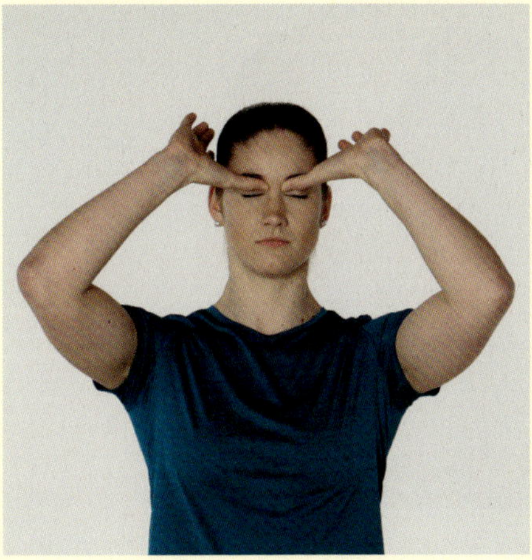

Endposition

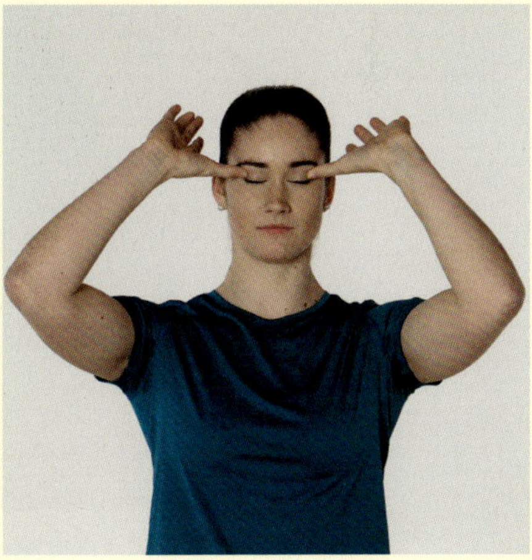

BEDECKUNG DER AUGEN

Durchführung:

Schließen Sie Ihre Finger und wölben Sie Ihre Hände leicht. Legen Sie die Hände anschließend auf Ihre geschlossenen Augen. Im besten Fall sollten Ihre Augen jetzt in völliger Dunkelheit sein. Halten Sie diese Position für etwa 30-60 Sekunden.

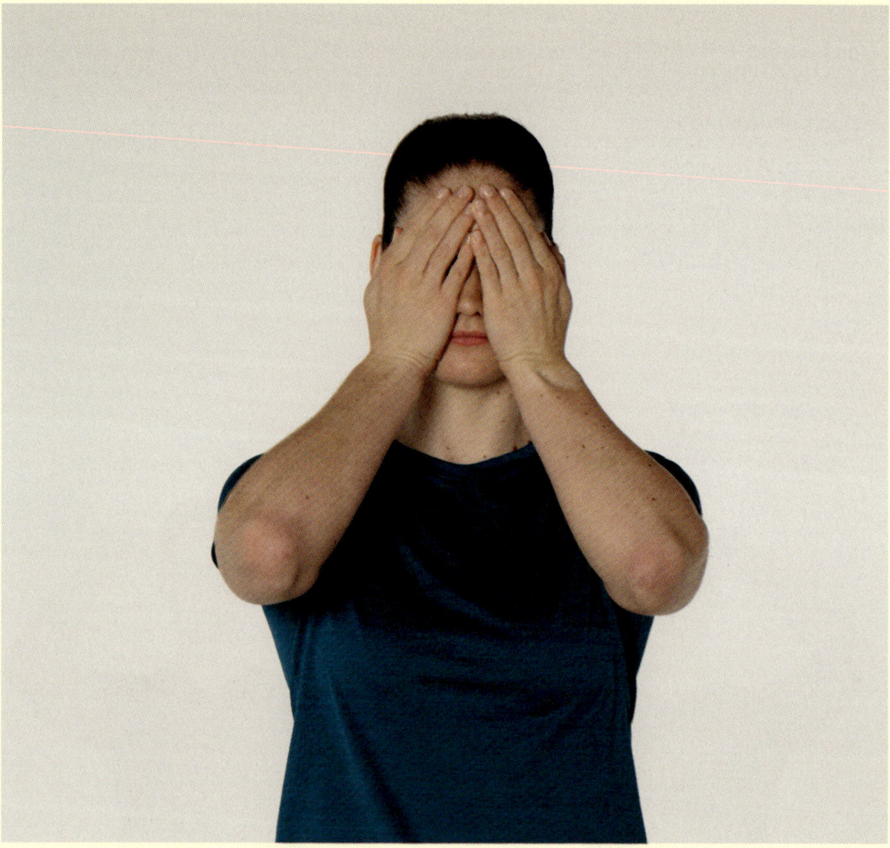

5.2.2 Auditives System

Das auditive System ist essenziell für Ihre räumliche Orientierung und das Erkennen von Geräuschen. Es hilft Ihnen, die Richtung und Entfernung von Schallquellen zu bestimmen, was für die Navigation und Sicherheit im Alltag von großer Bedeutung ist. Schall kann auch Schutzreflexe wie das Hochziehen der Schultern und das Einziehen des Kopfes auslösen, besonders bei lauten Geräuschen oder plötzlichen Knallen. Diese Reflexe, die durch den Tectospinaltrakt vermittelt werden, sind wichtig für die schnelle Reaktion auf potenzielle Gefahren.

Menschen, die als schreckhaft gelten, könnten eine Dysfunktion oder erhöhte Sensibilität in diesen Strukturen haben, insbesondere im Mittelhirn. Ein gezieltes Training dieser Strukturen und der Hörwahrnehmung kann helfen, diese Sensibilität zu verbessern und die Schmerzempfindung zu regulieren.

Im Folgenden werden zwei Übungen vorgestellt, die darauf abzielen, Ihr Hören mit einfachen Mitteln zu testen und zu trainieren. Diese Übungen können helfen, Ihre auditive Wahrnehmung zu schärfen und Ihre räumliche Orientierung zu verbessern.

GERÄUSCHLOKALISATION

Ziel: Zuordnung von Geräuschen, Orientierung im Raum

Bewährt bei: Nacken- und Balanceproblemen, hohem Muskeltonus

Ausführung:

Ausgangsposition:

Sie stehen Ihrem Trainingspartner gegenüber und schließen die Augen.

Durchführung:

Ihr Trainingspartner schnipst auf unterschiedlichen Höhen im rechten und linken Hörfeld mit den Fingern und verbleibt in der geschnipsten Position. Zeigen Sie anschließend mit dem Zeigefinger, wo Sie das Geräusch wahrgenommen haben, öffnen Sie dann die Augen und korrigieren Sie gegebenenfalls bei einem Fehler nach. Führen Sie hiervon etwa 10-15 Wiederholungen pro Seite durch.

Hinweise:

Diese Übung ist nur zu zweit durchführbar.

Sollte es zu einer hohen Fehlerquote bei der Zuordnung kommen, versuchen Sie zwischenzeitlich das periphere Sehen und die Augenliegestütze zu trainieren. Sowohl die auditive als auch die visuelle Wahrnehmung werden im Mittelhirn gesteuert. Demnach kann das visuelle Training die auditive Wahrnehmung positiv beeinflussen.

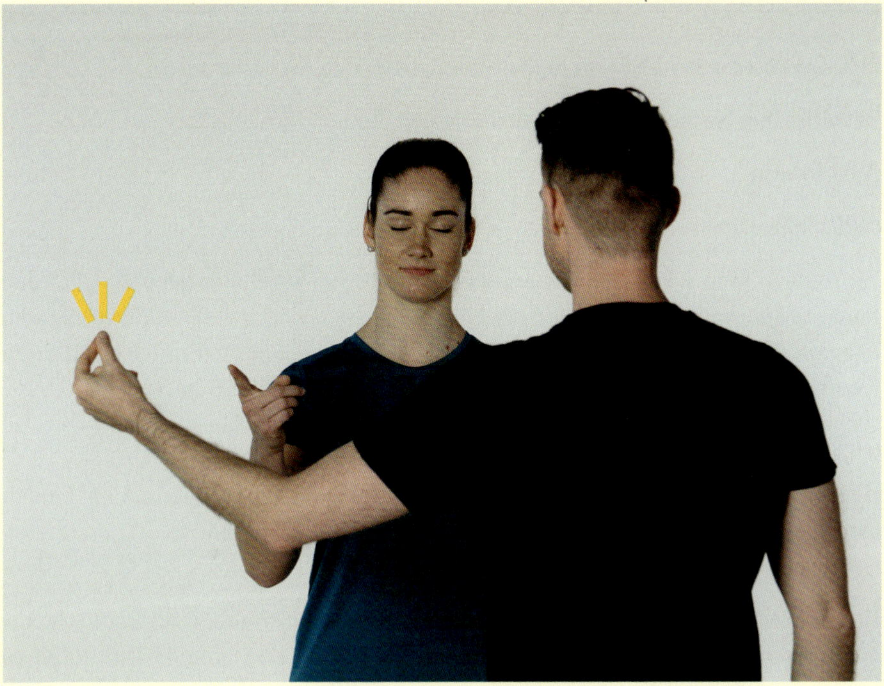

LAUTSTÄRKENVERGLEICH

Ziel: Geräuschwahrnehmung beider Ohren, Orientierung im Raum

Bewährt bei: Nacken- und Balanceproblemen, hohem Muskeltonus

Ausführung:

Ausgangsposition:

Für diese Übung wird ein sogenannter Knochenschallkopfhörer genutzt. Über den Kiefer lassen sich so Schallwellen direkt ins Ohr leiten, wodurch Ihr auditives System aktiviert wird. Mit verschiedenen Apps lassen sich die Ohren mit unterschiedlichen Frequenzen (empfohlen werden 100-500 Hz in 100er-Schritten) bespielen.

Durchführung:

Überprüfen Sie, ob die Wahrnehmung bei unterschiedlichen Frequenzen auf beiden Ohren gleich laut ist. Ist eine Seite weniger aktiv, sollte diese öfter mit den unterschiedlichen Frequenzen beschallt werden.

Des Weiteren scheinen sich durch die unterschiedlichen Frequenzen unterschiedliche Systeme (Kanäle und Beschleunigungsorgane) zu aktivieren. Hierfür lohnt es sich, jedes Ohr einzeln mit den Frequenzen von 100 Hz bis 500 Hz in 100er-Schritten zu testen. Als Test bietet sich der Bewegungsumfang des Kopfes an. Testen Sie, bespielen Sie das Ohr und testen Sie erneut, ob eine Verbesserung erfolgt ist. Die Frequenzen, die Verbesserungen zeigen, können dann ins Training integriert werden.

Hinweise:

Der Knochenschallkopfhörer lässt sich mit Ihrer individuellen Frequenz einfach mit anderen Übungen ergänzen. Vor allem Augen- und Gleichgewichtsübungen gelingen dabei oft besser.

Dennoch muss dies immer individuell überprüft werden, um keine „Überdosierung" des Trainingsreizes zu erzeugen.

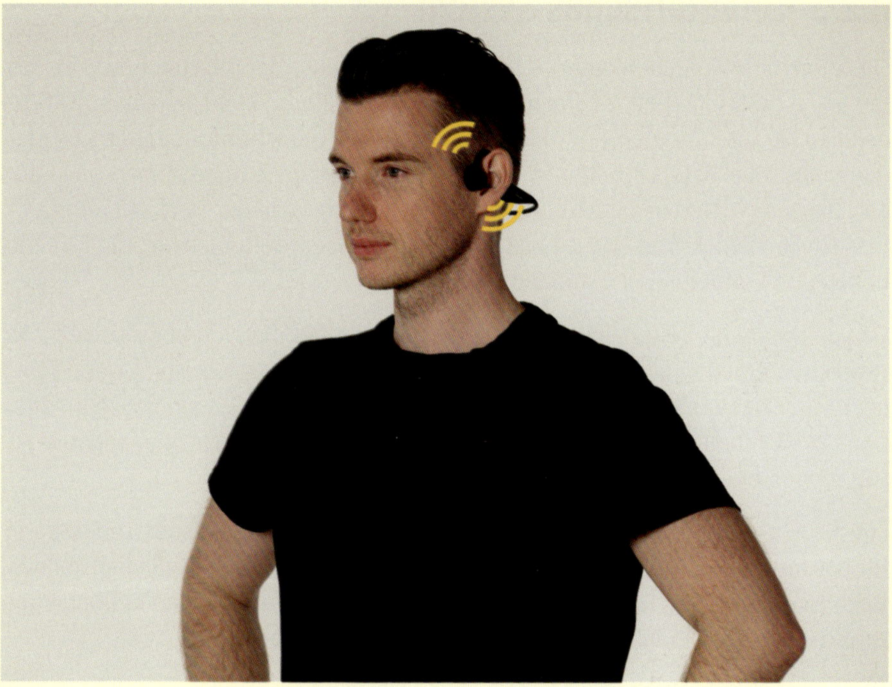

5.2.3 Olfaktorisches System

Das olfaktorische System, also Ihr Geruchssinn, ist einer der ältesten und primitivsten Sinne des Menschen. Es ermöglicht Ihnen, Gerüche in Ihrer Umgebung wahrzunehmen, zu identifizieren und darauf zu reagieren. Geruchsinformationen werden durch spezielle Rezeptorzellen in der Nasenschleimhaut aufgenommen und über den Riechnerv (Nervus olfactorius) direkt zum Gehirn geleitet. Dort werden sie im Riechkolben verarbeitet und an andere Gehirnregionen weitergeleitet, die für Emotionen und Erinnerungen zuständig sind.

Das olfaktorische System spielt eine wichtige Rolle bei der Nahrungsauswahl, der sozialen Interaktion und der Wahrnehmung von Gefahren, wie beispielsweise Feuer oder verdorbene Lebensmittel. Darüber hinaus kann der Geruchssinn auch Ihr emotionales Wohlbefinden beeinflussen, da bestimmte Düfte positive oder negative Assoziationen hervorrufen können.

Ein gut funktionierendes olfaktorisches System trägt zur allgemeinen Lebensqualität bei. Im Folgenden werden einige Übungen vorgestellt, die Ihnen helfen können, Ihren Geruchssinn zu testen und zu trainieren, um die olfaktorische Wahrnehmung zu verbessern und mögliche sensorische Defizite zu beheben.

GERUCHSWAHRNEHMUNG UND IDENTIFIKATION

Ziel: Verbesserung des Geruchssinns und der Identifikation von Gerüchen

Bewährt bei: Rücken- und Nackenproblemen, Gedächtnis- und Balanceproblemen

Ausführung:

Ausgangsposition:

Schließen Sie ein Nasenloch mit dem Zeigefinger und machen Sie die Augen zu. Der Tester hält Ihnen einen der ausgewählten Düfte (z. B. Kaffee, Zitrus, Lavendel, Eukalyptus oder Zimt in Form von konzentrierten Ölen) unter das offene Nasenloch und fragt, ob Sie etwas riechen können.

Durchführung:

Falls Sie die Frage mit „ja" beantworten können, fragt der Tester, ob Sie den Duft identifizieren können. Getestet wird auf beiden Seiten. Sollten Sie die Düfte nicht riechen oder identifizieren können, sollte dies durch regelmäßiges Training trainiert werden. Falls Sie gut riechen und identifizieren können, kann der Geruch trotzdem bei Schmerzmustern angewendet werden.

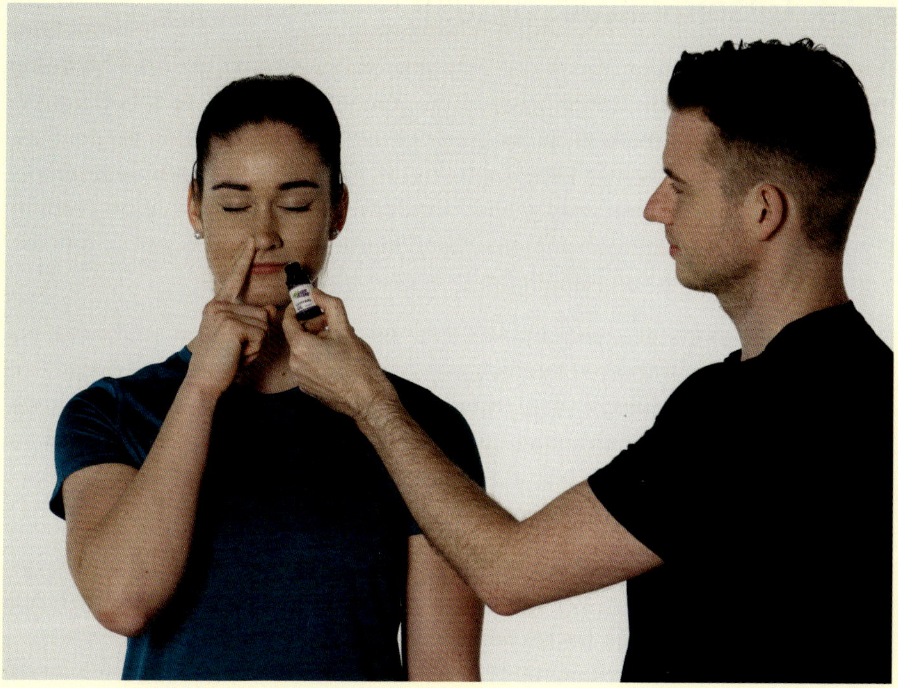

Hinweise:

Auch beißende Gerüche wie Ammoniak oder Essigessenz können getestet werden. Hierbei ist jedoch zu beachten, dass diese eine starke Stimulation für den Trigeminusnerv darstellen (Cometto-Muñiz et al. 2018 und Friedland & Harteneck 2017).

Quellen:

» Cometto-Muñiz, J. E., Cain, W. S. & Abraham, M. H. (2018). Odor and irritation thresholds for ammonia: A comparison between static and dynamic olfactometry. *Chemical Senses*, 43(8), 611-621. https://doi.org/10.1093/chemse/bjy049 Letzter Zugriff 07.09.2024

» Friedland, K. & Harteneck, C. (2017). Spices and odorants as TRP channel activators. In A. Buettner (Ed.), *Springer handbook of odor* (pp. 85-86). Cham: Springer International Publishing.

5.2.4 Gustatorisches System

Das gustatorische System, auch als Geschmackssinn bekannt, ist ein essenzieller Bestandteil Ihres sensorischen Systems. Es ermöglicht Ihnen, verschiedene Geschmacksrichtungen zu erkennen und spielt eine entscheidende Rolle bei der Beurteilung und dem Genuss von Lebensmitteln. Die fünf grundlegenden Geschmacksrichtungen, die Sie wahrnehmen können, sind süß, salzig, bitter, sauer und umami. Diese Geschmacksrezeptoren sind auf Ihrer Zunge verteilt und tragen zur differenzierten Wahrnehmung von Nahrungsmitteln bei.

Die Geschmackswahrnehmung aktiviert eine Vielzahl von nervalen Strukturen, insbesondere den Gesichtsnerv (Hirnnerv VII) für die vorderen zwei Drittel der Zunge und den Glossopharyngeusnerv (Hirnnerv IX) für das hintere Drittel der Zunge. Diese Nerven spielen eine zentrale Rolle bei der Übermittlung von Geschmackseindrücken an Ihr Gehirn, was für die Bewertung und das Erleben von Geschmack entscheidend ist.

Darüber hinaus sind bei der Verarbeitung und Verdauung von Nahrungsmitteln weitere Hirnnerven beteiligt, was zeigt, wie eng Ihr Geschmackssinn mit anderen sensorischen und motorischen Funktionen verknüpft ist. Der Riechkolben (Hirnnerv I) beeinflusst den Geschmack durch den Geruchssinn, während der Sehnerv (Hirnnerv II) eine Rolle spielt, weil „das Auge mitisst". Der Trigeminusnerv (Hirnnerv V) ist beim Kauen beteiligt, und die Nerven Glossopharyngeus (Hirnnerv IX) und der Hypoglossus (Hirnnerv XII) sind für das Schlucken zuständig. Der Vagusnerv (Hirnnerv X) spielt eine zentrale Rolle bei der Regulierung der Verdauungsprozesse.

Durch die gezielte Stimulation dieser Hirnnerven durch verschiedene Geschmacksrichtungen wird eine breite Aktivierung Ihres Nervensystems bewirkt. Unter der Perspektive der sensorischen Aktivierung können Schmerzmuster beeinflusst werden, wenn diese nervalen Strukturen stimuliert werden. Dies bedeutet, dass durch die Stimulation Ihres gustatorischen Systems nicht nur Geschmackserlebnisse verbessert werden, sondern auch positive Effekte auf Ihr allgemeines Wohlbefinden und Ihre Schmerzempfindung erzielt werden können.

Das Testen und Training des Geschmackssinns wird oft unterschätzt und kann große Effekte erzeugen.

GESCHMACKSWAHRNEHMUNG UND IDENTIFIKATION

Ziel: Testung und Verbesserung des Geschmacks

Bewährt bei: Ganzkörperschmerzen, Nacken- und Rückenproblemen

Ausführung:

Ausgangsposition:

Öffnen Sie den Mund und strecken Sie die Zunge heraus.

Durchführung:

Der Tester tropft einen Tropfen der Salz- oder Zuckerlösung mit einer Pipette auf die vorderen zwei Drittel einer Zungenhälfte. Sie sollen nun, ohne den Mund zu schließen, wahrnehmen, ob es sich um einen süßen oder salzigen Geschmack handelt. Anschließend wird dies auf der anderen Seite durchgeführt. Vergleichen Sie die beiden Seiten. Schmeckt eine Seite weniger intensiv, sollte diese trainiert werden. Eine bewährte Methode für eine dauerhafte Stimulation sind Lutschbonbons, die mit anderen Trainingsinterventionen kombiniert werden können.

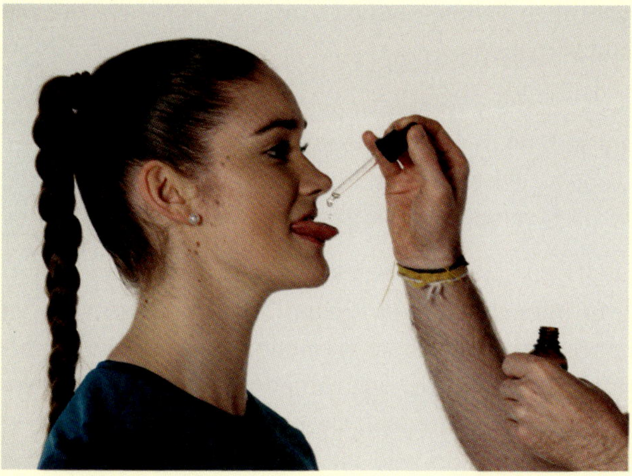

Hinweise:

Wenn Sie keine Pipette zur Hand haben, können Sie auch ein einfaches Wattestäbchen benutzen, es mit der entsprechenden Flüssigkeit tränken und damit die Zunge berühren.

Der Geschmack der vorderen zwei Drittel der Zunge wird über den siebten Hirnnerv verschaltet. Das letzte Drittel der Zunge über den neunten Hirnnerv. Wenn Sie es nicht unangenehm finden und der Würgereflex nicht ausgelöst wird, können Sie den entsprechenden Test auch auf dem letzten Drittel der Zunge in Richtung des Rachens ausführen.

5.3 Viszerozeption

Viszerozeption ist die Wahrnehmung und das Bewusstsein von Informationen, die aus den inneren Organen des Körpers stammen. Im Gegensatz zu anderen sensorischen Systemen, die externe Reize wie Licht, Geräusche oder Berührungen verarbeiten, konzentriert sich die Viszerozeption auf interne Signale, die von den Organen wie Herz, Magen, Lunge und Darm kommen. Diese Signale spielen eine wesentliche Rolle bei der Regulierung physiologischer Prozesse und dem Erhalt der inneren Homöostase.

Die viszerozeptiven Signale werden von spezialisierten Rezeptoren in den Organwänden aufgenommen und über das vegetative Nervensystem an das zentrale Nervensystem weitergeleitet. Diese Signale helfen dabei, den Zustand und die Funktion der inneren Organe zu überwachen und notwendige Anpassungen vorzunehmen, um den Körper im Gleichgewicht zu halten. Beispielsweise regulieren sie Herzfrequenz, Blutdruck, Atmung und Verdauung.

Ein wesentlicher Teil der viszerozeptiven Wahrnehmung erfolgt unbewusst, indem das autonome Nervensystem automatisch physiologische Reaktionen steuert. Es gibt jedoch auch bewusste Aspekte der Viszerozeption, wie das Gefühl von Hunger, Durst oder Übelkeit, die uns dazu veranlassen, entsprechende Maßnahmen zu ergreifen.

Die Integration viszerozeptiver Informationen im Gehirn findet hauptsächlich im Hirnstamm und im limbischen System statt, wo sie in emotionale und verhaltensbezogene Reaktionen umgewandelt werden. Wichtige Hirnnerven wie der Vagusnerv (Hirnnerv X) sind entscheidend für die Übertragung dieser Informationen. Aufgrund seiner zentralen Rolle in der Viszerozeption wird im Folgenden genauer auf den Vagusnerv eingegangen.

Operationen am Rumpf, wie Kaiserschnitte, Darm- und Herzoperationen, hinterlassen oft Narbengewebe. Die neurozentrierte Sichtweise macht diese Narben für Rezeptordefizite verantwortlich, die wiederum einen großen Einfluss auf die Schmerzempfindung haben können. Narbengewebe kann die normale viszerozeptive Wahrnehmung stören und so zur Entstehung oder Verstärkung von Schmerzen beitragen.

Im Folgenden wird mit verschiedenen Übungen darauf eingegangen, wie man diese Defizite wieder ausgleichen kann. Ziel ist es, die viszerozeptive Wahrnehmung zu verbessern und dadurch die Schmerzempfindung zu reduzieren.

5.3.1 Nervus Vagus

Der Vagusnerv, auch als zehnter Hirnnerv (Hirnnerv X) bekannt, ist einer der wichtigsten und längsten Nerven in Ihrem Körper. Aufgrund seines umfangreichen Verlaufs durch den Körper wird er auch „der Wanderer" genannt. Er zieht sich vom Hirnstamm durch den Nacken und die Brust bis in den Bauchraum und innerviert eine Vielzahl von Organen, einschließlich Herz, Lungen und Verdauungstrakt. Der Vagusnerv spielt eine zentrale Rolle im parasympathischen Nervensystem, das für die „Ruhe und Verdauung"-Funktionen verantwortlich ist.

Der Vagusnerv trägt maßgeblich zur Regulation lebenswichtiger Körperfunktionen bei. Er hilft, Ihre Herzfrequenz zu senken, die Verdauung zu fördern und die Atmung zu steuern. Durch seine weitreichenden Verbindungen ist der Vagusnerv in der Lage, sensorische Informationen von den inneren Organen an Ihr Gehirn zu übermitteln und umgekehrt motorische Signale von Ihrem Gehirn zu den Organen zu senden. Diese duale Kommunikationsfähigkeit ermöglicht es dem Vagusnerv, eine Schlüsselrolle bei der Aufrechterhaltung Ihrer inneren Homöostase und Ihrer allgemeinen Gesundheit zu spielen.

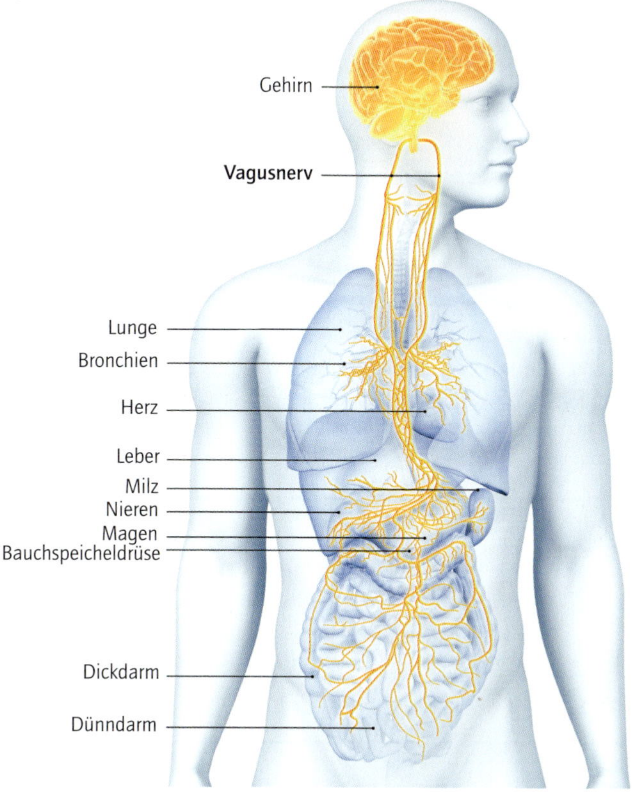

Abb. 14: Verlauf des Vagusnervs

Tape Bauchraum

Eine bewährte Methode, um den Vagusnerv dauerhaft zu stimulieren, ist das Aufbringen von Tape im Bauchraum. Durch den konstanten Hautkontakt führt das Tape zu einer ständigen Stimulation des Nervensystems. Je nach Klebetechnik kann das Tape auch die Zugverhältnisse des Gewebes unterstützen und entlasten, was zu einer verbesserten Funktion und Linderung von Beschwerden beitragen kann.

Im Folgenden werden zwei spezielle Klebetechniken vorgestellt. Die erste Technik dient der Unterstützung des Zwerchfells. Diese Technik zielt darauf ab, die Atembewegungen zu fördern und somit den Vagusnerv indirekt zu stimulieren. Die zweite Technik ist eine Lymphtechnik, die den gesamten Bauchbereich stimuliert.

Zusätzlich kann das Tape auch auf Narbengewebe und Tätowierungen angewendet werden, um das Gewebe sensorisch und mechanisch zu stimulieren. Dabei können die Techniken angewendet werden, die im Kapitel über Narben detailliert beschrieben sind.

TAPE ZWERCHFELL

Ziel: Wahrnehmung und Verbesserung der Zwerchfellaktivität, Stimulation des Vagusnervs

Bewährt bei: Ganzkörperschmerzen, Unruhe, Stress, Atemproblemen

Durchführung:

Messen Sie einen Tapestreifen ab, der ca. doppelt so lang ist wie die Strecke von Ihrem Brustbein zur untersten Rippe. Schneiden Sie die Enden rund ab und falten Sie das Tape in der Mitte. Reißen Sie das Tape im Knick auf und platzieren Sie es unterhalb Ihres Brustbeins. Kleben Sie es anschließend ohne Zug entlang der Rippenbögen in Richtung der untersten Rippe. Es sollte am Ende wie ein umgekehrtes „U" aussehen.

Hinweise:

Wenn möglich, tragen Sie das Tape für mindestens drei Tage.

Achten Sie auf allergische Reaktionen.

Sie können es nach dem Duschen trockenföhnen, dadurch hält es in der Regel länger.

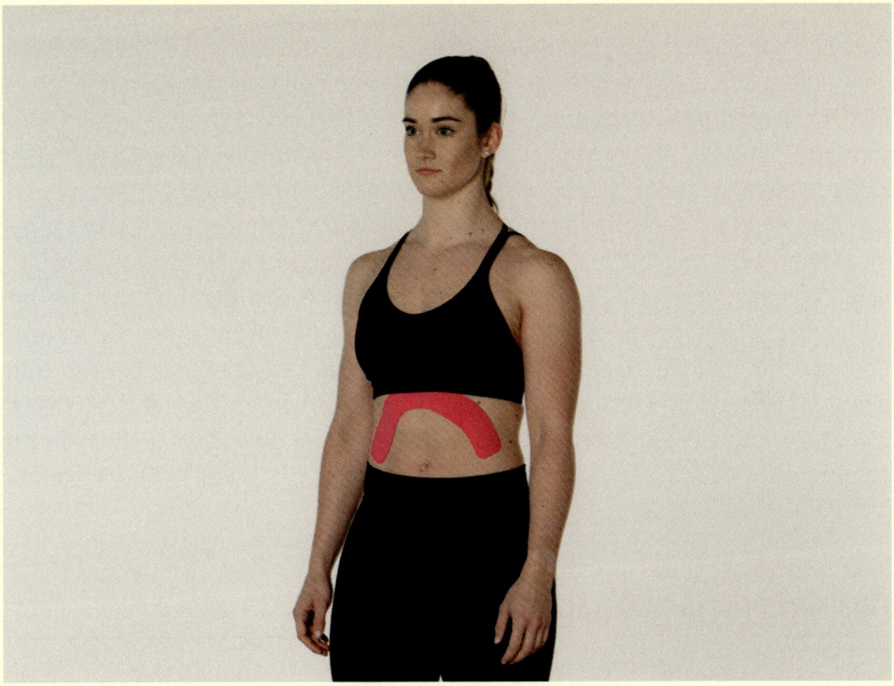

Lymphtape

Ein Lymphtape liefert nicht nur dauerhaften sensorischen Input über die Haut, sondern hilft auch bei der Reduktion von Schwellungen und der Regeneration. Es ist dadurch gekennzeichnet, dass es eine große Basis hat und dann entlang der Länge in kleine „Tentakel" (in der Regel 4-6) geschnitten wird. Durch die Kombination zweier Lymphtapes kann daraus auch ein sich überlappendes Netz geklebt werden. Das Netz wird auf die Schwellung geklebt, kann aber auch für sensorischen Input zweckentfremdet werden. Die Basis wird in der Regel in die Nähe des nächstgrößeren Lymphknotens geklebt, der oberhalb der Schwellung sitzt und dem Herzen am nächsten liegt. Beispiele: Bei einem geschwollenen Fuß verlaufen die Tentakel über den Fuß und die Wade. Die Basis liegt dann an der Kniekehle. Bei den Händen entsprechend im Ellbogen. Die Lymphpunkte werden im Kapitel „Lymphflow" vorgestellt. Das hier dargestellte Tape ist ein Beispiel für die Anwendung im Bauchbereich.

LYMPHTAPE FÜR DEN BAUCHRAUM

Ziel: Sensorischer Input der Haut, Verbesserung von Schwellungen, Vagusnerv (in diesem Beispiel)

Bewährt bei: Schwellungen, Unruhe, Stress

Durchführung:

Messen Sie die Länge des Tapes so, dass es den Bereich der Schwellung bedecken kann. Belassen Sie die Basis auf einer Länge von etwa 5-10 cm und schneiden Sie den Rest des Tapes der Länge nach in 4-6 gleichgroße „Tentakel". Runden Sie alle Ecken ab. Kleben Sie die Basis oberhalb der Schwellung in die Nähe des nächsthöherliegenden großen Lymphknotens. Kleben Sie die Tentakel entlang der Schwellung auf, sodass diese in etwa parallel zueinander verlaufen. Mithilfe eines zweiten Tapes können Sie auch ein Netz kleben. Die Schwellung sollte von dem Tape eingenommen sein.

Hinweise:

Wie im Bild gezeigt, kann ein ähnliches Tape auch bei Unterleibsschmerzen während der Periode geklebt werden.

Wenn möglich, tragen Sie das Tape für mindestens drei Tage.

Achten Sie auf allergische Reaktionen.

Sie können es nach dem Duschen trockenföhnen, dadurch hält es in der Regel länger.

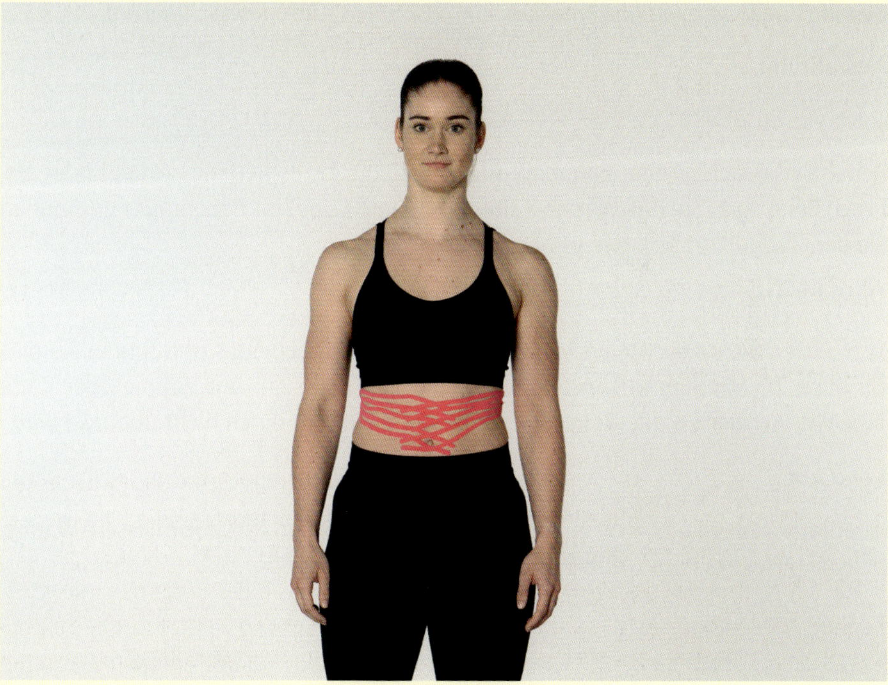

VAGUSSTIMULATION DURCH TEMPERATUR

Temperaturstimulation kann helfen, den Vagusnerv zu aktivieren, indem sie die Hautrezeptoren und die darunterliegenden Gewebe beeinflusst. Dies kann zu einer beruhigenden Wirkung auf das Nervensystem führen und so Stress und Schmerzen lindern. Für die Anwendung von Temperatur gibt es verschiedene Tools. Hier vorgestellt ist der Thera-Cube, der sowohl Wärme- als auch Kältemodi bietet. Alternativ können herkömmliche Haushaltsmittel wie eine Wärmflasche, ein Kirschkernkissen, Wärmepflaster, Eiswürfel und Eispacks genutzt werden, um ähnliche Effekte zu erzielen.

Ziel: Aktivierung des Vagusnervs

Bewährt bei: Ganzkörperschmerzen, Unruhe, Stress, Unterleibsschmerzen

Ausführung:

Ausgangsposition:

Begeben Sie sich in eine bequeme Ausgangslage, sei es liegend, sitzend oder stehend. Befestigen Sie das Wärme-Kälte-Tool (Thera-Cube) im Bauchraum und ziehen Sie den Zuggurt so fest, wie es angenehm ist.

Durchführung:

Stimulieren Sie abwechselnd mit dem Wärme- und Kältemodus und führen Sie dies für etwa 20 Minuten aus. Alternativ können Sie auch nur mit Wärme oder Kälte arbeiten. Achten Sie allerdings darauf, dass die Haut dadurch nicht überreizt wird.

Variation:

Alternativ können Sie auch mit einer Wärmflasche, einem Kirschkernkissen, Wärmepflaster, Eiswürfeln und Kühlpacks arbeiten.

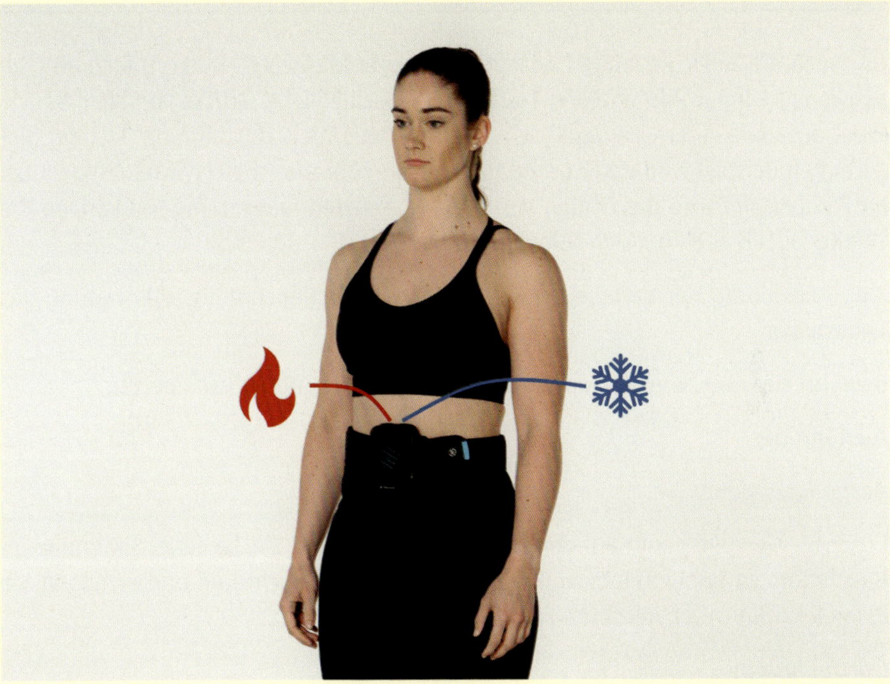

MASSAGE-KOMPASS

Um auch die tiefer liegenden Rezeptoren und Strukturen in Ihrem Bauchraum zu aktivieren, können Sie mit den Händen unterschiedliche Drücke auf den Bauchraum ausüben. Alternativ lässt sich dies auch mit Tools durchführen. In dem hier gezeigten Beispiel wird dafür unter anderem ein Vibrationsball (WaveSolo) genutzt. Im Fotobeispiel wird die Übung von jemand anderem ausgeführt. Sie können die Übung jedoch auch bei sich selbst ausführen.

Ziel: Aktivierung der tieferliegenden Strukturen des Bauchraums, Aktivierung des Vagusnervs

Bewährt bei: Ganzkörperschmerzen, Unruhe, Stress, Unterleibsschmerzen

Ausführung:

Ausgangsposition:

Legen Sie sich entspannt auf den Rücken und versuchen Sie, keinerlei Spannung im Bauchraum zu haben. Platzieren Sie Ihre Hände im Bauchraum und erzeugen Sie einen leichten Druck mit Ihren Fingerspitzen.

Durchführung:

Schieben Sie in langsamen Wellenbewegungen mit leichtem Druck das Gewebe in unterschiedliche Richtungen. Als bildliche Orientierung kann dafür ein Kompass dienen, sodass das Gewebe in die acht unterschiedlichen Himmelsrichtungen (N, NO, O, SO, S, SW, W, NW) geschoben wird. Achten Sie darauf, ob das Gewebe sich in eine der Richtungen schwerer bewegen lässt und konzentrieren Sie sich dann auf diese Bewegungsrichtung. Überprüfen Sie den kompletten Bauchraum und stimulieren Sie für etwa 3-5 Minuten.

Hand

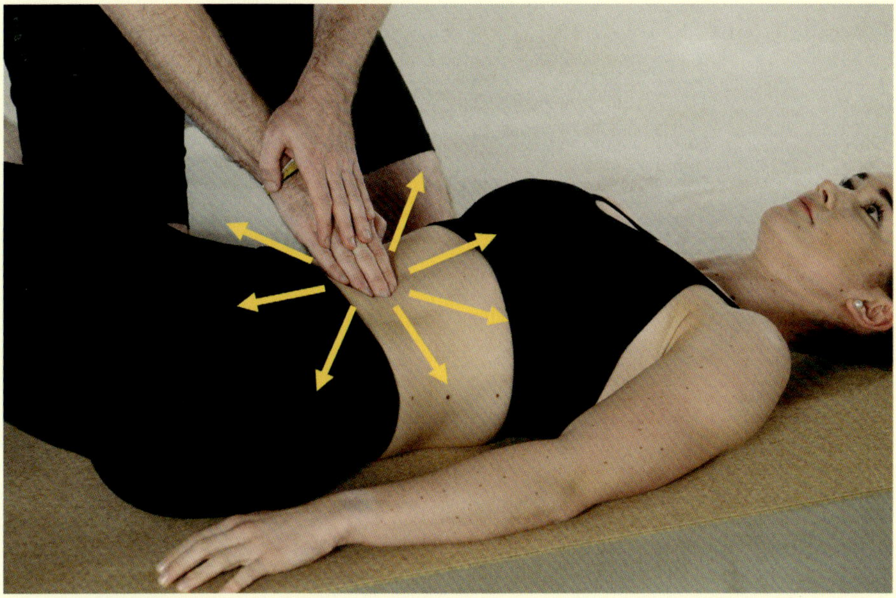

Vibrationsball (WaveSolo)

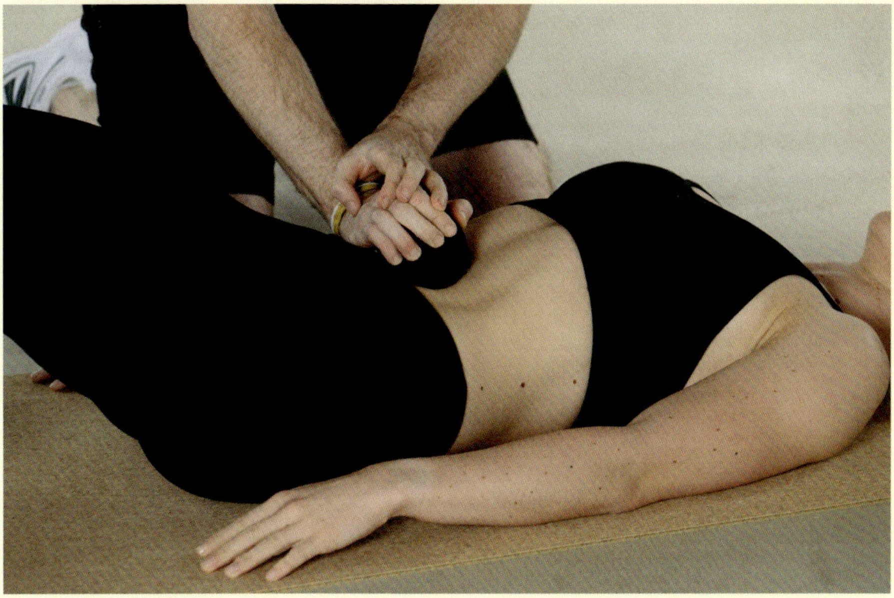

STIMULATION DER OHRMUSCHEL (TVNS)

Transkutane aurikuläre Vagusnervstimulation (tVNS) ist eine Methode, bei der der Vagusnerv durch Stimulation am Ohr aktiviert wird. „Transkutan" bedeutet „durch die Haut", und „aurikulär" bezieht sich auf das Ohr. Die Stimulation der Cymba Conchae, eines Bereichs der Ohrmuschel, hat sich dabei als besonders effektiv erwiesen (Ruffoli et al. 2011). Sie kann das Nervensystem beruhigen und Schmerzen lindern (Hilz & Bolz 2022; Badran et al. 2018). Genutzt wird dafür ein Z-Vibe. Ein Z-Vibe ist ein Vibrationstool, auf das man unterschiedliche Aufsätze installieren kann. Alternativ lassen sich auch eine elektrische Zahnbürste (vorsichtig) oder ein Wattestäbchen (fehlende Vibration, nur Druck auf die Punkte) nutzen. Im folgenden Abschnitt wird eine Übung vorgestellt, wie diese Technik zu einer möglichen Schmerzreduktion führen kann.

Ziel: Aktivierung des Vagusnervs

Bewährt bei: Ganzkörperschmerzen, Unruhe, Stress

Ausführung:

Ausgangsposition:

Positionieren Sie sich in eine entspannte Ausgangslage und schalten Sie Ihr Vibrationstool ein.

Durchführung:

Halten Sie das Vibrationstool (oder das Wattestäbchen mit leichtem Druck) an die dargestellten Punkte im Bild. Stimulieren Sie jeden dieser Punkte für etwa 2-5 Minuten und wechseln Sie dann die Seite.

Z-Vibe

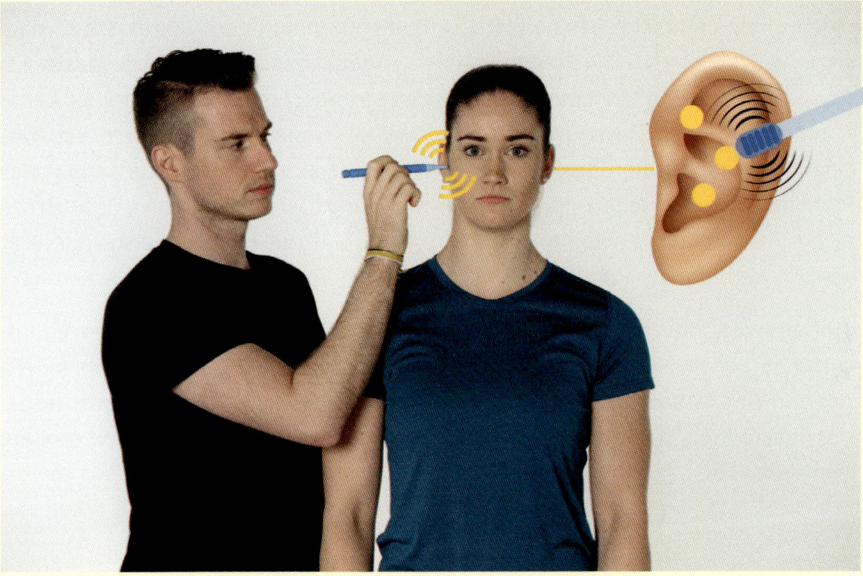

Quellen:

» Hilz, M. J. & Bolz, A. (2022). Transcutaneous vagus nerve stimulation and the realm of its therapeutic hopes and physiologic enigmas. *Autonomic Neuroscience*, 243, 103038. https://doi.org/10.1016/j.autneu.2022.103038 Letzter Zugriff 07.09.2024

» Ruffoli, R., Giorgi, F. S., Pizzanelli, C., Murri, L. & Paparelli, A. (2011). The anatomical basis for transcutaneous auricular vagus nerve stimulation. *Journal of Neural Transmission*, 118(3), 411-418. https://doi.org/10.1007/s00702-011-0578-9 Letzter Zugriff 07.09.2024

» Badran, B. W., Brown, J. C., Dowdle, L. T., Mithoefer, O. J., LaBate, N. T., Coatsworth, J. H. & George, M. S. (2018). Optimization of transcutaneous auricular vagus nerve stimulation (taVNS) using functional MRI. *Brain Stimulation*, 11(4), 684-691. https://doi.org/10.1016/j.brs.2018.04.006 Letzter Zugriff 07.09.2024

SUMMEN

Summen ist eine einfache, aber effektive Übung, die tief in der traditionellen Yogapraxis verwurzelt ist. Es hat sich gezeigt, dass Summen das autonome Nervensystem positiv beeinflusst und zur Entspannung sowie Schmerzlinderung beitragen kann. Laut einer Studie von Deshmukh (2020) führt das sogenannte Chanten von OM zu einer signifikanten Beruhigung des Nervensystems und einer Verbesserung des Wohlbefindens. Eine weitere Studie von Brown und Gerbarg aus dem Jahr 2022 zeigt, dass Summen die vagale Aktivität erhöht und die Herzfrequenzvariabilität verbessert, was zu einer Reduktion von Stress und Schmerzen führt.

Die Vibrationen, die durch das Summen erzeugt werden, stimulieren den Vagusnerv und den neunten Hirnnerv (Nervus glossopharyngeus), was zu einer besseren Regulation des autonomen Nervensystems führt. Diese Aktivierung kann insbesondere bei chronischen Schmerzen und stressbedingten Beschwerden von großem Nutzen sein.

Ziel: Aktivierung des Vagusnervs und des Nervus glossopharyngeus

Bewährt bei: Ganzkörperschmerzen, Stress, Unruhe

Durchführung:

Setzen Sie sich in eine bequeme, aufrechte Position. Atmen Sie tief ein und summen Sie beim Ausatmen ein langes „Mmmm", sodass eine Vibration in Ihrem Hals, Rachen und Lippen entsteht. Um die Vibration besser zu spüren, können Sie Ihre Hände sanft um den Hals legen. Setzen Sie diese Übung für etwa 5-10 Minuten fort.

Hinweise:

Achten Sie auf eine tiefe und gleichmäßige Atmung.

Variieren Sie die Lautstärke und Tonhöhe, um die für Sie angenehmste Resonanz zu finden.

Hände am Hals

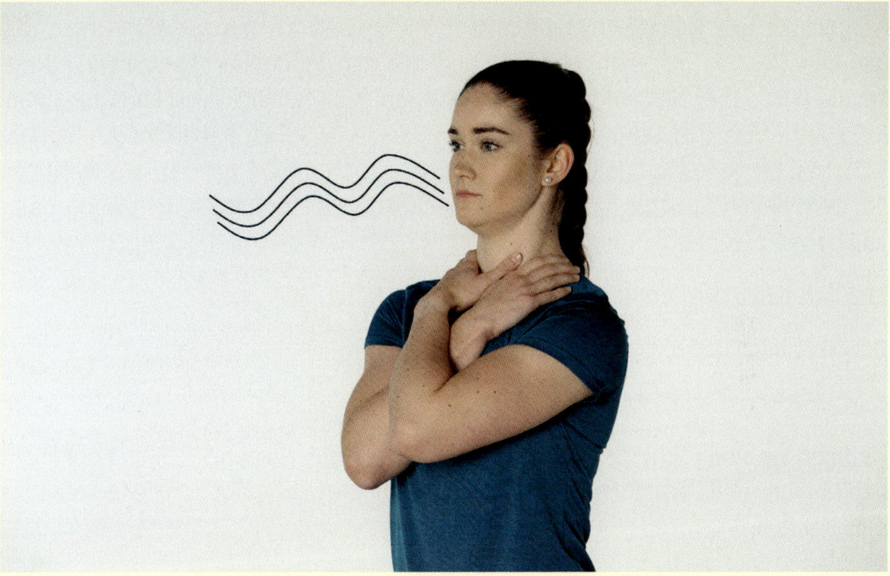

Quellen:

» Deshmukh, V. D. (2020). Jala-Bhramari, OM chanting, and Kaivalya: A neuroscience perspective. Yoga-Mimamsa, 52(1), 38–44. doi:10.4103/ym.ym_9_20 Letzter Zugriff 07.09.2024

» Brown, R. P. & Gerbarg, P. L. (2022). The effects of yogic breathing techniques on mood, anxiety, and pain. Journal of Bodywork and Movement Therapies, 31, 209–217. doi:10.1016/j.jbmt.2022.04.002 Letzter Zugriff 07.09.2024

GURGELN

Gurgeln ist eine weitere einfache, aber wirkungsvolle Übung zur Aktivierung des neunten (Nervus glossopharyngeus) und zehnten Hirnnervs (Vagusnerv). Diese Übung hilft dabei, das autonome Nervensystem zu stimulieren und kann zur Linderung von Stress und Schmerzen beitragen. Einige Personen haben jedoch Schwierigkeiten, länger zu gurgeln, und verschlucken sich dabei, was auf ein Defizit in der betroffenen Struktur hinweist. Entsprechend vorsichtig sollte die Übung dann angewendet werden.

Ziel: Schmerzreduktion und Entspannung

Bewährt bei: Ganzkörperschmerzen, Stress, Unruhe

Durchführung:

Nehmen Sie einen Schluck zimmertemperiertes Wasser. Neigen Sie Ihren Kopf leicht nach hinten und versuchen Sie, so lange wie möglich zu gurgeln. Wiederholen Sie dies 3-5 Mal.

Hinweise:

Wenn Sie Schwierigkeiten beim Gurgeln haben oder sich verschlucken, führen Sie die Übung vorsichtig aus und erhöhen Sie die Dauer allmählich.

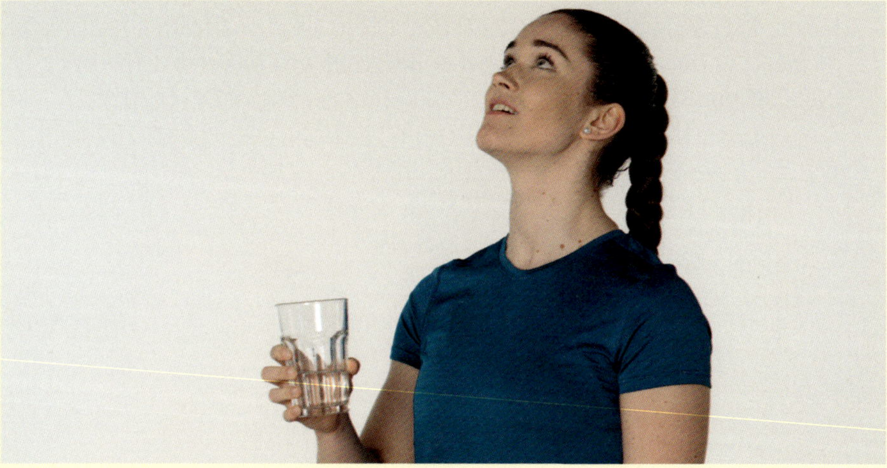

5.3.2 Atmung

Atmung ist nicht nur essenziell für die Sauerstoffversorgung Ihres Körpers, die Grundlage für Ihr Überleben und die Funktionen Ihres Körpers, sondern spielt auch eine wichtige Rolle in der neurozentrierten Sichtweise. Die Atmung wird von vielen nervalen Strukturen und Muskeln gesteuert, was zu einer bedeutenden Aktivierung und passiven Mobilisation innerhalb des Bauch- und Brustraums führt. Diese Aktivierung hilft nicht nur bei der Regulation von physiologischen Prozessen, sondern unterstützt auch die Schmerzreduktion und das allgemeine Wohlbefinden. Eine tiefe, kontrollierte Atmung kann Stress abbauen, das Nervensystem beruhigen und die körperliche sowie geistige Leistungsfähigkeit verbessern.

Im Folgenden werden verschiedene Atemübungen mit unterschiedlichen Funktionsweisen vorgestellt, die alle darauf abzielen, Ihre Atmung zu optimieren und die positiven Effekte auf Ihr Nervensystem zu maximieren.

BALLONATMUNG

Ziel: Verbesserung der Atemmechanik, Aktivierung des Zwerchfells

Bewährt bei: Ganzkörperschmerzen, Rückenproblemen, Stress und Unruhe

Ausführung:

Ausgangsposition:

Setzen oder stellen Sie sich in eine gerade Position und legen Sie Ihre Handflächen seitlich flach an Ihre Rippenbögen. Die Fingerspitzen zeigen in Richtung Bauch.

Durchführung:

Atmen Sie langsam und sanft tief durch die Nase ein, ohne dass Sie dabei ein Atemgeräusch erzeugen. Während der Einatmung sollten Sie darauf achten, dass sich Ihr Bauch nach vorne wölbt und sich Ihre Rippen seitlich und leicht nach oben öffnen. Der hintere Teil der Rippen sollte sich vom Gefühl her nach hinten öffnen, obwohl dieser Bewegungsumfang geringer ausfällt. Stellen Sie sich vor, dass sich bei der Einatmung ein Ballon in Ihrem Bauchraum aufbläht. Atmen Sie anschließend wieder lange und langsam durch die Nase aus. Der Bauch wird flach und die Rippen nähern sich wieder an. Der Ballon im Bauchraum schrumpft. Führen Sie diese Atmung etwa 5-10 Minuten aus.

Hinweise:

Diese Atmung soll beruhigen und entspannen. Wählen Sie entsprechend ein Atemtempo, bei dem Sie sich wohlfühlen.

Achten Sie besonders auf eine sanfte Ausführung und versuchen Sie nicht, die Übung krampfhaft durchzuführen.

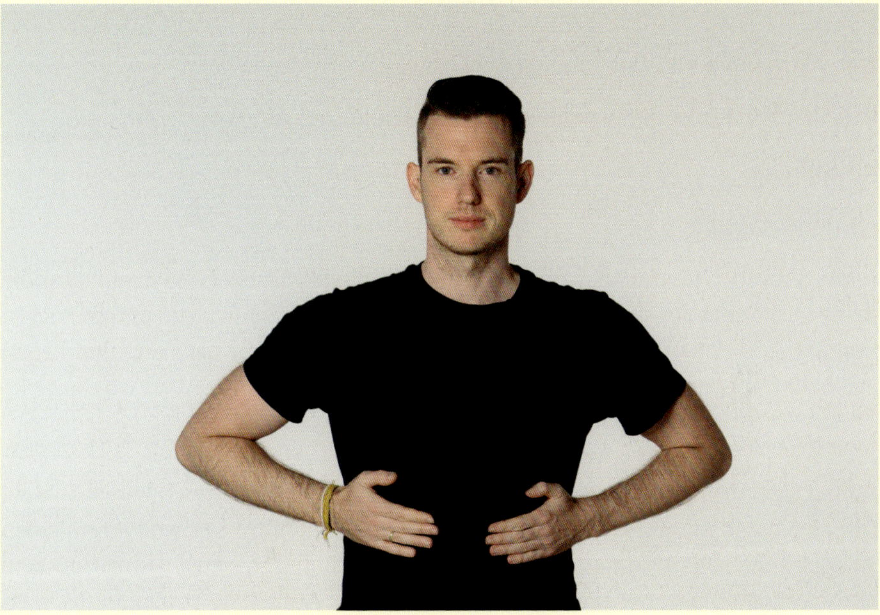

EINSTEIGER ZWERCHFELLDEHNUNG

Ziel: Aktivierung und Dehnung des Zwerchfells

Bewährt bei: Rückenproblemen, Ganzkörperschmerzen, Müdigkeit, Lethargie

Ausführung:

Ausgangsposition:

Legen Sie sich in Rückenlage auf den Boden und stellen Sie die Füße so auf, dass die Beine leicht gebeugt sind. Das Becken ist aufgerichtet, wodurch der untere Rücken Kontakt zum Boden hat. Die Arme sind weit über den Kopf gestreckt und liegen entspannt auf dem Boden.

Durchführung:

Atmen Sie tief ein, sodass sich der Bauch anhebt und die Rippen sich seitlich öffnen. Öffnen Sie den Mund leicht und verengen Sie die Stimmritze (als wollten sie einen Spiegel anhauchen). Atmen Sie nun so langsam und lange aus, wie Sie können, und erzeugen Sie dabei ein hauchendes Geräusch. Atmen Sie so lange aus, dass der Bauch absinkt und Sie das Gefühl haben, dass keinerlei Luft mehr in Ihnen ist. Versuchen Sie in dieser Situation trotzdem noch weiter auszuatmen. Machen Sie davon etwa 3-5 Wiederholungen mit kleinen Atempausen.

Hinweise:

Unter Umständen kann es bei der Übung zu Hustenreizen kommen. Falls diese auftreten, versuchen Sie die Ausatmung langsamer und nicht so lang zu gestalten.

Achten Sie bei der Ausführung darauf, dass der untere Rücken dauerhaft auf den Boden gepresst wird.

Einige Personen haben Einschränkungen im Schulter- und Nackenbereich, sodass die Arme nicht hinter den Kopf abgelegt werden können. Nutzen Sie hier gerne eine kleine Erhöhung wie ein Kissen. Die Übung sollte in der Ausgangsposition nicht unkomfortabel sein.

Ausgangsposition

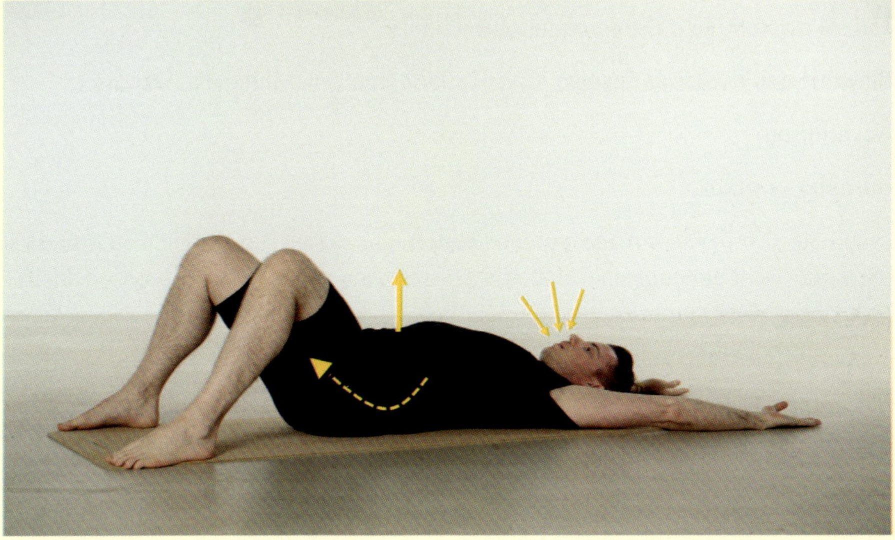

Endposition

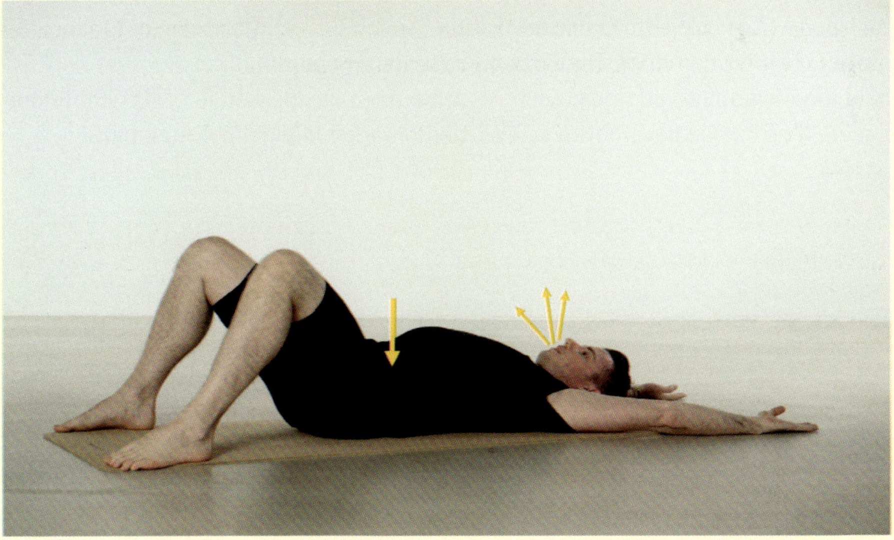

FORTGESCHRITTENE ZWERCHFELLDEHNUNG

Ziel: Aktivierung und Dehnung des Zwerchfells

Bewährt bei: Rückenproblemen, Ganzkörperschmerzen, Müdigkeit, Lethargie

Ausführung:

Ausgangsposition:

Legen Sie sich in Rückenlage auf den Boden und stellen Sie die Füße so auf, dass die Beine leicht gebeugt sind. Heben Sie das Becken in eine Brückenposition an. Die Arme liegen seitlich neben dem Körper.

Durchführung:

Atmen Sie tief ein, sodass sich der Bauch anhebt und die Rippen sich seitlich öffnen. Öffnen Sie den Mund leicht und verengen Sie die Stimmritze. Atmen Sie nun so langsam und lange aus, wie Sie können, und erzeugen Sie dabei ein hauchendes Geräusch, vergleichbar mit dem Anhauchen eines Spiegels. Während der Ausatmung rollen Sie langsam von der Halswirbelsäule Wirbel für Wirbel den Rücken ab und legen diesen Stück für Stück auf den Boden, bis der Rücken komplett Kontakt zum Boden hat. Gleichzeitig heben Sie die Arme in einer Kreisbewegung langsam gestreckt hinter den Kopf. Die Bewegung sollte synchron mit der Atmung sein. Sobald die Ausatmung abgeschlossen ist, sollte auch das Becken Kontakt zum Boden haben. Machen Sie davon etwa 3-5 Wiederholungen mit kleinen Atempausen.

Ausgangsposition

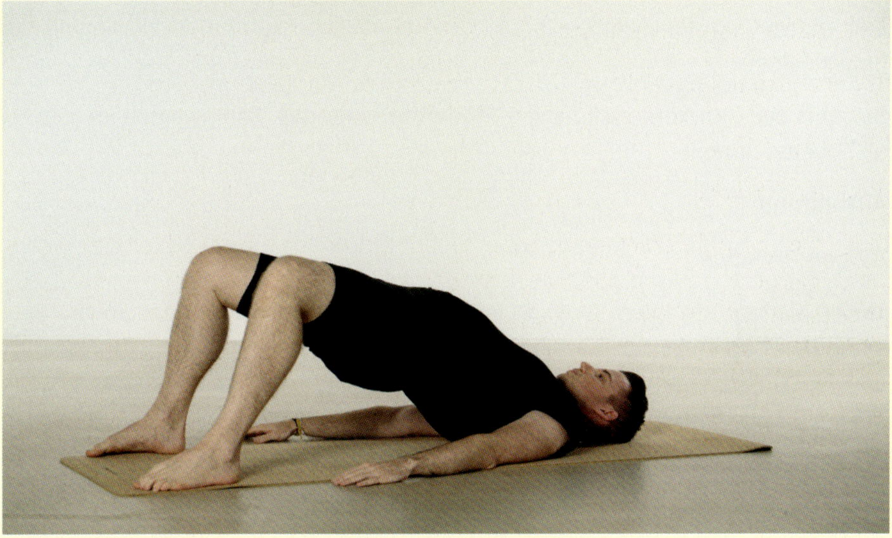

Endposition

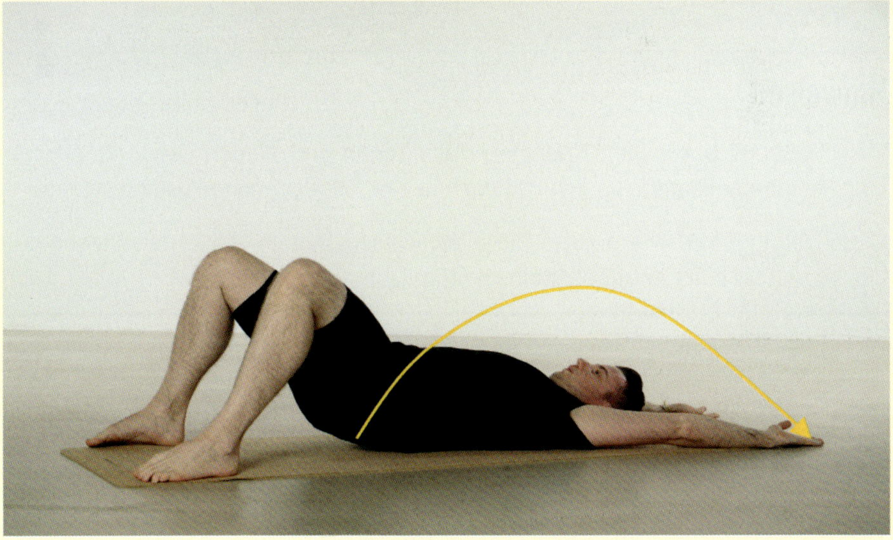

SEITLICHER ÖFFNER

Ziel: Aktivierung des Zwerchfells und der Atemhilfsmuskulatur, Mobilisierung der Rippengelenke

Bewährt bei: Ganzkörperschmerzen, Müdigkeit, Lethargie, Beschwerden im unteren und oberen Rücken

Ausführung:

Ausgangsposition:

Stellen Sie sich mit Ihrem Gewicht auf ein Bein und kreuzen Sie das andere Bein hinter den Körper. Setzen Sie bei dem gekreuzten Bein den Fußspann auf den Boden. Neigen Sie Ihren Oberkörper zur Seite des gekreuzten Beines, sodass sich die gegensätzliche Seite öffnet. Heben Sie den Arm der gekreuzten Seite seitlich über den Kopf, sodass dieser ebenfalls auf die andere Seite kreuzt.

Durchführung:

Atmen Sie tief in die geöffnete Seite, sodass Sie ein leichtes Spannungsgefühl in den Rippen erzeugen. Führen Sie etwa 10-15 langsame Atemzüge durch.

Hinweise:

Viele Personen bekommen Krämpfe in den Zehen und Waden durch die Fußstellung. Alternativ können Sie den Fuß auch in eine angenehmere Position stellen.

Diese Übung erfordert ein gutes Gleichgewichtsempfinden. Zur Unterstützung dürfen Sie sich an einer Wand oder einem Stuhl festhalten.

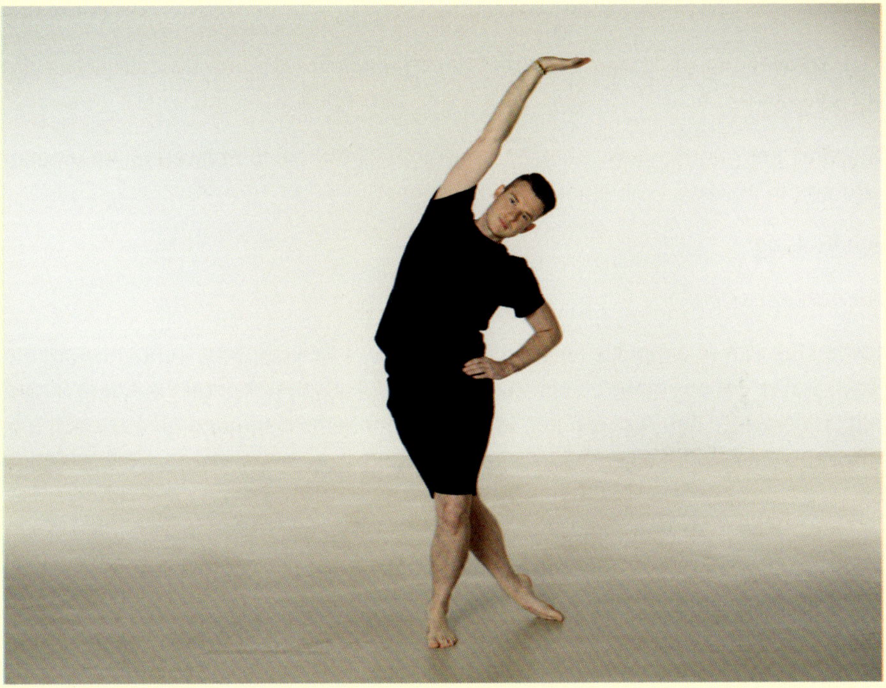

FRONTALER ÖFFNER

Ziel: Aktivierung des Zwerchfells und der Atemhilfsmuskulatur, Mobilisierung der Rippengelenke

Bewährt bei: Ganzkörperschmerzen, Müdigkeit, Lethargie, Beschwerden im unteren und oberen Rücken, Problemen im Hüftbeuger

Ausführung:

Ausgangsposition:

Stellen Sie sich in einen kleinen Ausfallschritt. Das Gewicht ruht auf dem vorderen Bein. Stellen Sie das hintere Bein so auf, dass der Fußspann Kontakt auf dem Boden hat. Strecken Sie den Arm auf der Seite des Standbeines lang und gerade nach hinten und gehen Sie in eine rückgebeugte Haltung.

Durchführung:

Versuchen Sie nun, tiefe Atemzüge in den Bauchraum auszuführen, sodass ein leichtes Dehnungsgefühl rund um die Bauchmuskeln entsteht. Führen Sie etwa 10-15 Atemzüge aus.

Hinweise:

Viele Personen bekommen Krämpfe in den Zehen und Waden durch die Fußstellung. Alternativ können Sie den Fuß auch in eine angenehmere Position stellen.

Diese Übung erfordert ein gutes Gleichgewichtsempfinden. Zur Unterstützung dürfen Sie sich an einer Wand oder einem Stuhl festhalten.

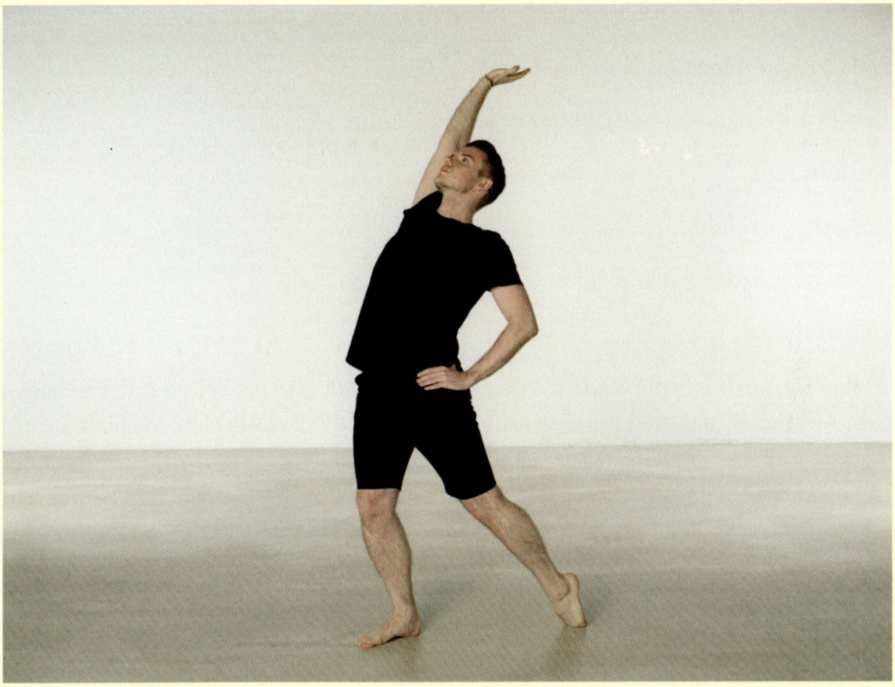

DREIECKSATMUNG

Ziel: Entspannung und Regeneration

Bewährt bei: Ganzkörperschmerzen, Stress, Unruhe

Ausführung:

Ausgangsposition:

Sitzen oder liegen Sie in einer entspannten Position.

Durchführung:

Atmen Sie nun durch die Nase in einem Rhythmus, bei dem die Zeiten zum Einatmen, zum Ausatmen und die Phase des Atemanhaltens gleich lang sind. Wählen Sie ein Zeitintervall, bei dem Sie sich wohlfühlen. Zu Beginn wird ein Rhythmus von 4-4-4 (4 Sekunden einatmen, 4 Sekunden ausatmen und 4 Sekunden den Atem anhalten) empfohlen. Später können Sie in einen 5er-, 6er- oder 7er-Rhythmus wechseln.

Hinweise:

Sowohl Ein- als auch Ausatmung sollten sanft durch die Nase erfolgen. Dabei sollten keine Atemgeräusche zu hören sein.

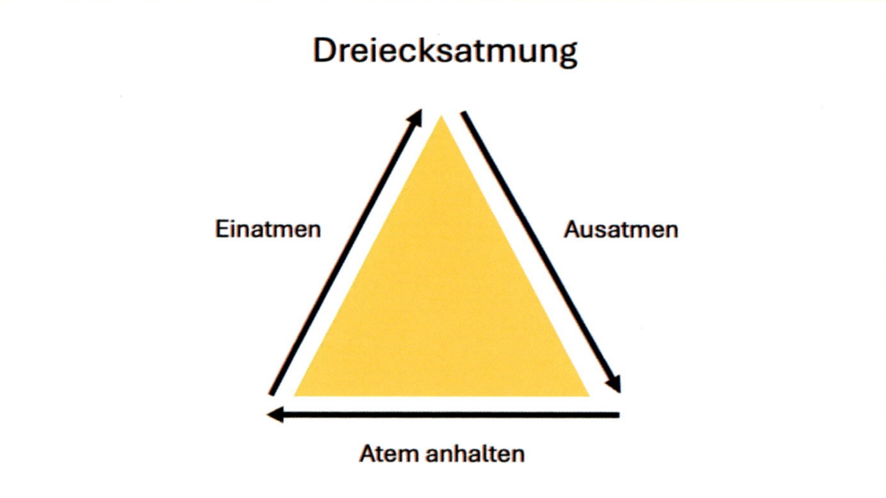

Abb. 15: Darstellung der Dreiecksatmung durch gleichlange Einatmung, Ausatmung und Atemanhaltephase

NASENATMUNG

Nasenatmung bietet zahlreiche gesundheitliche Vorteile, die weit über das einfache Ein- und Ausatmen hinausgehen. Einer der bemerkenswertesten Vorteile ist die Produktion von Stickstoffmonoxid (NO) in den Nasenhöhlen. Stickstoffmonoxid spielt eine entscheidende Rolle bei der Erweiterung der Blutgefäße, was die Durchblutung und den Sauerstofftransport im Körper verbessert. Zudem hat NO antimikrobielle Eigenschaften, die helfen, Krankheitserreger wie Bakterien und Viren zu bekämpfen (McKeown 2015).

Nasenatmung unterstützt auch die Filterung und Befeuchtung der eingeatmeten Luft, was die Lungenfunktion verbessert und das Risiko von Infektionen verringert. Sie trägt dazu bei, die Atemfrequenz zu verlangsamen, was wiederum den Parasympathikus aktiviert und somit Stress reduziert und die Entspannung fördert.

Im Yoga wird die Nasenatmung seit Langem im Pranayama, der kontrollierten Atemtechnik, eingesetzt. Eine spezielle Technik ist die Wechselatmung, bei der abwechselnd durch das rechte und das linke Nasenloch geatmet wird. Diese Praxis balanciert das autonome Nervensystem und fördert sowohl die körperliche als auch die geistige Gesundheit. Hierbei zeigt sich, dass die Atmung durch das linke Nasenloch eher parasympathische und durch das rechte Nasenloch mehr sympathische Effekte aufweist (Raghuraj & Telles 2008).

Quellen:

» McKeown, P. (2015). *The Oxygen Advantage.* New York: HarperCollins.

» Raghuraj, P. & Telles, S. (2008). Immediate effect of specific nostril manipulating yoga breathing practices on autonomic and respiratory variables. *Applied Psychophysiology and Biofeedback*, 33(1), 65-75. https://doi.org/10.1007/s10484-008-9055-0

AKTIVIERENDE NASENATMUNG (RECHTES NASENLOCH)

Ziel: Steigerung der sympathischen Aktivität

Bewährt bei: Müdigkeit, Lethargie, Antriebslosigkeit

Ausführung:

Ausgangsposition:

Setzen Sie sich in eine entspannte Position und halten Sie sich mit einem Finger das linke Nasenloch zu.

Durchführung:

Atmen Sie nun in schnellen Intervallen abwechselnd ein und aus. Die Atmung ähnelt einem Schnüffeln. Beginnen Sie mit 10 Sekunden und steigern Sie auf 20 Sekunden.

Hinweise:

Achten Sie auf Ihre körperliche Reaktion. Viele Menschen bekommen durch die Atmung ein Schwindelgefühl und Übelkeit. Die Übung sollte entsprechend langsam gesteigert werden.

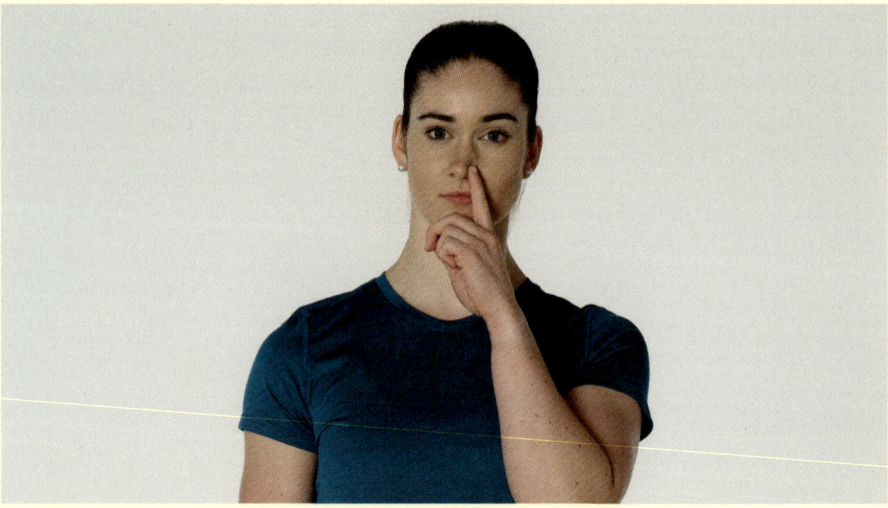

BERUHIGENDE NASENATMUNG (LINKES NASENLOCH)

Ziel: Steigerung der parasympathischen Aktivität (entspannend)

Bewährt bei: Stress, Ganzkörperschmerzen

Ausführung:

Ausgangsposition:

Setzen Sie sich in eine entspannte Position und halten Sie sich mit einem Ihrer Finger das rechte Nasenloch zu.

Durchführung:

Führen Sie eine langsame und sanfte Atmung durch das linke Nasenloch aus. Die Intensität sollte so gewählt sein, dass keinerlei Geräusche wahrzunehmen sind. Atmen Sie für etwa 5-10 Minuten.

Hinweise:

Achten Sie darauf, dass die Atmung ruhig und gleichmäßig bleibt, ohne Atemgeräusche zu erzeugen.

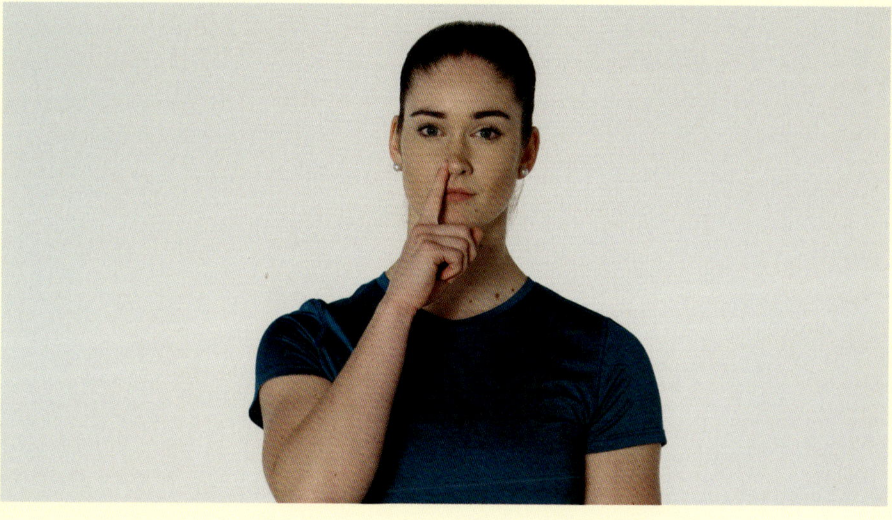

Widerstandsatmung

Das Training der Atmung gegen Widerstände ist eine effektive Methode, um Ihre Ein- und Ausatemmuskulatur zu stärken und deren bewusste Ansteuerung zu verbessern. Verschiedene Tools können hierfür genutzt werden, um gezielt Widerstände bei der Luftzufuhr und -abfuhr zu erzeugen. In den folgenden Beispielen nutzen wir einen Atemtrainer, der auch durch einen Strohhalm ersetzt werden kann, um die Atmung zu erschweren. Zusätzlich kann die Atemmuskulatur direkt durch einen Atemgürtel adressiert werden, der um den Rippenbogen gelegt wird. Atmen Sie gegen den Widerstand des Gürtels.

ATEMTRAINER

Ziel: Verbesserung der Atemkoordination und -muskulatur

Bewährt bei: Ganzkörperschmerzen, Stress

Ausführung:

Ausgangsposition:

Stellen Sie den Atemtrainer auf Ihre persönliche Widerstandsstufe und positionieren Sie ihn zwischen Ihren Lippen.

Durchführung:

Atmen Sie kontrolliert und möglichst lange durch den Atemtrainer ein, sodass ein dauerhaftes Geräusch entsteht, und atmen Sie anschließend wieder entspannt aus. Führen Sie diese Übung für etwa 5-10 Minuten aus.

Hinweise:

Als Alternative können Sie für diese Übung einen Strohhalm benutzen.

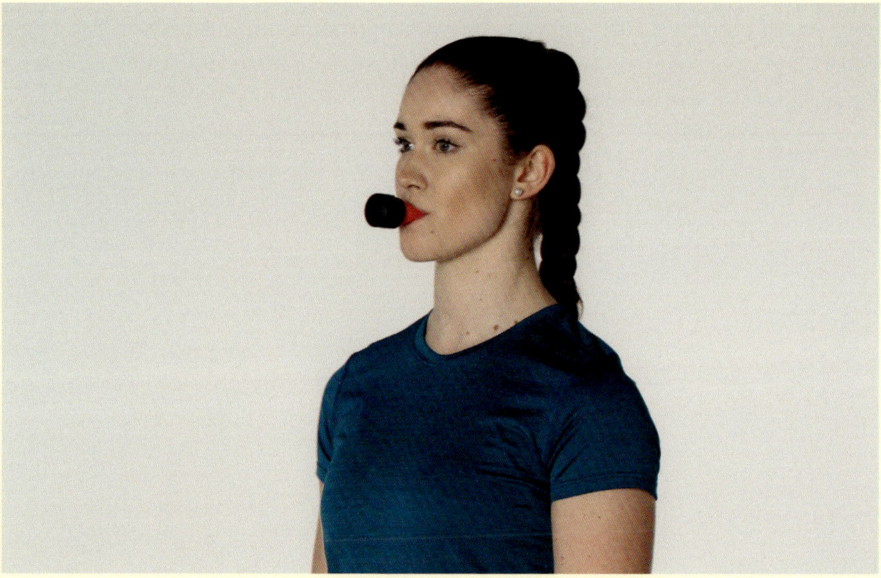

ATEMGÜRTEL

Ziel: Verbesserung der Atemmuskulatur und -koordination

Bewährt bei: Ganzkörperschmerzen, Stress

Ausführung:

Ausgangsposition:

Legen Sie den Atemgürtel um Ihren Rumpf, sodass die Rippenbögen gut abgedeckt sind. Der Gürtel sollte mit einem leichten Druck angelegt werden, der für Sie angenehm ist.

Durchführung:

Führen Sie gegen den Widerstand des Atemgürtels eine tiefe und sanfte Einatmung aus, sodass sich Bauch und Rippenbögen nach vorne und seitlich ausweiten. Führen Sie die Atmung für etwa 5-10 Minuten aus.

Hinweise:

Sie können die Atmung auch mit einem Widerstandsband ausführen, das Sie sich selbst um die Rippen legen und fixieren.

Viele Personen empfinden den Druck des Atemgürtels als sehr angenehm, da dieser viele Rezeptoren im Bauchraum aktiviert, was entspannend wirken kann. In solchen Fällen kann der Atemgürtel auch für ein längeres Training der Atemmuskulatur länger über den Tag verteilt getragen werden.

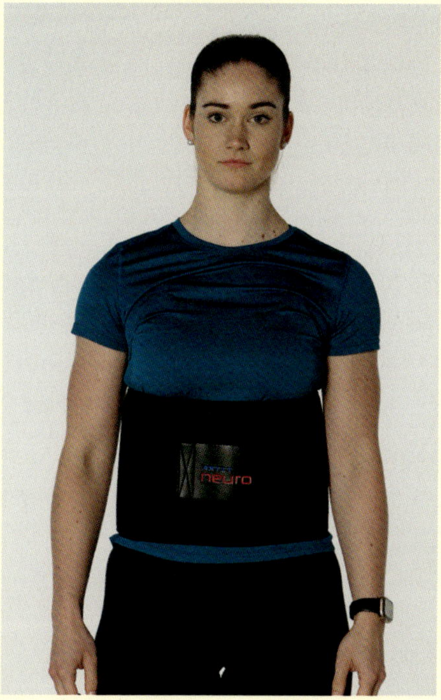

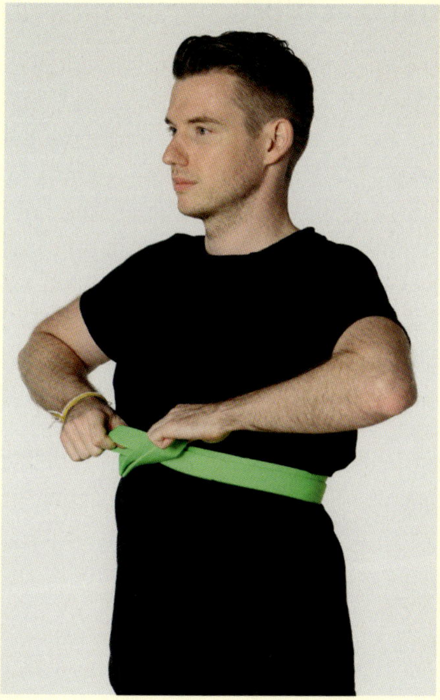

5.3.3 Zunge

Die Wirkungsweisen des Geschmacks unter dem Aspekt der Aktivierung haben wir bereits im Kapitel „Gustatorisches System" besprochen. Im Folgenden geht es mehr um die sensorische und motorische Komponente der Zunge und deren Wirkungsweise. Die Zunge spielt eine zentrale Rolle in der sensorischen Wahrnehmung und motorischen Funktion, da sie eine hohe Dichte an Rezeptoren aufweist und eine signifikante Repräsentation im sensorischen Homunculus besitzt. Durch diese hohe Rezeptorendichte hat die Zunge ein enormes Aktivierungspotenzial innerhalb des Gehirns. Übungen zur Stimulation der Zunge können daher starke neurophysiologische Reaktionen auslösen, die zur Schmerzreduktion und zur Verbesserung der neuromotorischen Kontrolle beitragen können.

Im Folgenden werden einige Übungen zur Aktivierung der Zunge vorgestellt.

ZUNGENKREISE

Ziel: Ansteuerung der Zunge, Verbesserung der Kopfstabilität

Bewährt bei: Ganzkörperschmerzen, Kiefer- und Nackenproblemen, Stress und Unruhe

Ausführung:

Ausgangsposition:

Kommen Sie in eine gerade Kopfposition. Halten Sie den Mund geschlossen.

Durchführung:

Kreisen Sie Ihre Zunge im geschlossenen Mund ca. 10-15 Mal im und gegen den Uhrzeigersinn. Erzeugen Sie dabei dauerhaft leichten Druck in die Wangen und Lippen. Achten Sie darauf, dass die Bewegung flüssig und gleichmäßig ausgeführt wird. Die Zunge sollte nicht springen.

Hinweise:

Es kann zu einem Spannungsgefühl im Rachen kommen, weil die Zungenmuskulatur ermüdet. Dies ist normal und kein Grund zur Sorge.

Manchmal führt diese Übung auch zu Muskelkater, der sich ähnlich anfühlt wie Halsschmerzen.

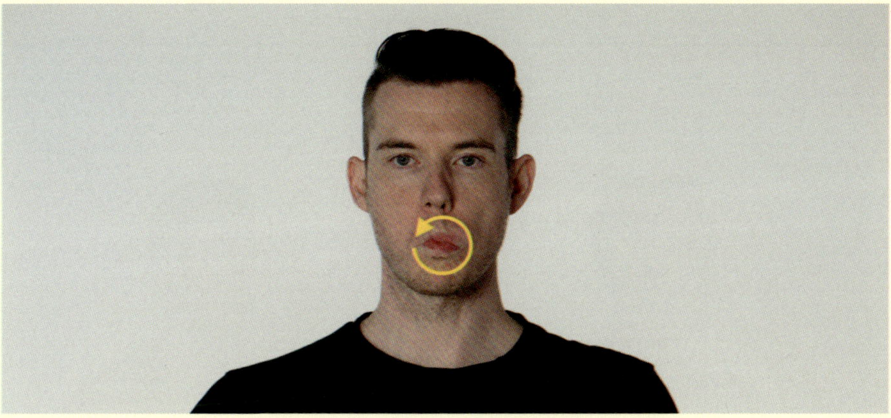

ZUNGENDEHNUNG

Ziel: Mobilität der Zunge

Bewährt bei: Ganzkörper- und Kopfschmerzen, Kiefer- und Nackenproblemen, Stress und Unruhe

Ausführung:

Ausgangsposition:

Halten Sie Ihren Kopf in einer geraden Position, öffnen Sie Ihren Mund und strecken Sie Ihre Zunge gerade nach vorne heraus. Fassen Sie die Zunge mit einem Taschentuch oder einem kleinen Handtuch und ziehen Sie sanft an ihr, sodass ein leichter Zug entsteht.

Durchführung:

Halten Sie die Zunge in dieser Position und rotieren Sie nun langsam abwechselnd den Kopf nach rechts und links, sodass abwechselnd auf der rechten und auf der linken Seite der Zunge ein kleines Dehnungsgefühl entsteht. Führen Sie etwa 10-15 Wiederholungen pro Seite durch.

Hinweise:

Halten Sie einen Schluck Wasser bereit, da die Zunge bei der Ausführung der Übung oft trocken wird.

Einige Personen haben ein kurzes Zungenbändchen, weswegen die Übung zu leichten Schmerzen führen kann. Achten Sie darauf, dass die Zunge nur leichten Zug erhält und die Bewegung ohne Schmerzen ausgeführt wird.

Anfangsposition

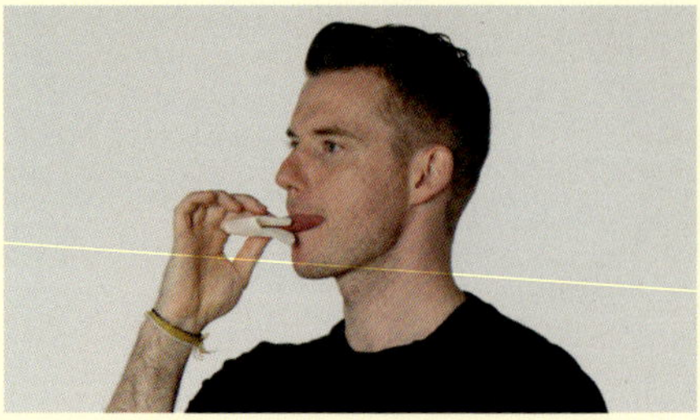

Endposition 1

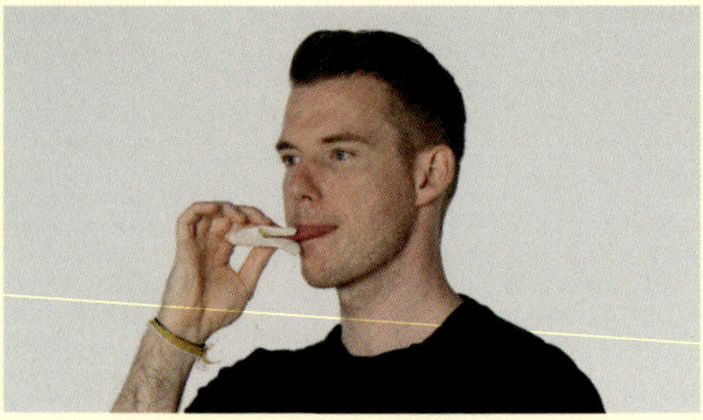

ZUNGENISOMETRIE

Ziel: Kräftigung der Zunge

Bewährt bei: Ganzkörper- und Kopfschmerzen, Kiefer- und Nackenproblemen, Stress und Unruhe

Ausführung:

Ausgangsposition:

Stellen Sie Ihren Kopf in einer Linie mit dem Rumpf (stehend, sitzend oder liegend).

Durchführung:

Drücken Sie Ihre Zunge anschließend mit der Zungenspitze so weit wie möglich seitlich in eine Ihrer Wangen und halten Sie diese dort gegen den Widerstand für etwa 15-20 Sekunden. Führen Sie pro Seite 3 Durchgänge aus.

Hinweise:

Manchmal führt die Übung zu Muskelkater, der sich wie leichte Halsschmerzen anfühlen kann.

Zungenbewegungen werden über den 12. Hirnnerv gesteuert. Der Druck in die linke Wange aktiviert dabei den rechten 12. Hirnnerv und der Druck in die rechte Wange den linken 12. Hirnnerv.

Ein Defizit des 12. Hirnnervs können Sie testen, indem Sie die Zunge gerade nach vorne strecken. Weicht die Zunge dann in einem leichten Bogen nach links, hat der linke 12. Hirnnerv ein Defizit, der durch den Druck in die rechte Wange trainiert werden kann. Weicht die Zunge nach rechts, ist es entsprechend umgekehrt.

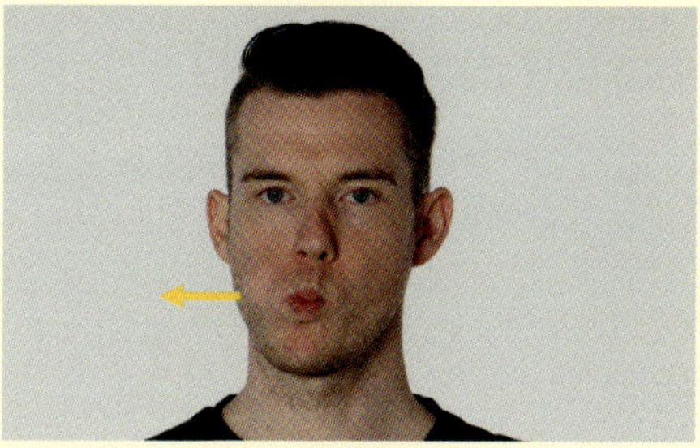

5.3.4 Lymphsystem

Das Lymphsystem ist ein entscheidender Bestandteil des Immunsystems und spielt eine zentrale Rolle bei der Erhaltung der Gesundheit. Es besteht aus einem Netzwerk von Lymphgefäßen, Lymphknoten und Lymphflüssigkeit, die im ganzen Körper verteilt sind. Seine Hauptaufgaben umfassen die Entfernung von Abfallstoffen und überschüssiger Flüssigkeit aus dem Gewebe, den Transport von Lymphozyten (weiße Blutkörperchen), die Infektionen bekämpfen, und die Unterstützung des Immunsystems durch das Herausfiltern von Krankheitserregern in den Lymphknoten.

Das Lymphsystem lässt sich in zwei Hauptsysteme unterteilen: das rechte und das linke Lymphsystem. Das rechte Lymphsystem bedient den rechten oberen Körperquadranten, während das linke Lymphsystem den linken oberen Körperquadranten und den gesamten Unterkörper abdeckt. Diese Unterteilung ermöglicht eine effiziente Drainage und Verarbeitung von Lymphflüssigkeit im gesamten Körper.

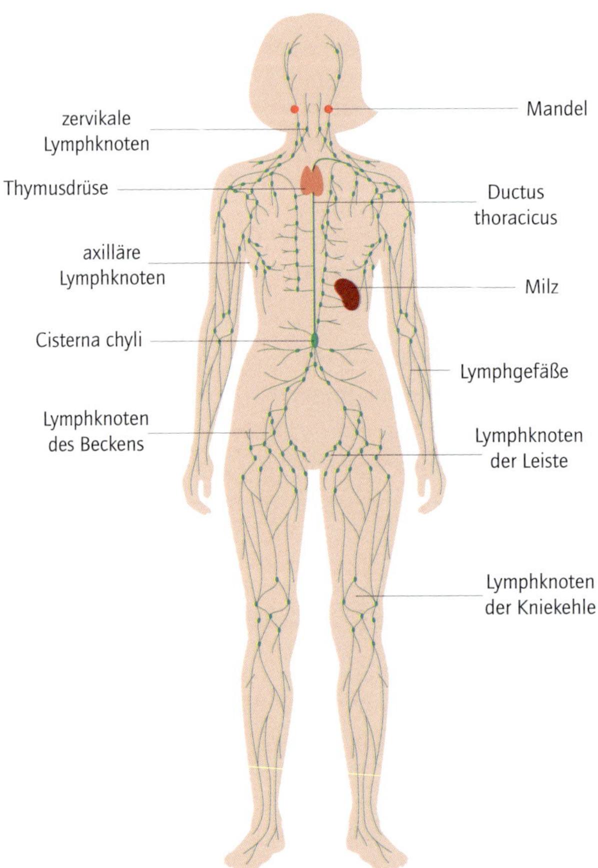

Abb. 16: Verlauf des Lymphsystems

Ein weiterer wichtiger Bestandteil des Lymphsystems ist das glymphatische System, das Lymphsystem des Gehirns. Es spielt eine entscheidende Rolle bei der Beseitigung von Abfallstoffen aus dem Gehirn und trägt zur Aufrechterhaltung der neuronalen Gesundheit bei. Eine gestörte Funktion des glymphatischen Systems kann zu einer Anhäufung toxischer Substanzen im Gehirn führen, was verschiedene neurologische Erkrankungen begünstigen kann.

Eine gestörte Lymphzirkulation kann zu einer Ansammlung von Flüssigkeit und Abfallstoffen im Gewebe führen, was als Lymphödem bekannt ist und Schmerzen sowie Schwellungen verursachen kann. Durch gezielte Übungen zur Verbesserung des Lymphflusses kann die Funktion des Lymphsystems unterstützt werden, was zur Schmerzreduktion und Verbesserung des Wohlbefindens beitragen kann.

Obwohl die folgenden Übungen eher die mechanische Wirkungsweise des Lymphsystems adressieren, haben sie dennoch einen nervalen Effekt. Generell geht es darum, den Fluss der Lymphflüssigkeit zu verbessern und somit das Wohlbefinden und die Gesundheit zu fördern.

Lymphflow

Wie schon erwähnt, ist das Lymphsystem in zwei Hauptteile unterteilt: den rechten Lymphgang (Ductus lymphaticus dexter) und den linken Lymphgang (Ductus thoracicus). Diese führen die Lymphflüssigkeit aus verschiedenen Körperbereichen zurück in den Blutkreislauf. Der Ductus thoracicus ist das größte Lymphgefäß und transportiert die Lymphe aus dem gesamten unteren Körper und dem linken oberen Quadranten in den linken Venenwinkel.

Um den Lymphfluss zu fördern und Stauungen zu vermeiden, werden sechs große Lymphknotenpunkte aktiviert. Es ist wichtig, die Aktivierung in einer bestimmten Reihenfolge durchzuführen, um Stauungen zu verhindern. Man beginnt mit der Körpermitte und arbeitet sich in die Peripherie vor.

1. **Unter den Schlüsselbeinen (rechter und linker Lymphgang):** Diese Punkte befinden sich unter den Schlüsselbeinen und sind wichtig für den Lymphabfluss aus dem oberen Körperbereich.
2. **Hinter dem Kiefergelenk (zervikale Lymphknoten):** Diese Lymphknoten befinden sich im Halsbereich und filtern Lymphflüssigkeit aus dem Kopf und Hals.
3. **Vordere Achselhöhle (axilläre Lymphknoten):** Diese Lymphknoten befinden sich in den Achselhöhlen und filtern Lymphflüssigkeit aus den Armen, der Brust und dem oberen Bauchbereich.
4. **Bauchraum (Cisterna chyli):** Dies ist eine Sammelstelle für Lymphflüssigkeit aus den unteren Extremitäten und dem Verdauungstrakt, die in den Ductus thoracicus geleitet wird.
5. **Leiste (inguinale Lymphknoten):** Diese Lymphknoten befinden sich in der Leistengegend und filtern Lymphflüssigkeit aus den Beinen und den unteren Teilen des Bauchraums.
6. **Kniekehle (popliteale Lymphknoten):** Diese Lymphknoten in der Kniekehle sind wichtig für den Lymphabfluss aus den unteren Beinen.

Die Reihenfolge der Aktivierung ist entscheidend, um Rückstauungen zu verhindern und den Lymphfluss effektiv zu unterstützen. Im Folgenden werden spezifische Übungen vorgestellt, die sich auf die mechanische Stimulation dieser Lymphknotenpunkte konzentrieren.

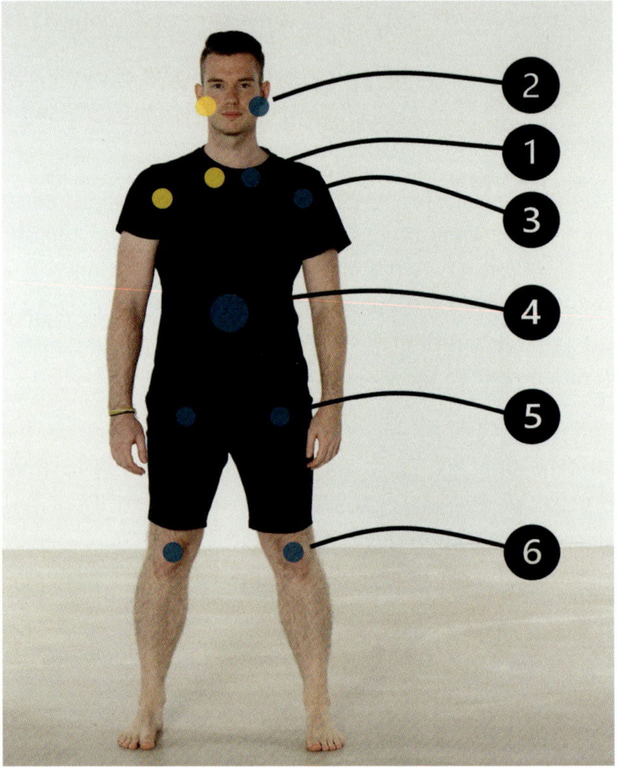

1. SCHLÜSSELBEINE (DUCTUS THORACICUS & DUCTUS LYMPHATICUS DEXTER)

Ziel: Drainage des Ductus thoracicus und Ductus lymphaticus dexter

Bewährt bei: Ganzkörperschmerzen, Lethargie, Antriebslosigkeit, Schwellungen und Wassereinlagerungen

Ausführung:

Ausgangsposition:

Stehen, sitzen oder liegen Sie in einer entspannten Position. Suchen Sie mit Ihrem Zeige- und Mittelfinger den knöchernen Vorsprung Ihres Schlüsselbeins am Brustbein (Extremitas sternalis). Gleiten Sie etwa 2-3 Fingerbreiten von dort am Schlüsselbein entlang in Richtung Schulter und anschließend 1-2 Fingerbreiten unter Ihr Schlüsselbein. Die Finger sollten sich nun zwischen Schlüsselbein und zweiter Rippe befinden.

Durchführung:

Drücken Sie mit kleinen Pumpbewegungen mit individuellem Druck auf den Punkt. Reiben Sie anschließend den Punkt in unterschiedliche Richtungen. Führen Sie beide Ausführungen für etwa 30-60 Sekunden aus. Starten Sie mit der linken Seite und wechseln Sie dann auf die rechte Seite.

Hinweise:

Der Druck auf die Punkte kann schmerzhaft sein. Wählen Sie einen Druck, der für Sie angenehm ist.

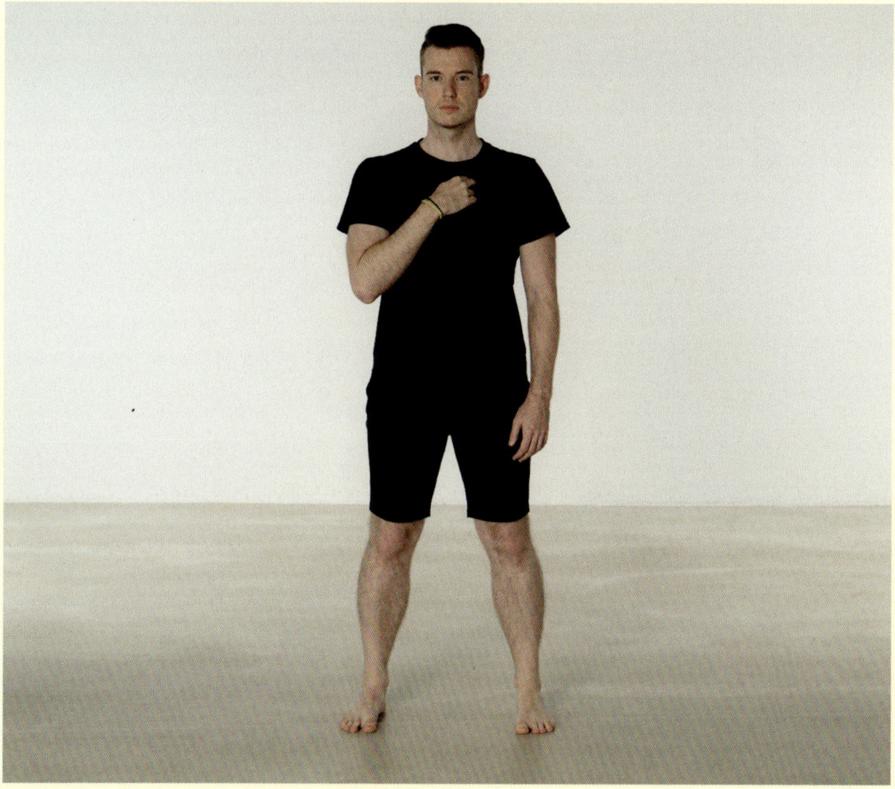

2. KIEFERGELENK (ZERVIKALE LYMPHKNOTEN)

Ziel: Drainage der zervikalen Lymphknoten

Bewährt bei: Ganzkörperschmerzen, Lethargie, Antriebslosigkeit, Schwellungen und Augenringen

Ausführung:

Ausgangsposition:

Stehen, liegen oder sitzen Sie in einer komfortablen Position. Formen Sie mit einem Zeigefinger einen kleinen Haken und platzieren Sie ihn am Ohr hinter dem Kiefergelenk.

Durchführung:

Reiben Sie mit individuellem Druck den Punkt für etwa 30-60 Sekunden. Starten Sie mit der linken Seite und wiederholen Sie die Übung anschließend auf der rechten Seite.

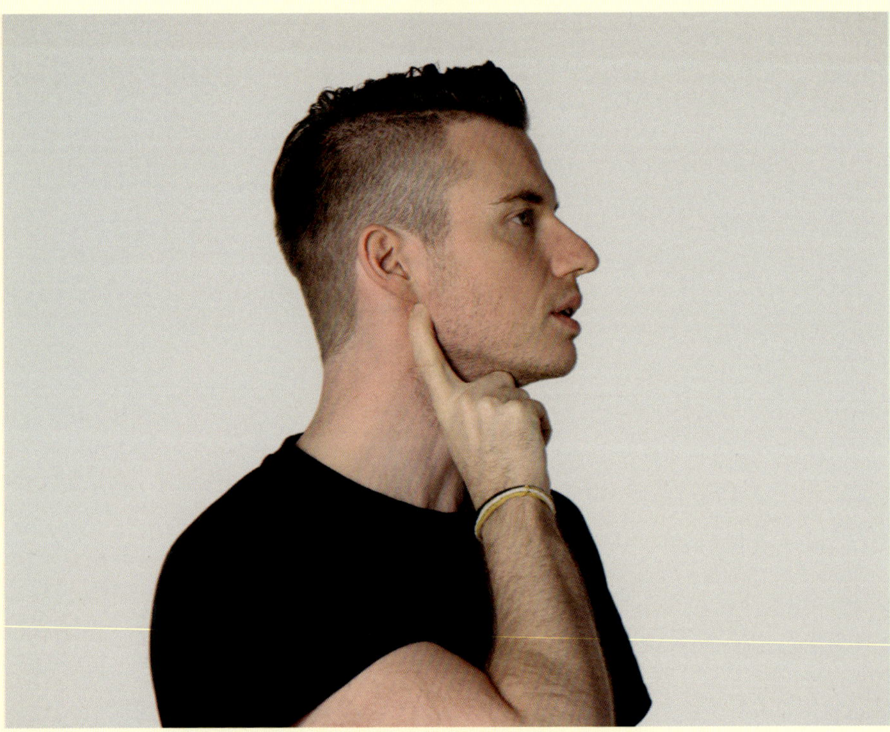

3. ACHSELHÖHLE (AXILLÄRE LYMPHKNOTEN)

Ziel: Drainage der axillären Lymphknoten

Bewährt bei: Ganzkörperschmerzen, Lethargie, Antriebslosigkeit, Schwellungen und Wassereinlagerungen

Ausführung:

Ausgangsposition:

Stehen, sitzen oder liegen Sie in einer komfortablen Position. Greifen Sie mit einer Hand in die gegenüberliegende Achsel, sodass der Daumen oben auf dem Brustmuskel aufliegt und die restlichen Finger in die Achsel greifen.

Durchführung:

Kneten und massieren Sie mit individuellem Druck die vordere Achsel für etwa 30-60 Sekunden. Starten Sie mit der linken Seite und wiederholen Sie anschließend auf der rechten Seite.

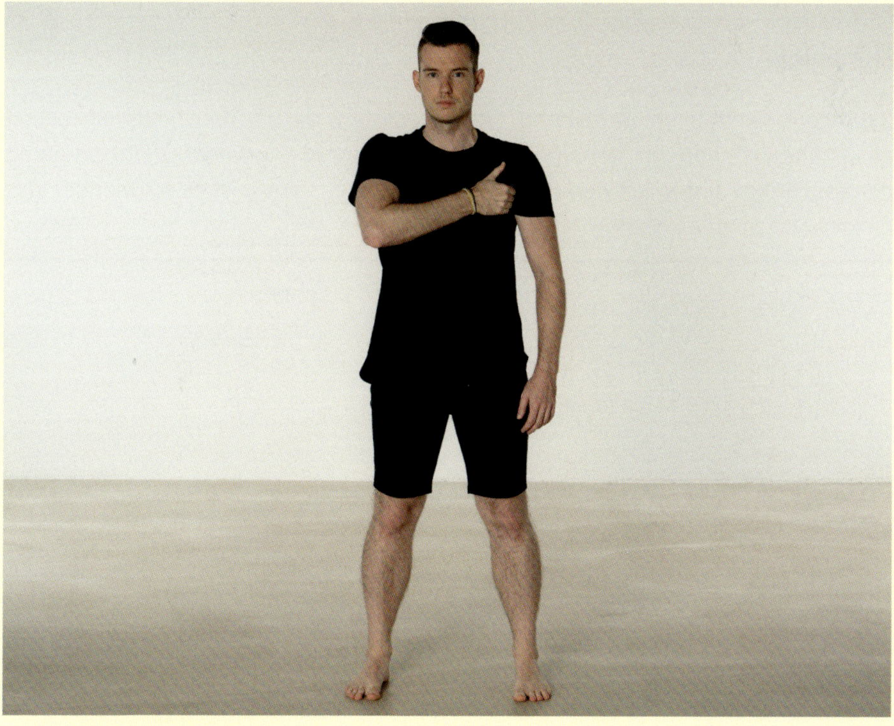

4. BAUCHRAUM (CISTERNA CHYLI)

Ziel: Drainage der Cisterna chyli

Bewährt bei: Ganzkörperschmerzen, Lethargie, Antriebslosigkeit, Schwellungen und Wassereinlagerungen

Ausführung:

Ausgangsposition:

Stehen, sitzen oder liegen Sie in einer komfortablen Position. Formen Sie mit Ihren Händen ein „M", indem Sie Ihre Finger beugen und die obersten Fingerglieder an den Nagelbetten miteinander Kontakt haben. Die Daumen liegen an den Zeigefingern an.

Durchführung:

Schieben Sie Ihre Fingerspitzen mit individuellem Druck zwischen Ihre Bauchmuskeln und beginnen Sie langsam, sie von rechts nach links zu bewegen. Führen Sie die Übung etwa 30-60 Sekunden aus.

Hinweise:

Im Liegen funktioniert die Übung am einfachsten, da die Bauchmuskeln besser entspannen können. Im Stehen oder Sitzen herrscht eine gewisse Grundspannung der Bauchmuskulatur, um den Rumpf zu stabilisieren. Somit ist es schwieriger, das Zielgewebe zu adressieren.

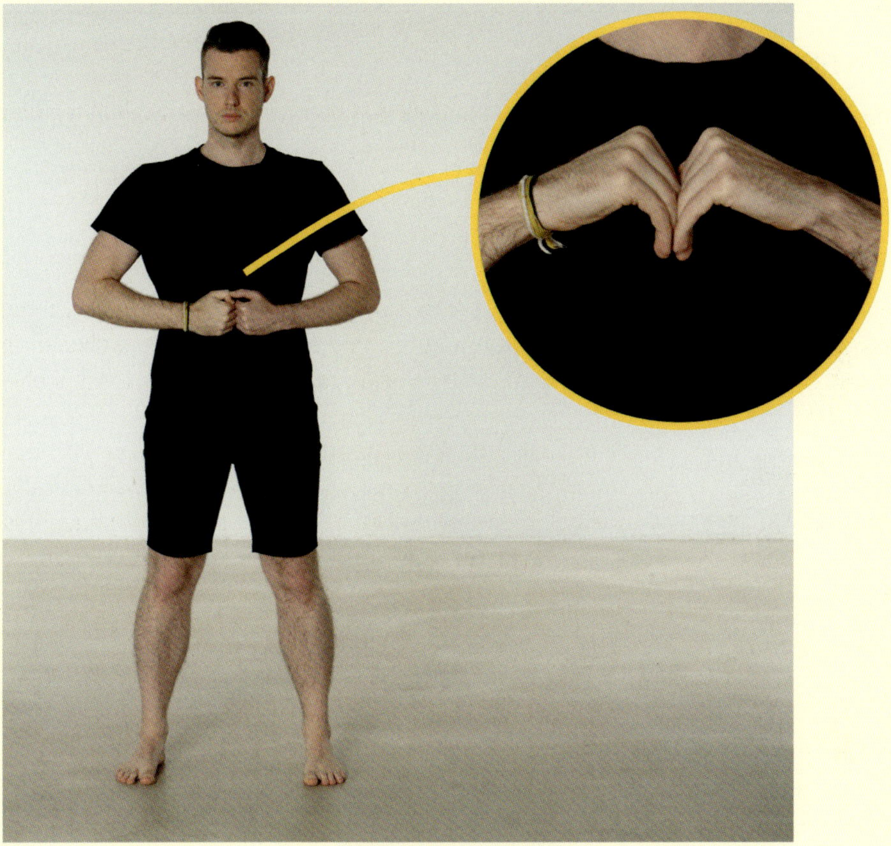

5. LEISTE (INGUINALE LYMPHKNOTEN)

Ziel: Drainage der inguinalen Lymphknoten

Bewährt bei: Ganzkörperschmerzen, Lethargie, Antriebslosigkeit, Schwellungen und Wassereinlagerungen

Ausführung:

Ausgangsposition:

Stehen, sitzen oder liegen Sie in einer komfortablen Position. Positionieren Sie Ihre Finger mit individuellem Druck an der Leiste.

Durchführung:

Beginnen Sie mit leichten Pumpbewegungen und reiben Sie den Punkt anschließend aus. Führen Sie die Übung sowohl auf der linken als auch auf der rechten Seite für je 30-60 Sekunden aus.

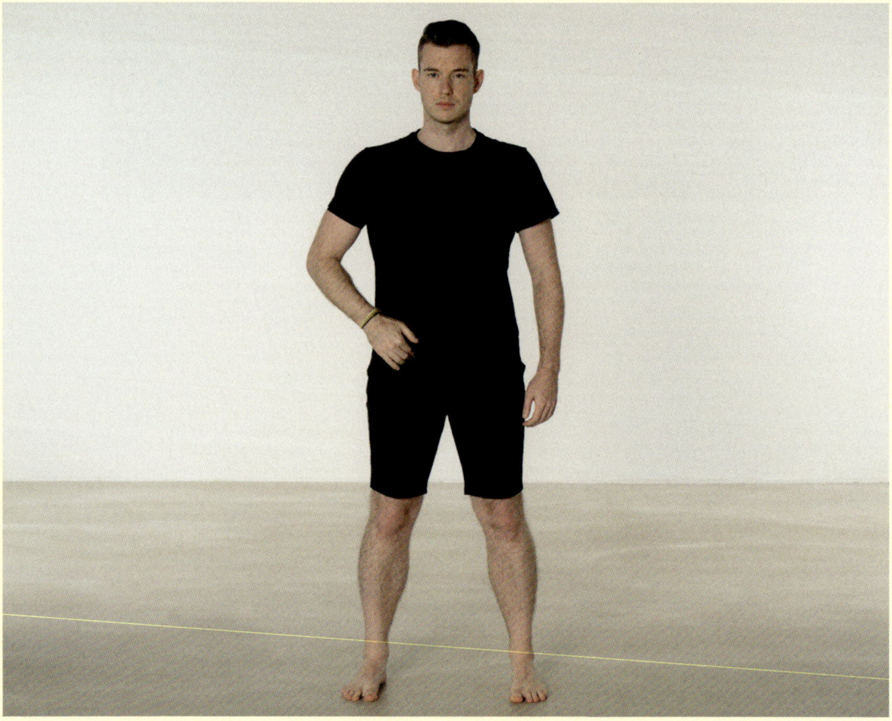

6. KNIE (POPLITEALE LYMPHKNOTEN)

Ziel: Drainage der poplitealen Lymphknoten

Bewährt bei: Ganzkörperschmerzen, Lethargie, Antriebslosigkeit, Schwellungen und Wassereinlagerungen

Ausführung:

Ausgangsposition:

Stehen, sitzen oder liegen Sie in einer Position, in der Sie Ihre Kniekehlen bequem erreichen können. Greifen Sie mit Ihrer Hand in eine Kniekehle.

Durchführung:

Massieren Sie die Kniekehle mit individuellem Druck für etwa 30-60 Sekunden. Führen Sie die Übung sowohl links als auch rechts aus.

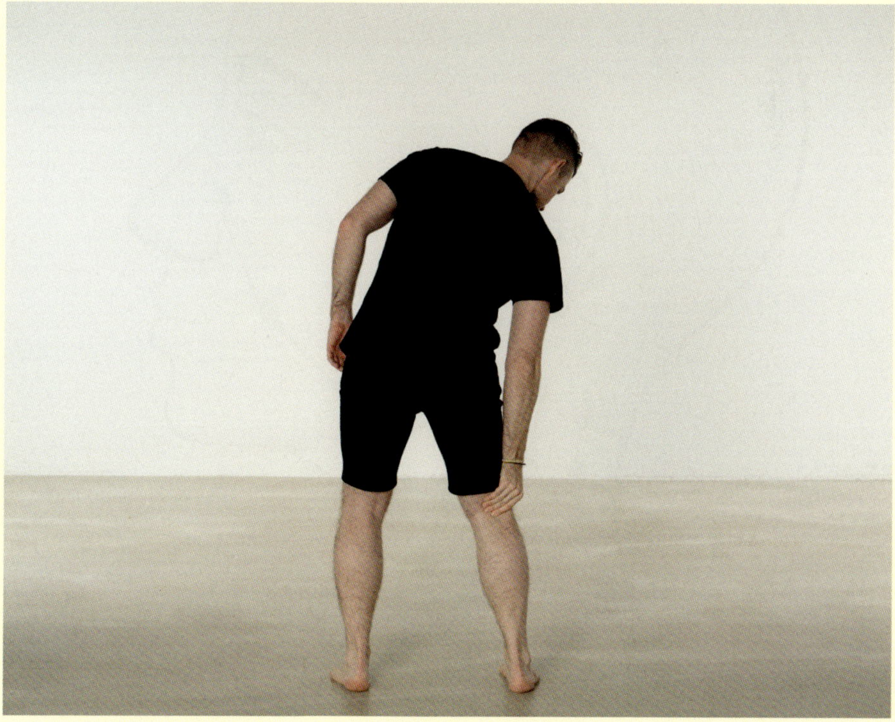

GLYMPHFLOW

Das glymphatische System, auch als Lymphsystem des Gehirns bekannt, ist entscheidend für die Entfernung von Abfallstoffen und die Aufrechterhaltung der Gehirngesundheit. Es arbeitet vor allem während des Schlafs, um Stoffwechselabfälle und Toxine aus dem Gehirn zu entfernen.

Für die effektive Drainage des glymphatischen Systems werden die größten Lymphknotenpunkte des Kopfes aktiviert. Dazu gehören ebenfalls einige Punkte des Lymphflows, wie unter dem Schlüsselbein (Ductus thoracicus und Ductus lymphaticus dexter) sowie hinter dem Kiefergelenk (zervikale Lymphknoten).

Im Folgenden werden spezifische Übungen zur Aktivierung des glymphatischen Systems vorgestellt, die helfen können, die Gesundheit des Gehirns zu fördern und das allgemeine Wohlbefinden zu verbessern.

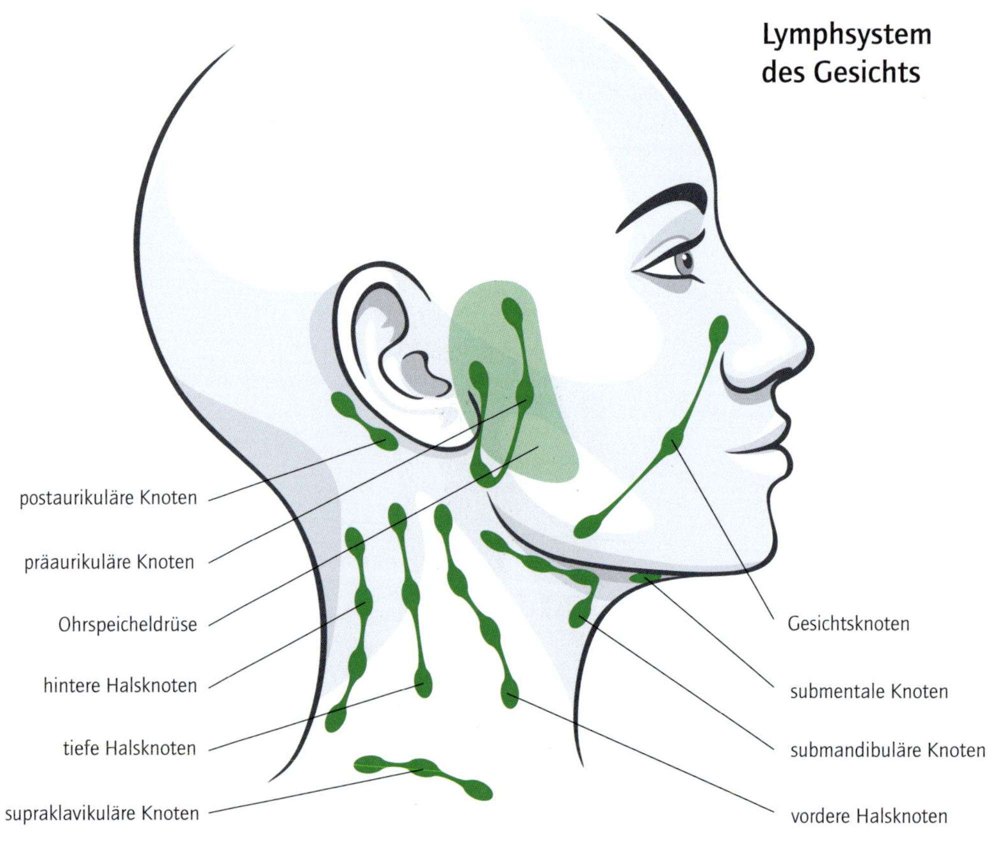

Abb. 17: Darstellung der Lymphknoten von Gesicht und Hals

1. Schlüsselbeine (Ductus thoracicus & Ductus lymphaticus dexter) (siehe Lymphflow)
2. Kiefergelenk (zervikale Lymphknoten) (siehe Lymphflow)
3. Unterkiefer (submandibuläre Lymphknoten)

Ziel: Drainage der submandibulären Lymphknoten

Bewährt bei: Ganzkörperschmerzen, Lethargie, Antriebslosigkeit, Schwellungen und Augenringen

Ausführung:

Ausgangsposition:

Stehen, sitzen oder liegen Sie in einer komfortablen Position. Positionieren Sie Ihren Daumen oder Zeigefinger auf der Innenseite Ihres Unterkiefers unten am Kinn.

Durchführung:

Drücken Sie mit individuellem Druck und fahren Sie mit Ihrem Finger an der Innenseite des Kiefers in Richtung Hals. Wiederholen Sie diese Bewegung für etwa 30-60 Sekunden und achten Sie darauf, dass Sie immer vom Kinn in Richtung Hals schieben. Wiederholen Sie anschließend die Übung auf der anderen Seite.

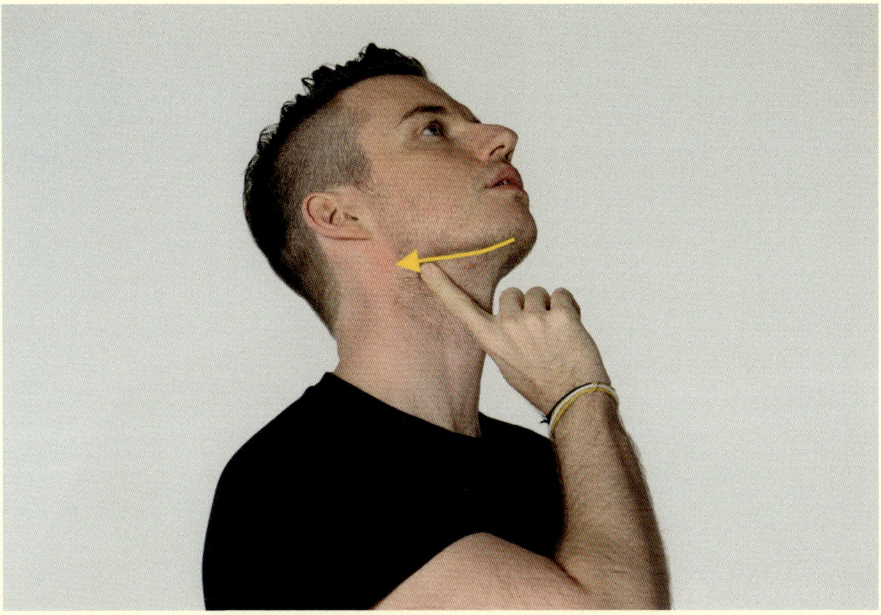

4. Gesicht (präaurikuläre & Gesichtslymphknoten)

Ziel: Drainage der präaurikulären und Gesichtslymphknoten

Bewährt bei: Ganzkörperschmerzen, Lethargie, Antriebslosigkeit, Schwellungen und Augenringen

Ausführung:

Ausgangsposition:

Stehen, sitzen oder liegen Sie in einer komfortablen Position. Positionieren Sie Ihre Zeige- und Mittelfinger neben der Nase unter Ihrem Auge.

Durchführung:

Ziehen Sie die Finger mit individuellem Druck auf einer Linie in Richtung Ohr und anschließend leicht abschüssig in Richtung Unterkiefer. Wiederholen Sie dies für etwa 30-60 Sekunden. Danach ziehen Sie die Finger vom Kinn in Richtung Ohr und anschließend von der Stirn in Richtung Ohr, jeweils für 30-60 Sekunden.

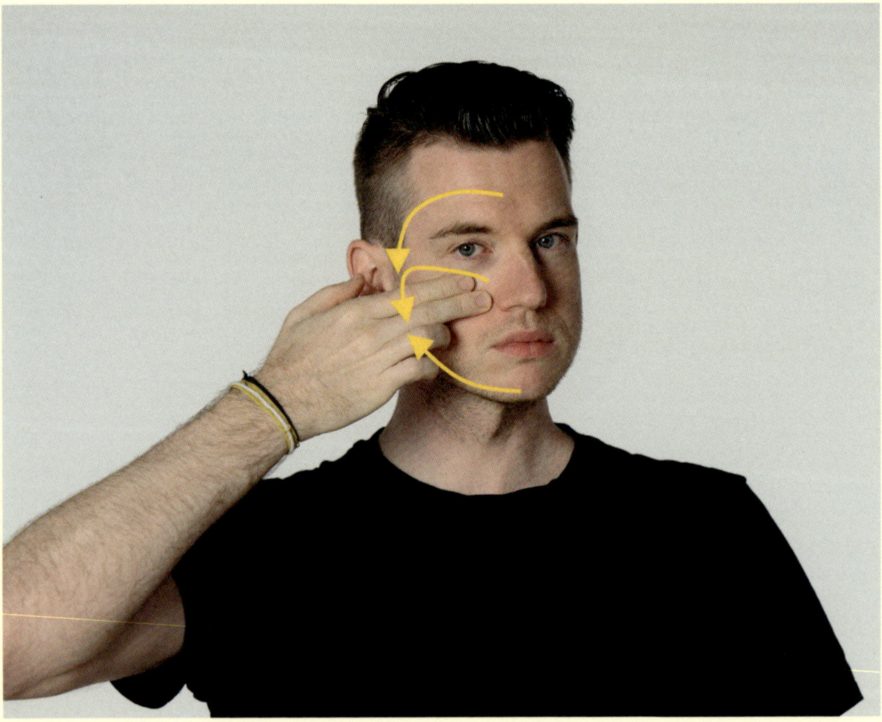

5.4 Propriozeption

Propriozeption ist die Fähigkeit des Körpers, die Position und Bewegung der Gliedmaßen und Gelenke ohne visuelle Hinweise wahrzunehmen. Diese Funktion beruht auf verschiedenen Rezeptortypen: Mechanorezeptoren werden beispielsweise bei Bewegung aktiv, während andere Rezeptortypen auf Druck, Berührung, Vibration, Bedrohung und Temperatur reagieren. Diese Rezeptoren senden kontinuierlich Informationen an das Gehirn, das diese im sensorischen und motorischen Homunculus verarbeitet. Diese „Landkarten" des Körpers sind entscheidend für präzise Bewegungen und Koordination.

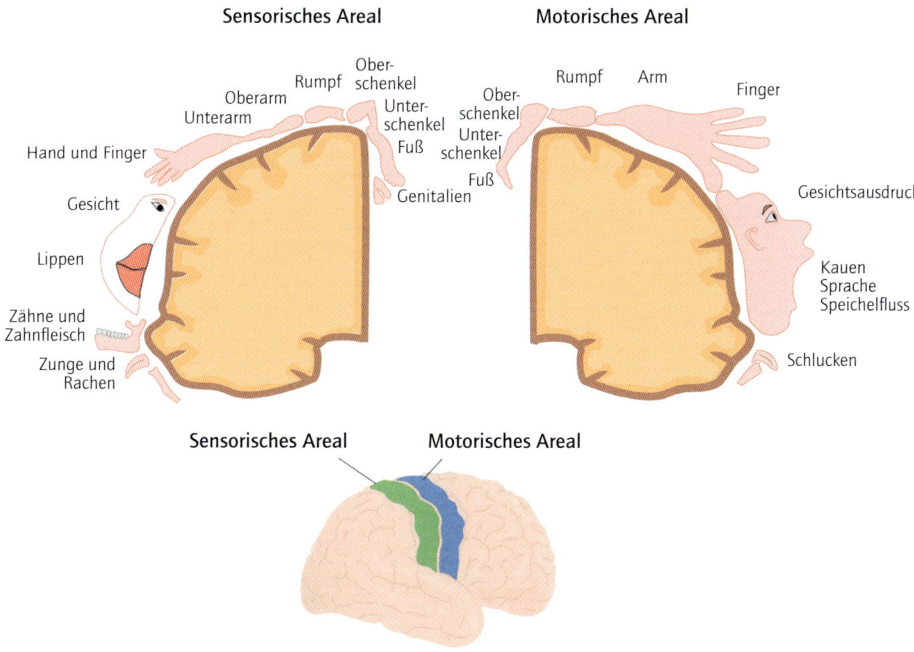

Abb. 18: Darstellung des somatosensorischen und motorischen Homunculus

Hände und Gesicht haben eine besonders hohe Rezeptordichte und benötigen viel „Speicherplatz" im Homunculus, um ihre präzise Steuerung und Wahrnehmung zu ermöglichen. Eine präzise Propriozeption ist essenziell für Koordination, Gleichgewicht und Bewegungssteuerung. Das Gleichgewichtsorgan liefert ebenfalls wichtige Informationen über die Lage und Bewegung im Raum und hat großen Einfluss auf Körperhaltung, Orientierung und Rumpfstabilität.

Eine gestörte Propriozeption liefert dem Gehirn fehlerhafte Informationen, wodurch das Gehirn mit Schmerzen reagieren kann. Durch gezieltes Training der Propriozeption können diese Defizite ausgeglichen werden, was zu einer Verbesserung der Bewegungssteuerung und wahrscheinlich zu einer Schmerzreduktion führt.

Im Folgenden werden Übungen vorgestellt, die darauf abzielen, die Propriozeption zu verbessern. Dabei liegt der Fokus auf der sensorischen Wahrnehmung, dem Gleichgewichtsorgan und motorischen Übungen zur Gelenkmodulation. Diese Übungen helfen, die Rezeptordichte zu testen und zu trainieren, um die Körperwahrnehmung und Bewegungssteuerung zu optimieren.

5.4.1 Sensorik

Sensorik ist ein entscheidender Faktor, der die Basis für die körperliche Wahrnehmung bildet. Aus den sensorischen Informationen wird eine Ist-Situation ermittelt, die es dem Körper ermöglicht, Haltung und Bewegungen zu steuern. Wenn Bewegungen eingeschränkt oder schmerzhaft sind, kann die Ursache dafür oft in sensorischen Defiziten liegen. Um Bewegungsqualitäten zu verbessern, muss daher die Regel „Sensorik vor Motorik" beachtet werden. Erst wenn die sensorischen Grundlagen optimal funktionieren, kann eine effektive und schmerzfreie Bewegungsausführung gewährleistet werden.

Narben/Tattoos

Sensorische Defizite haben ihren Ursprung häufig in Narbengewebe und Tätowierungen. Hier ist zu vermuten, dass die Rezeptoraktivität durch alte strukturelle Verletzungen eingeschränkt ist. Sollten Sie eine Narbe oder ein Tattoo haben - egal wie alt - sollten Sie diese in jedem Fall mit unterschiedlichen Stimuli adressieren.

Generell sollte überprüft werden, ob Sie auf diesem Gewebe verschiedene Stimuli wahrnehmen und differenzieren können. Testen Sie entsprechend, wie gut Sie leichte Berührungen, tiefen Druck, Vibration, spitze Stimuli sowie Wärme und Kälte wahrnehmen können.

Des Weiteren sollten Sie überprüfen, wie gut die Gleitfähigkeit des Gewebes ist. Das bedeutet, wie gut Sie das Haut- und tieferliegende Gewebe in unterschiedliche Richtungen schieben können. Spüren Sie einen Widerstand, versuchen Sie mit leichtem Druck und Zug in diesen Widerstand hineinzuarbeiten.

Für Narben bietet es sich an, am Anfangs- und Endpunkt der Narbe mit der Stimulation zu beginnen. Ist die Narbe sehr wulstig, beginnen Sie am Punkt, der am unbeweglichsten ist.

Tätowierungen können sehr großflächig vorhanden sein. Hier bietet es sich an, an der Stelle zu beginnen, die beim Stechen am meisten geschmerzt hat, oder Stellen zu überprüfen, die rote und gelbe Farbe aufweisen. Diese scheinen eher Entzündungen zu fördern als schwarze Farbe.

Zusammengefasst:

» Überprüfen Sie die sensorische Wahrnehmung der betroffenen Stelle.

» Arbeiten Sie gezielt an der Gleitfähigkeit des Gewebes.

» Beginnen Sie bei Narben am Anfangs- und Endpunkt bzw. bei Tätowierungen an den am meisten schmerzhaften Stellen oder farbigen Bereichen.

Auf den folgenden Bildern wird beispielhaft die Anwendung unterschiedlicher Stimuli dargestellt.

LEICHTE BERÜHRUNG

Ziel: Verbesserung der Sensorik leichter Berührungen

Bewährt bei: Ganzkörperschmerzen und Verspannungen, besonders oft bei Schmerzen in der Nähe des Narbengewebes

Ausführung:

Ausgangsposition:

Legen Sie Ihren Finger sanft auf die Narbe und berühren Sie sie nur auf der obersten Hautschicht, ohne viel Druck zu erzeugen.

Durchführung:

Überprüfen Sie, ob Sie die Berührung spüren. Falls nicht, setzen Sie den entsprechenden Stimulus, auch wenn er nicht wahrnehmbar ist. Ziehen und schieben Sie die Narbe an unterschiedlichen Stellen in verschiedene Bewegungsrichtungen, um die Gleitfähigkeit zu überprüfen. Bewegen Sie die Narbe in kleinen langsamen Impulsen in die Richtung, in die sie sich schwerer bewegen lässt. Diese Übung sollte über den Tag verteilt immer wieder für 3-5 Minuten ausgeführt werden.

Hinweise:

Die leichten Berührungen werden im besten Fall durch eine externe Person ausgeführt, da bei Selbstausführung das Gehirn vorhersehen kann, was dort gleich passiert. Dies ist bei Externen „unvorhersehbarer“ und führt somit zu einem erhöhten Aktivierungsmuster.

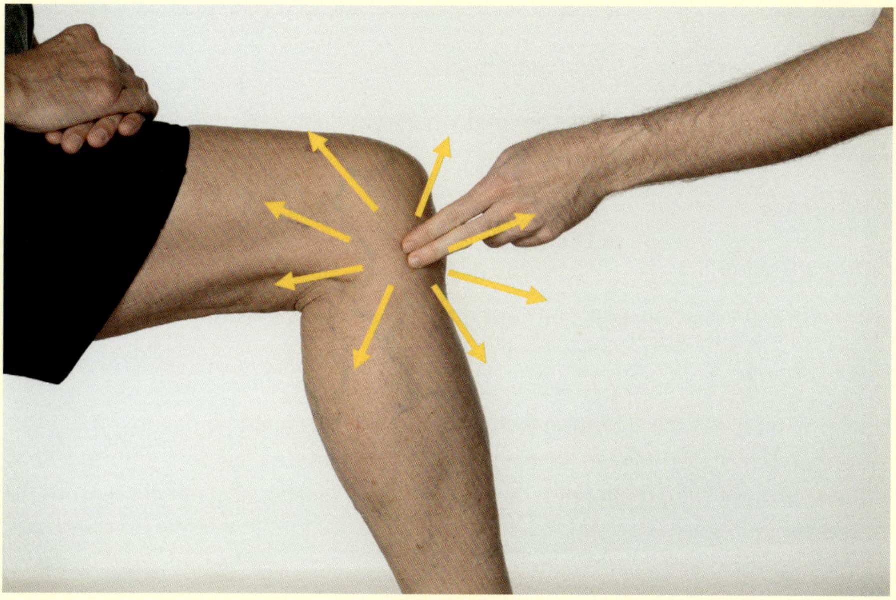

Z-VIBE

Ziel: Verbesserung der Sensorik von Vibrationen

Bewährt bei: Ganzkörperschmerzen und Verspannungen, besonders oft bei Schmerzen in der Nähe des Narbengewebes

Ausführung:

Ausgangsposition:

Legen Sie das Vibrationstool sanft auf die Narbe, ohne viel Druck auszuüben.

Durchführung:

Überprüfen Sie, ob die Vibration wahrnehmbar ist. Unabhängig davon, ob die Vibration spürbar ist, stimulieren Sie die Narbe für 3-5 Minuten mit dem Vibrationstool. Führen Sie diese Übung über den Tag verteilt immer wieder aus, um die sensorische Wahrnehmung zu verbessern.

Hinweise:

Als Vibrationstools werden das Z-Vibe oder der Wave Solo empfohlen. Eine Alternative kann auch eine elektrische Zahnbürste sein.

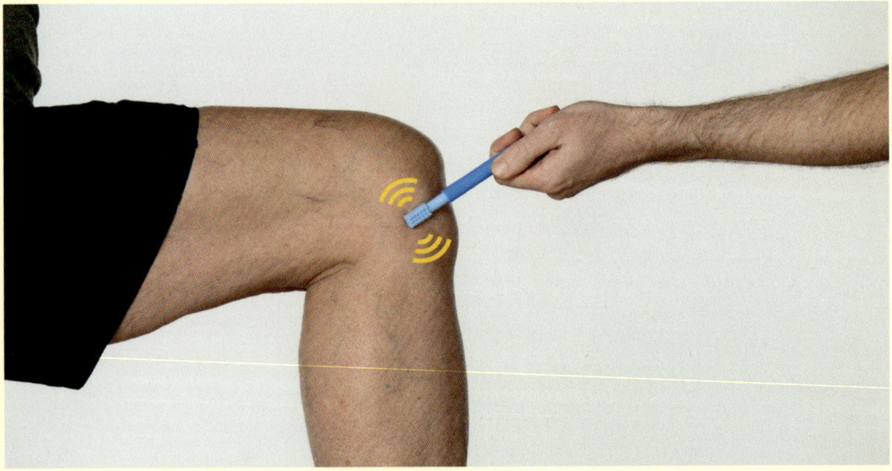

NADEL

Ziel: Verbesserung der Sensorik von „Bedrohung" (Nozizeption)

Bewährt bei: Ganzkörperschmerzen und Verspannungen, besonders oft bei Schmerzen in der Nähe des Narbengewebes

Ausführung:

Ausgangsposition:

Nehmen Sie einen spitzen Gegenstand wie einen Zahnstocher oder eine Nadel.

Durchführung:

Pieksen Sie sanft auf und um die Narbe herum in das Gewebe. Überprüfen Sie, ob in bestimmten Bereichen eine geringere Wahrnehmung besteht. Stimulieren Sie vor allem diese Bereiche für 3-5 Minuten, um die Nozizeptoren zu aktivieren und die sensorische Wahrnehmung zu verbessern. Diese Übung sollte über den Tag verteilt wiederholt werden, um optimale Ergebnisse zu erzielen.

Hinweise:

Achten Sie darauf, dass das Gewebe nicht verletzt wird. Der Zweck der Übung ist die Stimulation, nicht die Schädigung des Gewebes.

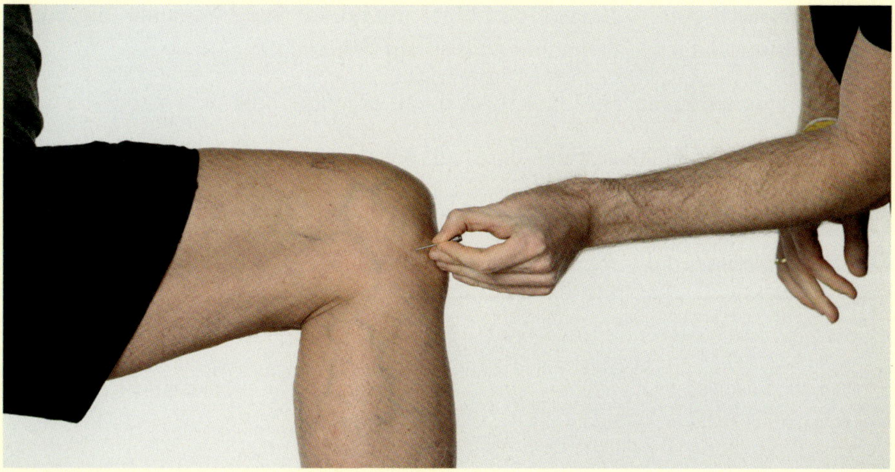

TAPE

Ziel: Verbesserung der Sensorik für leichte Berührung und Gleitfähigkeit des Gewebes

Bewährt bei: Ganzkörperschmerzen und Verspannungen, besonders oft bei Schmerzen in der Nähe des Narbengewebes

Information: Tape ist ein einfaches, aber effektives Mittel, um die Hautstrukturen dauerhaft zu stimulieren. Über die Zugrichtung des Tapes lässt sich außerdem die Gleitfähigkeit des Gewebes beeinflussen, wenn es sich nicht gut in eine Richtung bewegen lässt.

Durchführung:

» Überprüfen Sie zunächst, wie in der Übung „Leichte Berührung", ob das Gewebe sich in eine Richtung schlechter bewegen lässt.

» Setzen Sie das Tape so an, dass es in die eingeschränkte Richtung zieht. Das Tape sollte mit ungefähr 20 % Stretch aufgeklebt werden.

» Alternativmethode (Narbentape): Schneiden Sie das Tape in mehrere kleine Streifen und kleben diese abwechselnd entlang der Narbe in gegensätzliche Richtungen (Reißverschluss-Muster), sodass die Narbe unterschiedlichen Zugrichtungen ausgesetzt ist. Dies verbessert sowohl die Sensorik als auch die Gleitfähigkeit des Gewebes..

Hinweise:

Achten Sie nach dem Aufkleben des Tapes darauf, ob Ihre Haut eine allergische Reaktion zeigt. Manche Personen reagieren auf den Kleber.

Schneiden Sie die Ecken des Tapes rund, damit es länger hält.

Vermeiden Sie das Aufkleben des Tapes auf eingecremter oder verschwitzter Haut.

In der Regel können Sie mit dem Tape duschen und es anschließend trockenföhnen.

Es wird empfohlen, das Tape für etwa 3 bis maximal 7 Tage zu tragen.

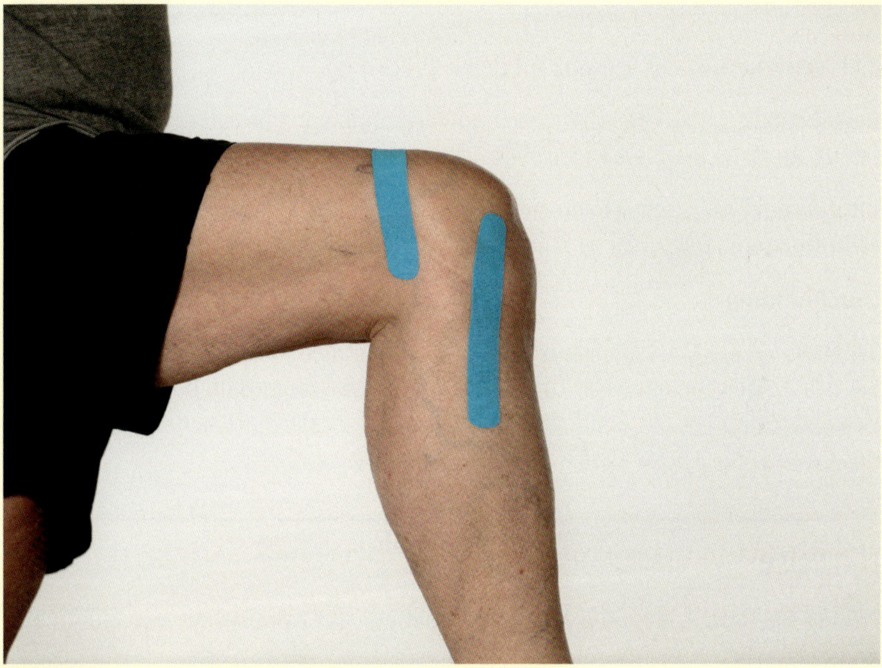

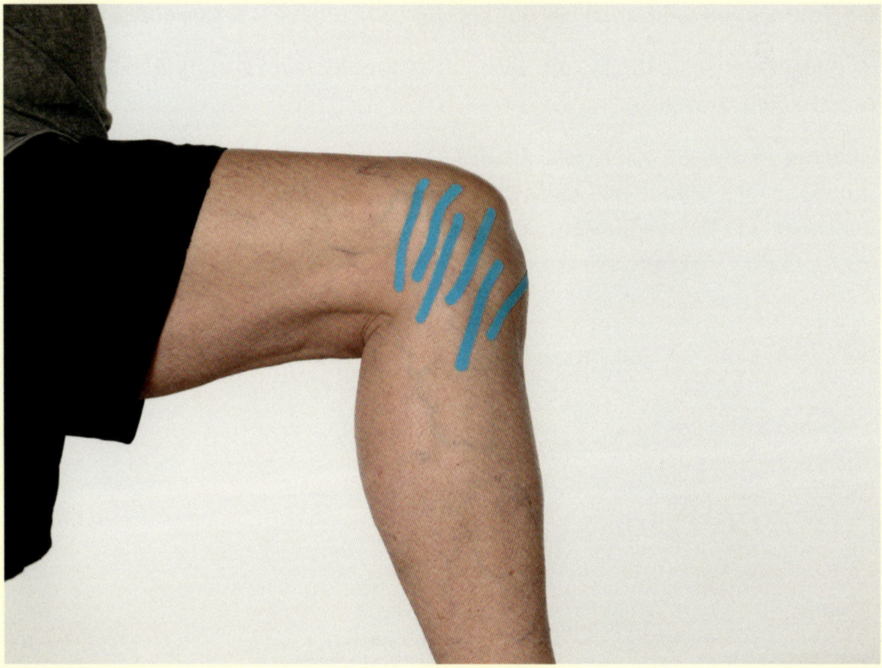

MASSAGEPISTOLEN

Ziel: Verbesserung der Sensorik für tiefen Druck

Bewährt bei: Ganzkörperschmerzen und Verspannungen, besonders oft bei Schmerzen in der Nähe des Narbengewebes

Information: Massagepistolen sind eine effektive Methode, um tieferliegende Gewebestrukturen intensiver zu stimulieren.

Durchführung:

Schalten Sie die Massagepistole zunächst auf die niedrigste Stufe und stimulieren Sie das Zielgewebe ohne viel Druck. Erhöhen Sie dann langsam den Druck auf das Gewebe. Es darf leicht unangenehm, aber nicht schmerzhaft sein. Stimulieren Sie das Gewebe für 3-5 Minuten.

Hinweise:

Achten Sie darauf, dass die Massagepistole nur auf Gewebe mit viel Muskulatur angesetzt wird.

Die Pistole sollte auf keinen Fall auf knöchernen Strukturen angewendet werden.

Im Bauchraum sollte die Pistole auch nur in spezifischen Fällen und mit äußerster Vorsicht genutzt werden.

Moderne Massagepistolen, wie die TheraGun Pro, verfügen zusätzlich über eine Stimulation mit Wärme und Kälte und machen mühsame Methoden mit Eis, Kirschkernkissen und Wärmepflastern überflüssig.

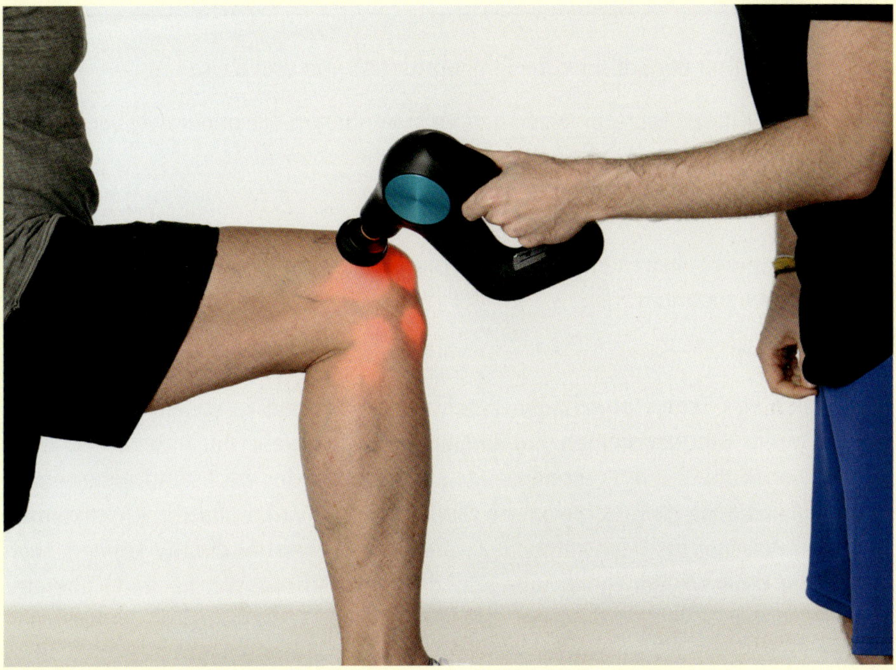

TEMPERATUR

Ziel: Verbesserung der Sensorik für Temperatur (Wärme und Kälte)

Bewährt bei: Ganzkörperschmerzen und Verspannungen, besonders oft bei Schmerzen in der Nähe des Narbengewebes

Ausgangsposition:

Stehen, sitzen oder liegen Sie in einer komfortablen Position, in der das betroffene Gewebe leicht zugänglich ist.

Durchführung:

Das Fühlen von Temperatur ist eine wichtige sensorische Fähigkeit, sie wird vom Nervensystem wahrgenommen. Stimulieren Sie das Gewebe mit unterschiedlichen Wärme- und Kältereizen. Diese Reize können einzeln oder wechselnd angewendet werden. Nutzen Sie dafür altbewährte Methoden wie Wärmepflaster, Kirschkernkissen, Wärmflasche, Eis oder kühlende/wärmende Salben. Alternativ können auch modernere Tools wie der Thera Cube oder die Thera Gun für Wärme- und Kältereize genutzt werden. Stimulieren Sie das Gewebe für etwa 3-5 Minuten.

Hinweise:

Sie können die Reize auch länger setzen, achten Sie dabei nur darauf, dass das Gewebe nicht geschädigt wird.

Trigeminus

Der Trigeminusnerv, auch als fünfter Hirnnerv (Nervus trigeminus) bekannt, ist der größte der Hirnnerven und hat eine entscheidende Rolle in der Gesichtssensorik und -motorik. Er vermittelt sensorische Informationen von Gesicht, Nebenhöhlen und Zahnfleisch und steuert die Kaumuskulatur. Der Trigeminusnerv ist in drei Hauptäste unterteilt:

1. Nervus ophthalmicus (V1): Versorgt die Stirn, Augen und Nasenwurzel.
2. Nervus maxillaris (V2): Versorgt die obere Kieferregion, einschließlich der oberen Zähne und der Wangen.
3. Nervus mandibularis (V3): Versorgt die untere Kieferregion, einschließlich der unteren Zähne, und steuert die Kaumuskulatur.

Diese Äste ermöglichen es uns, sensorische Informationen aus verschiedenen Gesichtsbereichen zu empfangen und zu verarbeiten sowie die Kaubewegungen präzise zu steuern.

Für die praktische Umsetzung und das Training können die Sensorik des Gesichtes und die Funktion des Beißens gezielt adressiert werden.

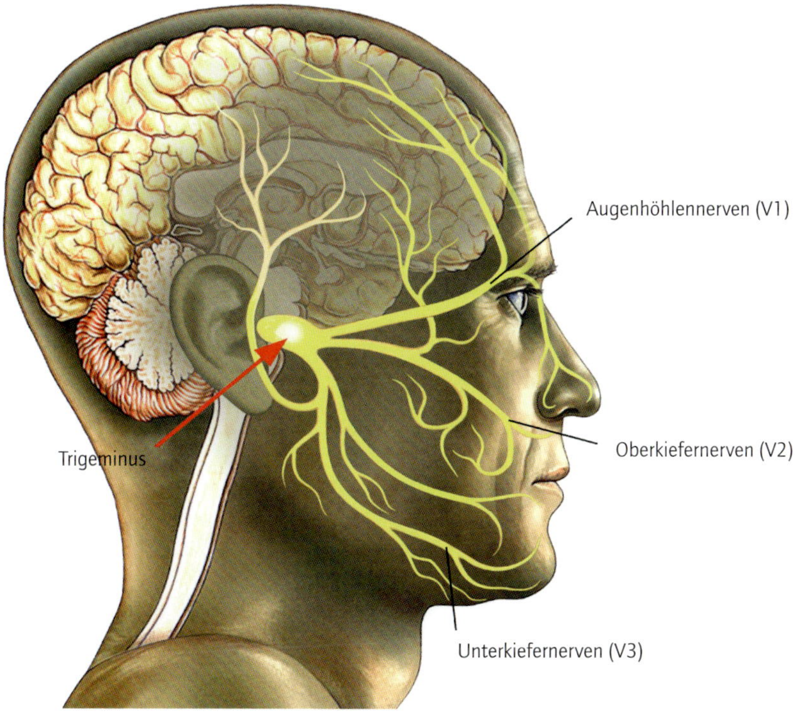

Abb. 19: Verlauf des Nervus trigeminus mit den drei Hauptästen

TRIGEMINUS SEITENVERGLEICH

Ziel: Überprüfung der sensorischen Funktion und Aktivierung des Trigeminusnervs

Bewährt bei: Migräne, Nacken- und Kieferproblemen, Schwindel, Zahnschmerzen, Geruchsproblemen

Ausführung:

Ausgangsposition:

Setzen Sie sich in eine aufrechte Position und bitten Sie eine andere Person, diesen Test mit Ihnen durchzuführen. Schließen Sie die Augen, um die Sensitivität zu erhöhen.

Testen:

Die außenstehende Person berührt Sie mit einem Vibrationstool (z. B. Z-Vibe) oberhalb der Augenbrauen (V1), unterhalb des Auges auf dem Jochbein (V2) und am Kinn entlang des Unterkiefers (V3). Vergleichen Sie, ob sich die beiden Seiten gleich anfühlen.

Aktivierung:

Wenn eine Seite dumpfer ist, stimulieren Sie diese Seite durch unterschiedliche Reize wie Berührung, Wärme oder Kälte.

Variation:

Wenn kein Vibrationstool verfügbar ist, kann die Person sanft mit der Fingerspitze über die Haut streichen.

Hinweise:

Zahnbehandlungen wie Wurzelbehandlungen oder Kronen können zu sensorischen Defiziten im Gesicht führen. Diese Defizite können durch gezielte Stimulation abgebaut werden.

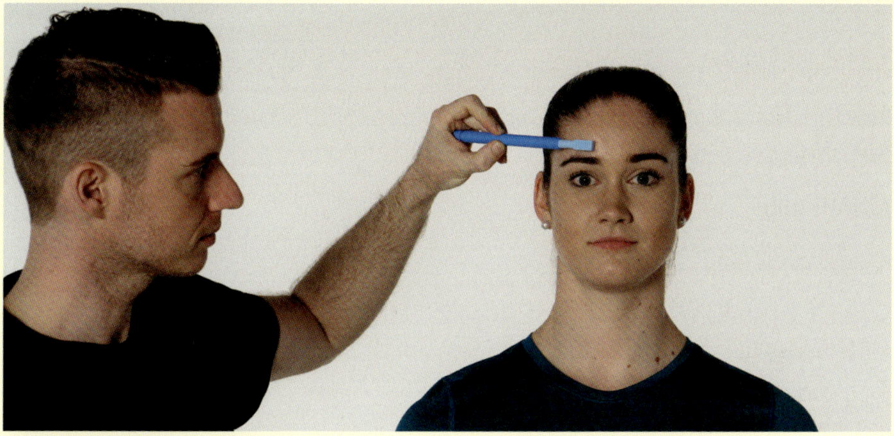

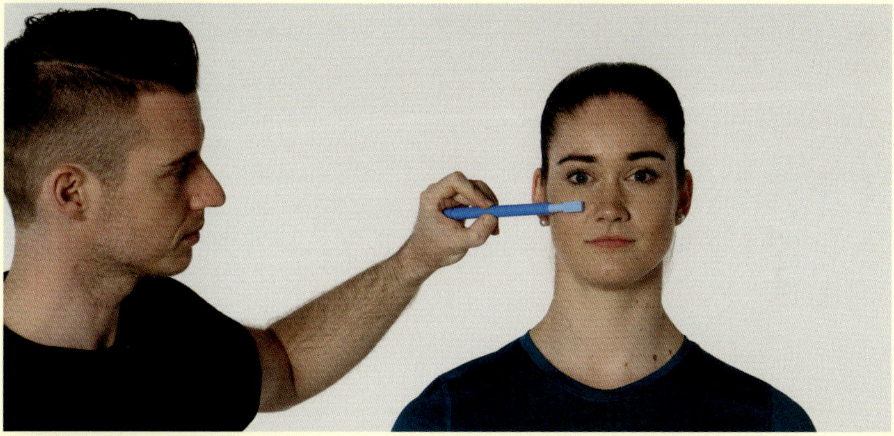

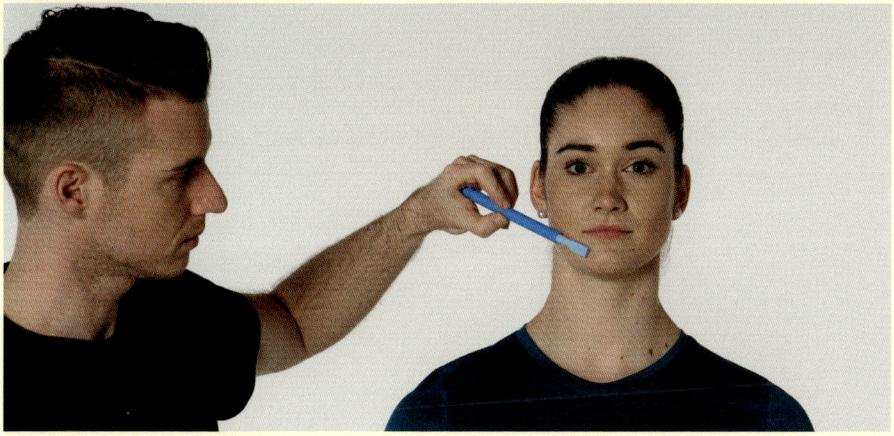

BEISSEN

Ziel: Aktivierung des Trigeminusnervs

Bewährt bei: Migräne, Nacken- und Kieferproblemen, Schwindel, Zahnschmerzen, Geruchsproblemen

Ausführung:

Ausgangsposition:

Setzen oder stellen Sie sich in eine aufgerichtete Position. Legen Sie Ihre Zeige- und Mittelfinger auf die Kaumuskulatur hinten am Unterkiefer.

Testen:

Beißen Sie die Zähne zusammen und spüren Sie mit Ihren Fingern, wie die Kaumuskulatur aktiv wird. Überprüfen Sie, ob sich eine Seite schwammiger als die andere anfühlt.

Aktivierung:

Nehmen Sie ein Beißstäbchen, einen Bleistift oder Ähnliches und beißen Sie aktiv mit der Seite, auf der das Defizit besteht, mit etwa 80 % Ihrer Bisskraft. Halten Sie die Spannung für 20-30 Sekunden und führen Sie einige Wiederholungen durch.

Alternative:

Kaugummi kauen ist eine einfache Alternative.

Hinweise:

Achten Sie darauf, dass die Übungen keine Schmerzen verursachen. Bei Beschwerden sollten Sie die Intensität reduzieren oder die Übung abbrechen.

Konsultieren Sie bei anhaltenden Problemen einen Facharzt oder Therapeuten.

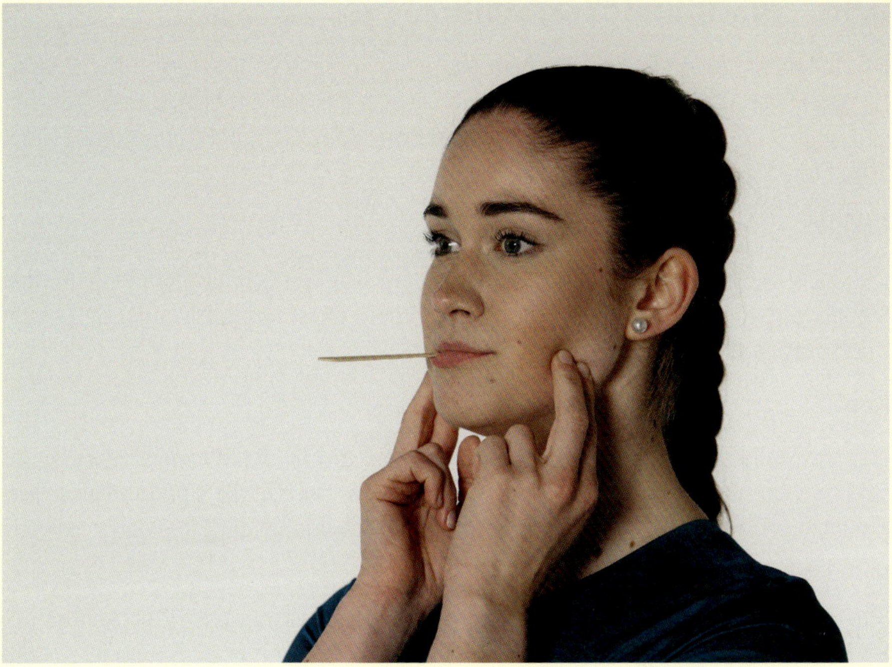

5.4.2 Vestibuläres System

Das Innenohr, das sich im Felsenbein des Schläfenbeins befindet, ist entscheidend für das Hören und das Gleichgewicht. Es besteht aus der Cochlea, den Bogengängen und den Maculaorganen, die gemeinsam dem Gehirn Informationen über Schall und Bewegung liefern.

Cochlea:

Die Cochlea ist das Hörorgan des Innenohrs. Sie wandelt Schallwellen in neuronale Signale um, die das Gehirn als Töne interpretiert. Dies ermöglicht uns, Geräusche und Sprache zu hören.

Kanäle:

Das Vestibularsystem enthält drei Bogengänge, die in drei Ebenen ausgerichtet sind und Drehbewegungen des Kopfes registrieren. Die Kanäle sind mit Flüssigkeit gefüllt und besitzen Haarzellen, die durch die Bewegung der Flüssigkeit aktiviert oder gehemmt werden.

Stellen Sie sich die Kanäle wie einen Hula-Hoop-Ring vor, der mit Flüssigkeit gefüllt ist. Sobald Sie den Ring drehen, bewegt sich die Flüssigkeit in dem Ring in die entsprechende Drehrichtung. In der Flüssigkeit sitzt ein kleines Nervensegel (Cupula), welches durch die Flüssigkeit entweder in die eine oder in die andere Richtung gedrückt wird. Je nach Richtung werden Haarzellen aktiviert oder gehemmt, wodurch das Gehirn die Information über die Bewegungsrichtung des Kopfes erhält.

Maculaorgane:

Die Maculaorgane bestehen aus dem Utriculus und dem Sacculus. Diese Strukturen reagieren auf lineare Beschleunigungen und die Schwerkraft. Der Utriculus misst horizontale Bewegungen, während der Sacculus vertikale Bewegungen registriert.

Stellen Sie sich die Maculaorgane wie Wackelpudding vor. In diesem sitzen Haarzellen, und auf dem Wackelpudding liegen Steinchen (Otolithen). Bei einer Beschleunigung kommt es durch das Gesetz der Trägheit der Masse dazu, dass die Steinchen zunächst ihre Position beibehalten, während der Wackelpudding sich darunter bewegt und die Haarzellen entsprechend in eine Richtung knickt. Das Gehirn erhält somit Informationen darüber, wie schnell man in welche Richtung beschleunigt.

Die Informationen, die das Innenohr liefert, werden über verschiedene Reflexbögen und Trakte an die Augen-, Nacken- und Rumpfmuskulatur weitergeleitet. Dadurch spielt das Innenohr eine entscheidende Rolle bei der Haltung, Körperspannung, Stabilität und Sehfähigkeit.

Wenn diese Informationen fehlerhaft sind oder nicht schnell genug vom Gehirn verarbeitet werden können, führt dies oft zu Kompensationen, die sich in Nackenverspannungen und -schmerzen sowie Rückenproblemen äußern können. Langfristige Probleme im Innenohr können zu Haltungsproblemen wie Skoliosen, Schulterschiefständen, Beinlängendifferenzen und Hüftschiefständen führen.

Ein gezieltes Training des Innenohrs kann somit ein enormes Potenzial zur Verbesserung vielfältiger Beschwerden bieten. Im Folgenden werden einige Übungen vorgestellt, die speziell darauf abzielen, das Innenohr zu trainieren und dessen Funktion zu optimieren.

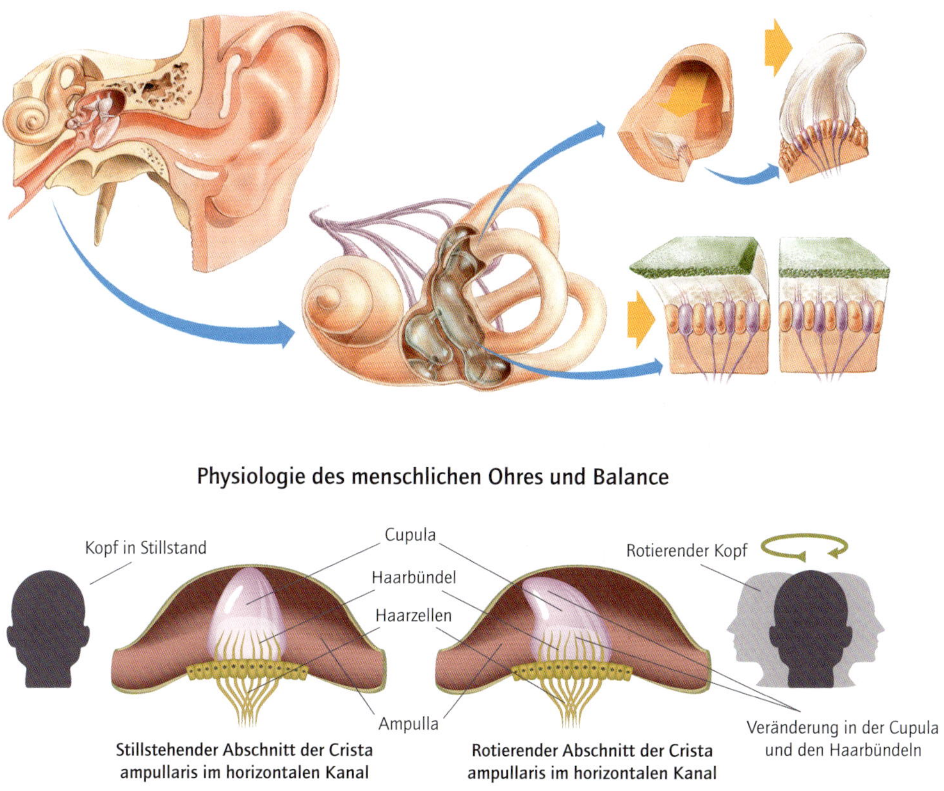

Abb. 20: Anatomischer Aufbau des Innenohrs und Funktion der nervalen Aktivierung von Kopfrotationen am Beispiel des horizontalen Kanals

VESTIBULOOKULÄRER REFLEX (VOR)

Der vestibulookuläre Reflex (VOR) ist ein Mechanismus, der die Stabilität des Blicks während Kopfbewegungen gewährleistet. Er verbindet das vestibuläre System des Innenohrs mit den Augenmuskeln, um sicherzustellen, dass die Augen eine gleichmäßige Bewegung in die entgegengesetzte Richtung der Kopfbewegung ausführen. Dies ermöglicht es, trotz Bewegung klare und stabile Bilder zu sehen.

Man kann sich den VOR wie einen eingebauten Bildstabilisator vorstellen, der verhindert, dass das Bild verwackelt, wenn der Kopf bewegt wird. Dies ist besonders wichtig, um in Alltagssituationen wie beim Gehen, Laufen oder Autofahren eine klare Sicht zu behalten.

Im Folgenden werden Übungen für den rechten horizontalen, hinteren (posterior) und vorderen (anterior) Kanal vorgestellt. Die Kanäle für das linke Ohr werden entsprechend andersherum ausgeführt und trainiert.

Ziel: Testung und Training des vestibulookulären Reflexes (VOR)

Bewährt bei: Nackenverspannung, Schwindel (präventiv), Rückenschmerzen, Skoliose, Instabilität, schlechter Haltung

Ausführung:

Ausgangsposition:

Setzen Sie sich in eine aufrechte Position und halten Sie einen Fixpunkt (Daumen, Vision Stick, Stift etc.) auf Augenhöhe in ungefähr einer Armlänge Abstand. Der Kopf ist gerade, aber leicht nach vorne geneigt, und die Augen fixieren den Punkt.

Rechter horizontaler Kanal:

» Drehen Sie den Kopf zügig etwa 45° nach rechts, während die Augen auf dem Fixpunkt bleiben.

» Pausieren Sie in dieser Position für etwa 2-3 Sekunden und kehren Sie dann langsam in die Ausgangsposition zurück.

» Wiederholen Sie dies, bis eine Stressreaktion wie tränende Augen oder Schwindel auftritt.

Rechter hinterer Kanal (posterior):

» Neigen Sie den Kopf zügig nach rechts, führen Sie das rechte Ohr in Richtung rechter Schulter und kippen Sie den Kopf gleichzeitig nach hinten. Stellen Sie sich vor, mit der Nase auf einer Diagonalen nach oben rechts zu malen, während die Augen parallel sich nach unten links bewegen, um den Fixpunkt zu halten.

» Pausieren Sie in dieser Position für etwa 2-3 Sekunden und kehren Sie dann langsam in die Ausgangsposition zurück.

» Wiederholen Sie dies, bis eine Stressreaktion auftritt.

Rechter vorderer Kanal (anterior):

» Kippen Sie den Kopf zügig nach unten und drehen Sie ihn gleichzeitig nach links. Stellen Sie sich vor, mit der rechten Schläfe einen Ball nach unten zu köpfen, während die Nase eine diagonale Linie nach unten links malt und die Augen sich parallel nach oben rechts bewegen.

» Pausieren Sie in dieser Position für etwa 2-3 Sekunden und kehren Sie dann langsam in die Ausgangsposition zurück.

» Wiederholen Sie dies, bis eine Stressreaktion auftritt.

Hinweise:

Diese Übung ist Test und Training zugleich. Ein Defizit zeigt sich, wenn die Augen den Fixpunkt nicht halten können oder der Kopf ausweicht.

Für die Testung ist es wichtig, den Kopf zügig zu bewegen, um den Reflex auszulösen. Die Pause dient dazu, dass die Flüssigkeit im Ohr sich beruhigen kann.

Beide vorderen und hinteren Kanäle können gleichzeitig durch vertikale Kopfbewegungen aktiviert und trainiert werden (nach oben für hintere Kanäle, nach unten für vordere Kanäle).

Ausgangsposition

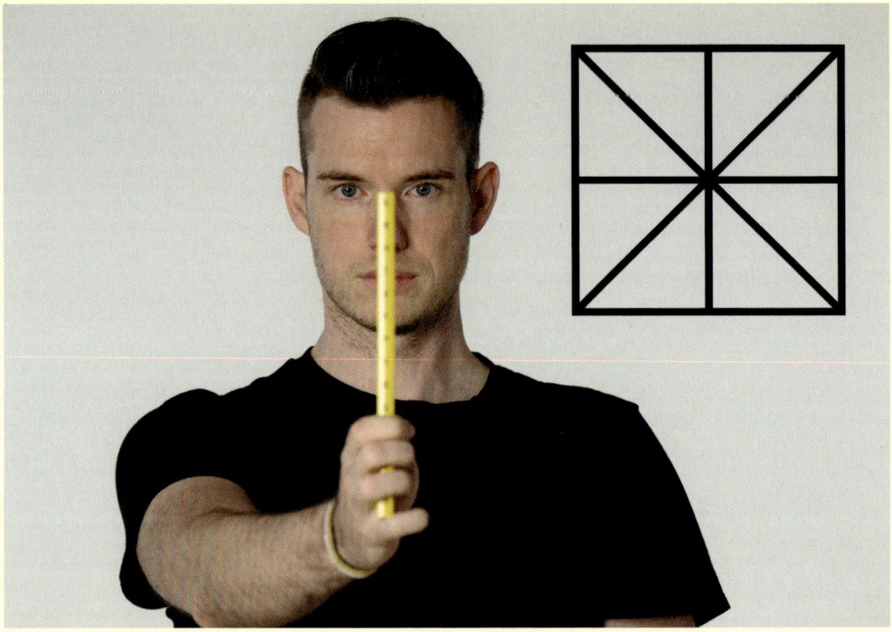

Endposition rechts horizontal

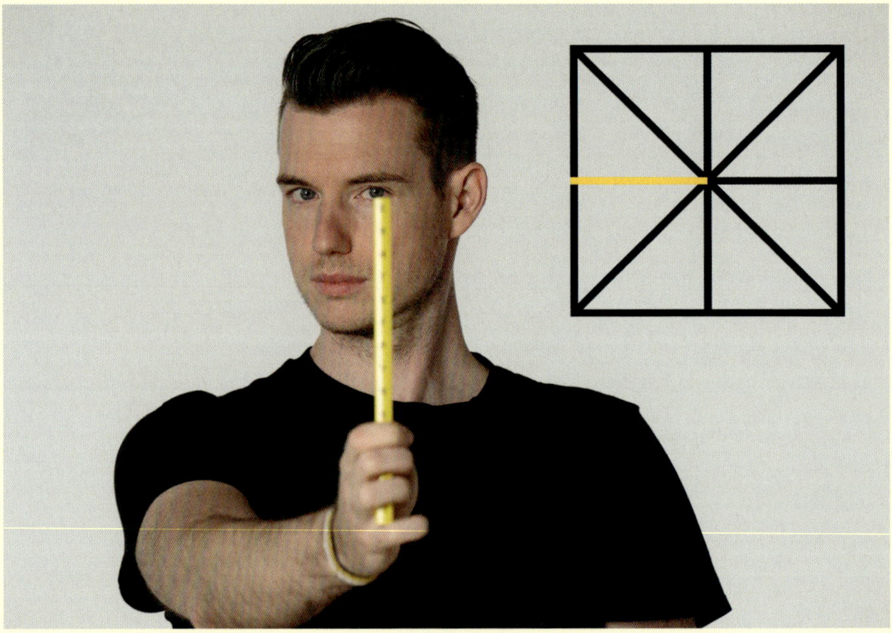

Endposition oben rechts (posterior)

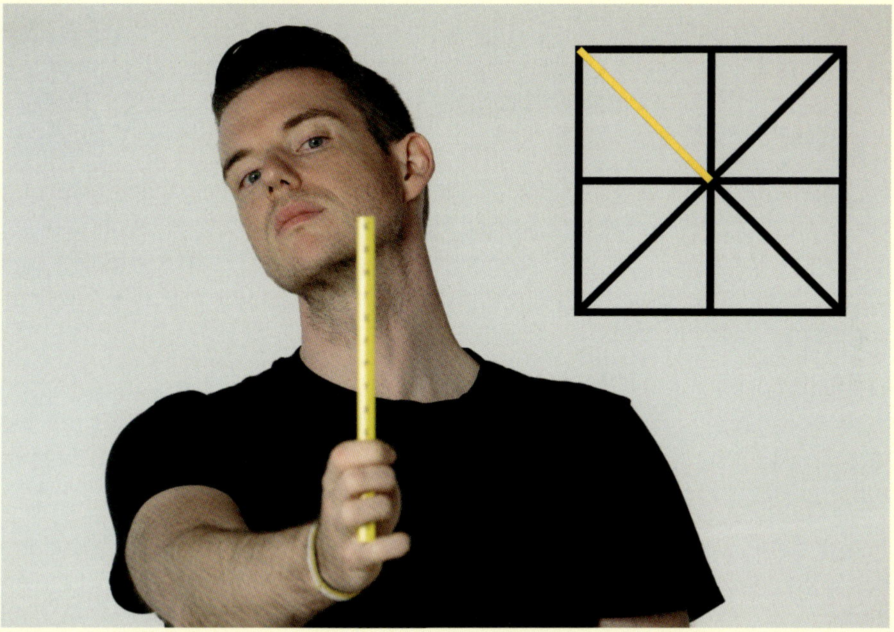

Endposition unten links (anterior)

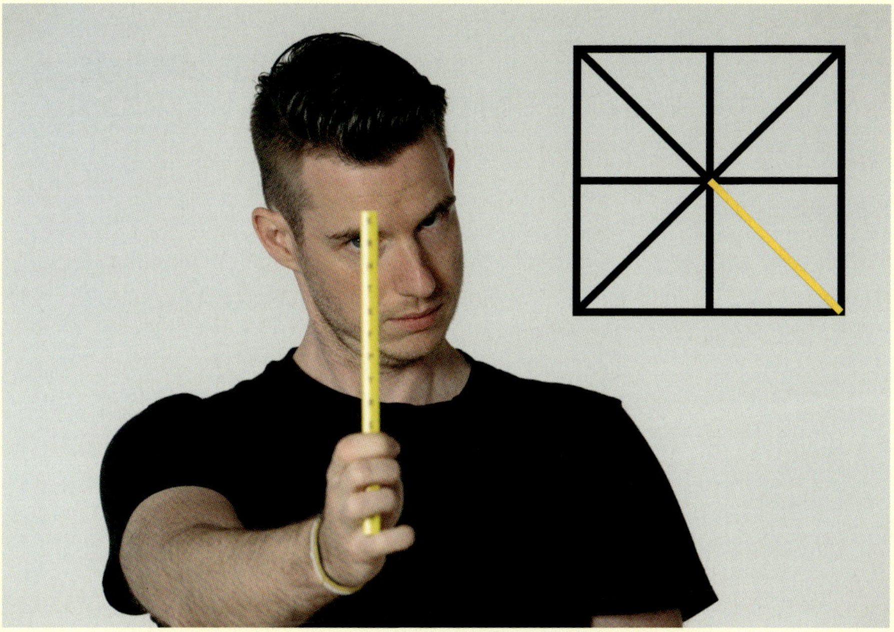

VESTIBULOOKULÄRER REFLEX CANCELLATION (VOR-C)

Der VOR-C beschreibt die Fähigkeit, den Kopf und die Augen auf ein bewegtes Ziel zu fixieren. Diese Funktion ist besonders wichtig bei alltäglichen Aktivitäten wie Gehen, Laufen oder Autofahren, bei denen der Körper in Bewegung ist, der Blick aber stabil bleiben muss.

Im Unterschied zum VOR, der primär auf die Stabilisierung der Augenbewegung bei Kopfbewegungen abzielt, fokussiert der VOR-C auf die Kombination von Augen- und Kopfbewegungen zur Fixierung eines bewegten Ziels. Dies erfordert eine präzise Zusammenarbeit von Augenmuskeln, Halsmuskulatur und den Gleichgewichtsorganen im Innenohr.

Fehlfunktionen im VOR-C können zu Problemen wie Schwindel, Übelkeit und Orientierungslosigkeit führen. Daher ist ein gezieltes Training des VOR-C essenziell, um diese Funktionen zu verbessern und somit die Gesamtkoordination und Stabilität im Alltag zu unterstützen.

Im Folgenden werden Übungen vorgestellt, die auf die Stärkung und Verbesserung des VOR-C abzielen. Die Übungsbeispiele zeigen die Ausführung für den rechten horizontalen, hinteren (posterior) und vorderen (anterior) Kanal. Die Aktivierung auf links wird entsprechend entgegengesetzt ausgeführt.

Ziel: Aktivierung und Training des VOR-C

Bewährt bei: Nackenverspannung, Schwindel (präventiv), Rückenschmerzen, Skoliose, Instabilität, schlechter Haltung

Ausführung:

Ausgangsposition:

Stehen oder sitzen Sie in einer aufrechten Position und halten Sie einen Fixpunkt (Daumen, Stift, Vision Stick) in etwa einer Armlänge Abstand auf Augenhöhe. Fixieren Sie den Fixpunkt mit Ihren Augen.

Durchführung:

» Horizontal rechts: Führen Sie den Fixpunkt etwa 45° zur Seite. Rotieren Sie gleichzeitig den Kopf nach rechts, sodass Nase und Augen immer in einer Linie mit dem Fixpunkt bleiben. Pausieren Sie für etwa 2-3 Sekunden in der Endposition, bevor Sie langsam in die Ausgangsposition zurückkehren.

» Oben rechts (posterior): Führen Sie den Fixpunkt nach oben rechts, während Sie den Kopf gleichzeitig nach rechts hinten neigen. Nase und Augen bleiben während der Bewegung immer in einer Linie mit dem Fixpunkt. Pausieren Sie für etwa 2-3 Sekunden in der Endposition, bevor Sie langsam in die Ausgangsposition zurückkehren.

» Unten links (anterior): Führen Sie den Fixpunkt nach unten links, während Sie den Kopf nach unten links bewegen. Nase und Augen bleiben in einer Linie mit dem Fixpunkt. Pausieren Sie für etwa 2-3 Sekunden in der Endposition, bevor Sie langsam in die Ausgangsposition zurückkehren.

Hinweise:

Achten Sie darauf, dass Sie möglichst nur den Kopf bewegen. Viele Personen rotieren stattdessen den Oberkörper. Dieser sollte jedoch unbewegt bleiben.

Achten Sie außerdem darauf, dass der Fixpunkt immer in einer Linie mit Ihrer Nase ist. Viele Personen überholen mit dem Stift und bewegen dadurch die Augen. Diese sollen während der Übung jedoch unbewegt bleiben.

Ausgangsposition

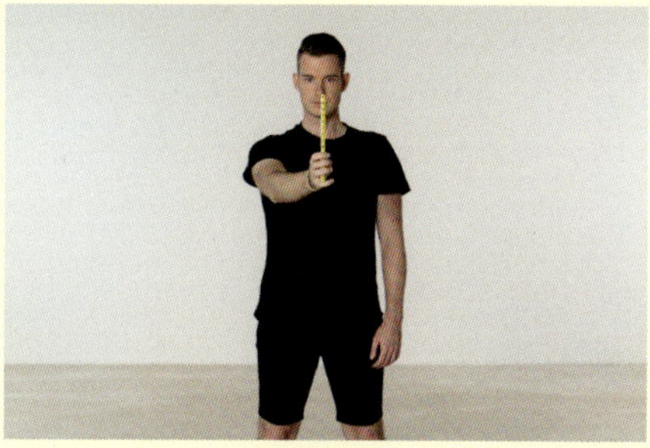

Endposition rechts

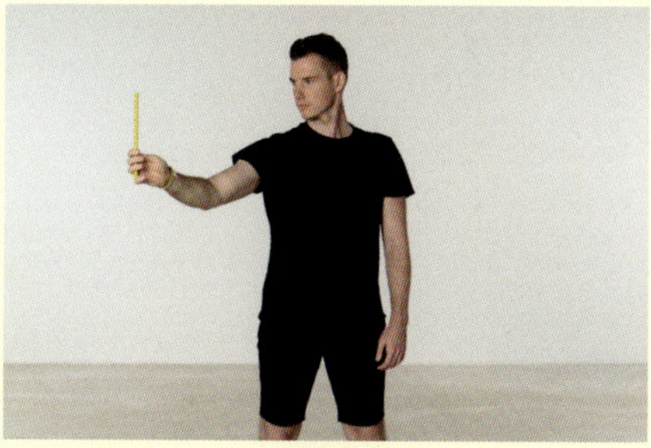

Endposition oben rechts

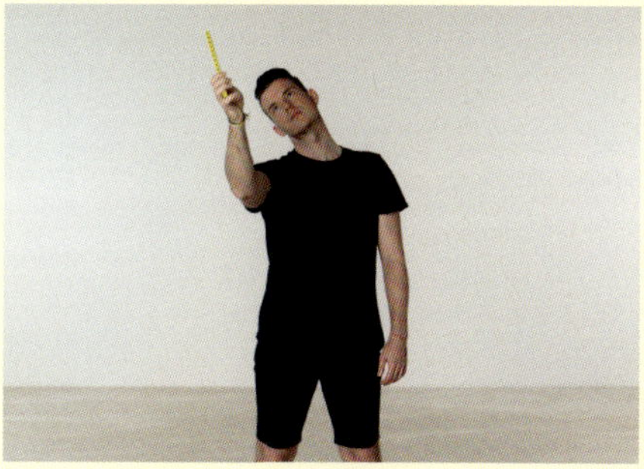

Endposition unten links

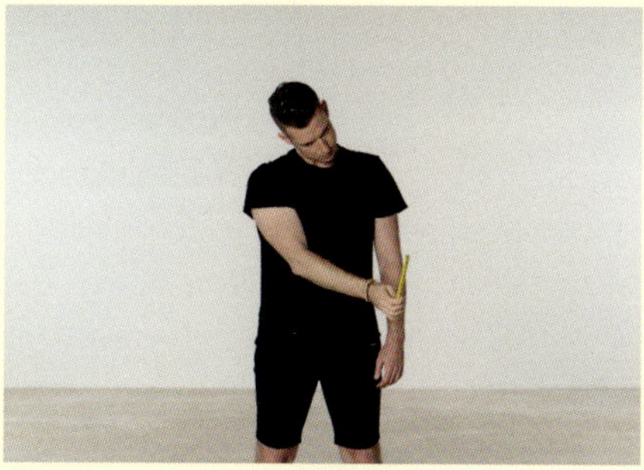

HORIZONTALES GLEITEN

Ziel: Aktivierung und Training des horizontalen Beschleunigungsorgans (Utriculus)

Bewährt bei: Instabilität, Rückenschmerzen, Skoliose, Becken- und Schulterschiefständen, Beinlängendifferenzen

Ausführung:

Ausgangsposition:

Stellen Sie sich in einen breiten Stand auf eine Linie. Der Oberkörper ist gerade aufgerichtet. Schauen Sie mit Ihren Augen auf einen Fixpunkt in der Ferne.

Durchführung:

Gleiten Sie mit dem Körper abwechselnd von rechts nach links, indem Sie wechselweise die Beine beugen und strecken. Achten Sie darauf, dass Sie, so gut es geht, auf einer Linie von rechts nach links gleiten, mit möglichst wenig Höhenveränderung. Die Augen bleiben bei der Bewegung dauerhaft auf dem Fixpunkt. Führen Sie etwa 15-20 Wiederholungen aus.

Startposition

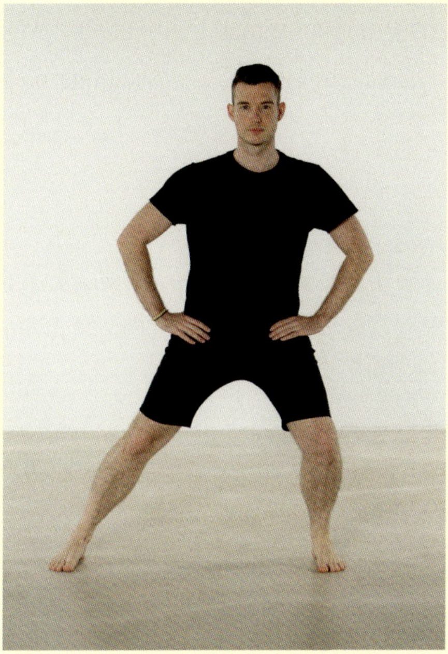

Endposition

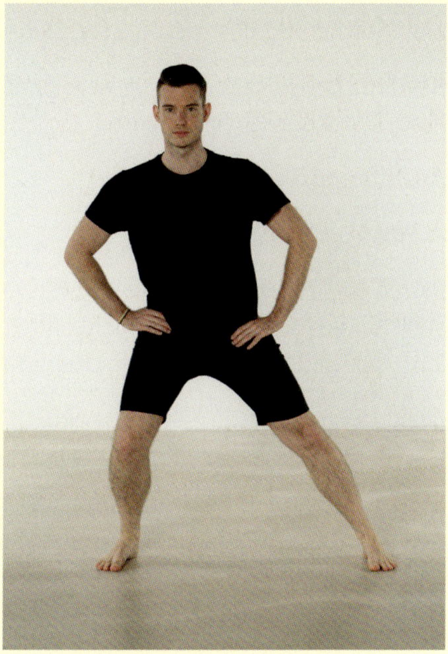

HÜPFEN

Ziel: Aktivierung des Sacculus (vertikales Beschleunigungsorgan im Innenohr)

Bewährt bei: Rücken- und Nackenschmerzen sowie Verspannungen, Schwindel, Skoliose, Gleichgewichtsproblemen.

Ausführung:

Ausgangsposition:

Setzen Sie sich gerade auf einen Pezziball. Die Füße sind breit auf den Boden gestellt, sodass Sie sicheren Bodenkontakt haben. Fixieren Sie mit Ihren Augen einen Fixpunkt, den Sie während der Übungsausführung dauerhaft ansehen.

Durchführung:

Fangen Sie langsam an, auf dem Pezziball zu hüpfen, sodass Sie sichere Auf- und Abbewegungen durchführen. Sobald Sie ein sicheres Gefühl entwickelt haben, können Sie den Bewegungsumfang erhöhen und intensivieren. Hüpfen Sie für ca. 30-60 Sekunden.

Variation:

Neigen Sie den Kopf während des Hüpfens zu einer Seite, sodass sich Ihr Ohr einer Schulter annähert. Dies führt dazu, dass der Sacculus des geneigten Ohres mehr Aktivierung erfährt.

Hinweise:

Wird der Fixpunkt während des Hüpfens unscharf oder es entstehen Doppelbilder, ist dies ein Zeichen dafür, dass der Sacculus trainiert werden muss. Passen Sie dementsprechend die Intensität an und führen Sie die Bewegung langsamer mit geringerem Bewegungsumfang aus.

Pezziball neutral

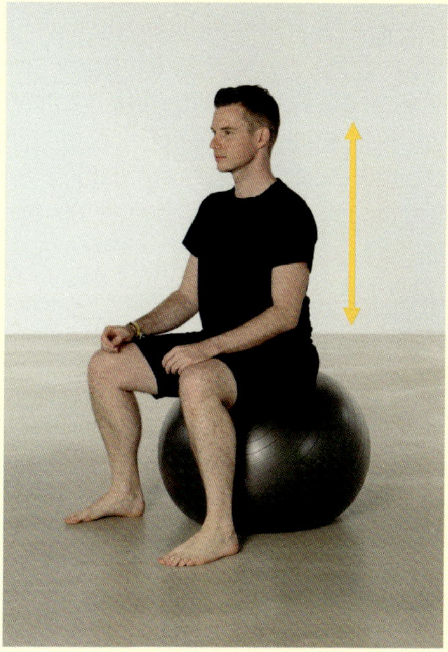

Variation

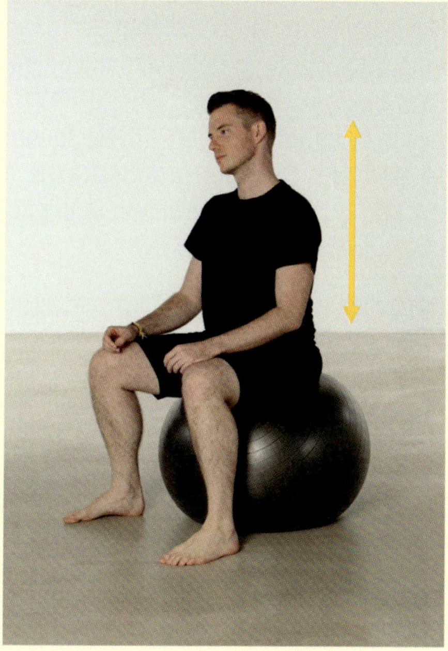

ACHTER-LAUF (INFINITY WALK)

Der Achter-Lauf, auch bekannt als Infinity Walk, ist eine effektive Übung zur Aktivierung und Schulung des Vestibulo-Spinal-Reflexes (VSR). Der VSR ist ein Reflex, der dazu beiträgt, das Gleichgewicht und die Stabilität des Körpers aufrechtzuerhalten, indem er Informationen vom Vestibularsystem, insbesondere dem Innenohr, an die Muskeln des Rumpfes und der Beine weiterleitet. Dieser Reflex sorgt dafür, dass der Körper auf Veränderungen in der Kopfposition und -bewegung reagiert, um das Gleichgewicht zu bewahren.

Zusätzlich wird durch den Achter-Lauf der Utriculus im Innenohr aktiviert, welcher für die Wahrnehmung horizontaler Beschleunigungen und die Aufrechterhaltung des Gleichgewichts in der Ebene verantwortlich ist. Diese Übung verbessert die Integration sensorischer Informationen und die Koordination zwischen dem Gleichgewichtssystem und der Körperbewegung.

Ziel: Verbesserung des Gleichgewichtsorgans (Utriculus), der Rumpfstabilität, der spinalen Reflexe (Vestibulo-Spinal-Reflex)

Bewährt bei: Verspannungen der Rücken- und Nackenmuskulatur, Rücken-, Hüft-, Knie- und Fußschmerzen

Ausführung:

Ausgangsposition:

Positionieren Sie zwei Orientierungspunkte im Abstand von etwa drei Metern in einer Linie, die Sie durch Ihr peripheres Sehen wahrnehmen können. Stellen Sie sich seitlich hinter einen der Orientierungspunkte und fixieren Sie einen Punkt, der sich mittig hinter den beiden Orientierungspunkten befindet. Halten Sie die Augen während der gesamten Bewegung auf diesem Fixpunkt.

Durchführung:

Laufen Sie in einer liegenden Acht immer vorwärts um die Orientierungspunkte. Beim Nähern an einen Orientierungspunkt erfolgt der Richtungswechsel über einen zügigen Wendeschritt mit Rumpfrotation, wobei der Kopf und die Augen stabil auf den Fixpunkt gerichtet bleiben. Sobald Sie mit dem am Orientierungspunkt näher gelegenen Bein den Punkt passiert haben, kreuzen Sie das andere Bein hinter das vordere Bein, um den Wendeschritt einzuleiten. Der Bewegungsfluss des Gehens soll dabei nicht unterbrochen werden. Führen Sie den Lauf für mindestens 5 Minuten am Stück durch.

Hinweise:

Als fortgeschrittene Variante kann der Lauf auch rückwärts mit entgegengesetztem Wechselschritt durchgeführt werden.

Zusätzlich können Sie kognitive Zusatzaufgaben durchführen (z. B. Rechenaufgaben, Hauptstädte und Länder im Wechsel aufzählen), um die Anforderungen zu erhöhen.

Ausgangsposition

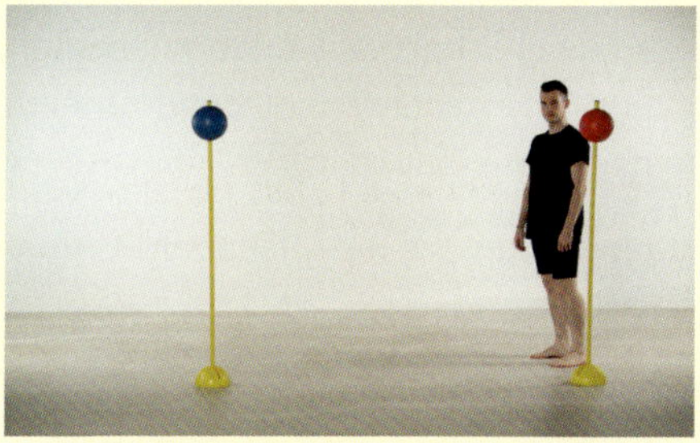

Position 2

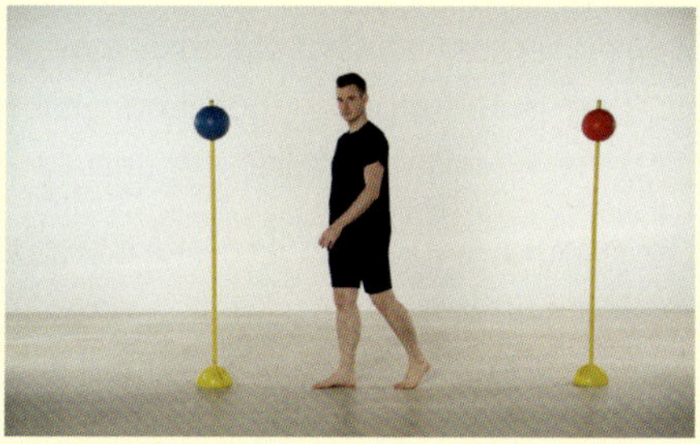

Position 3

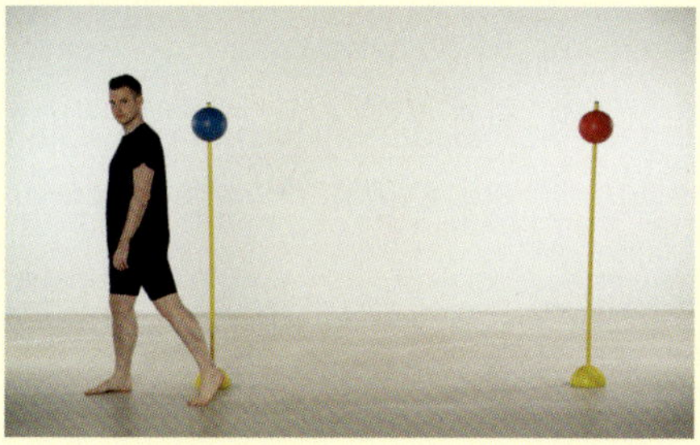

Position 4 (Turn)

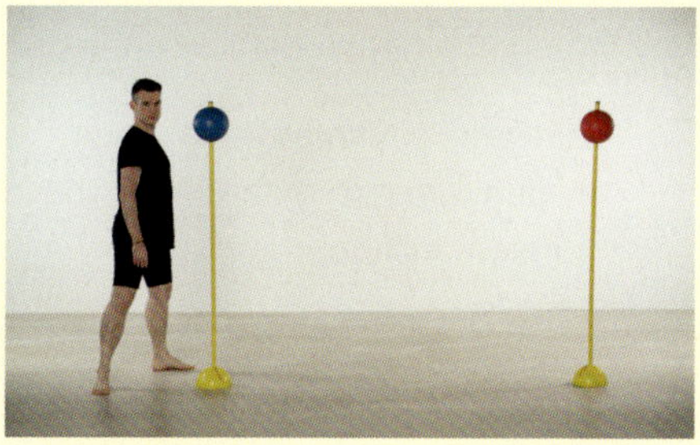

Position 5

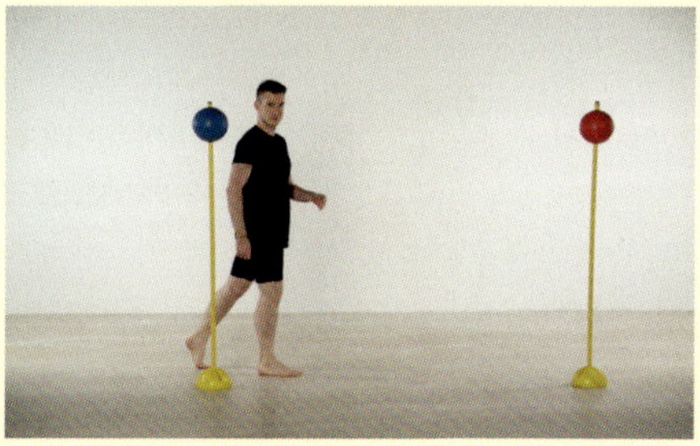

5.4.3 Gelenkmodulation

Unser Körper besteht aus einer Vielzahl von Gelenken, die uns eine breite Palette an Bewegungen ermöglichen. Von den ca. 360 Gelenken in unserem Körper konzentrieren wir uns in diesem Kapitel auf die größten Gelenkstrukturen. Diese Gelenke enthalten eine Vielzahl von Mechanorezeptoren, wie Ruffini-Körperchen, Pacini-Körperchen und Golgi-Sehnenorgane. Diese Rezeptoren reagieren auf verschiedene mechanische Reize, wie Druck, Dehnung und Vibration, und senden kontinuierlich Informationen an das Gehirn. Diese sensorischen Rückmeldungen sind entscheidend für die Koordination und Stabilität unserer Bewegungen.

Die Aktivierung dieser Rezeptoren durch großflächige und freie Bewegungen führt zu einer intensiven sensorischen Stimulation im Gehirn, was nicht nur die Beweglichkeit verbessert, sondern auch maßgeblich an einer Schmerzmodulation beteiligt ist. Eine gute Propriozeption und Gelenkfunktion sind daher grundlegend für eine effektive Bewegungssteuerung und das allgemeine Wohlbefinden.

Um das Training sicher und effektiv zu gestalten, sollten Sie die folgenden Ausführungsregeln beachten:

1. Nie in den Schmerz bewegen: Sollte eine Bewegung Schmerzen verursachen, verringern Sie den Bewegungsumfang, bis die Bewegung schmerzfrei ist.
2. Kontrollierte langsame Bewegungsausführung: Langsame und präzise Bewegungen erhöhen die Kontrolle und die sensorische Rückmeldung.
3. Zunächst eindimensional, dann mehrdimensional: Beginnen Sie mit einfachen Bewegungen in einer Ebene, bevor Sie komplexere, mehrdimensionale Bewegungen ausführen.
4. Lockere Ausführung: Vermeiden Sie es, während der Bewegung zu verkrampfen, die Luft anzuhalten oder andere Stressreaktionen zu zeigen. Halten Sie die Bewegungen entspannt und fließend.

Diese Prinzipien helfen, das volle Potenzial der Gelenkmodulation zu nutzen und die Funktionalität sowie das Wohlbefinden zu verbessern. Im Folgenden werden spezifische Übungen für die wichtigsten Gelenke vorgestellt.

Fußgelenk

Die Fußgelenke sind grundlegende Bestandteile Ihres Bewegungsapparates und spielen eine entscheidende Rolle für Ihre Stabilität und Mobilität. Sie tragen Ihr gesamtes Körpergewicht und ermöglichen eine Vielzahl von Bewegungen. Durch das häufige Tragen von Schuhen sind jedoch die Ansteuerung und Mobilität der Fußgelenke oft stark eingeschränkt. Diese Einschränkungen können zu Fehlbelastungen führen, die Knie-, Hüft- und Rückenschmerzen verursachen.

Im Folgenden werden einige Übungen vorgestellt, die darauf abzielen, Ihre Sprunggelenke zu mobilisieren und ihre Funktionalität zu verbessern.

ÄUSSERE SPRUNGGELENKSMOBILISATION

Ziel: Mobilisation des äußeren unteren Sprunggelenks

Bewährt bei: Fuß-, Knie- und Hüftschmerzen, Problemen im gegenüberliegenden Handgelenk, Piriformis-Syndrom

Ausführung:

Ausgangsposition:

Stehen Sie in einem aufrechten, hüftbreiten Stand und stellen Sie einen Fuß eine halbe Fußlänge nach vorne. Rotieren Sie den vorderen Fuß leicht nach innen.

Durchführung:

Knicken Sie den vorderen Fuß kontrolliert nach außen, sodass Sie eine leichte Bewegung oder ein Spannungsgefühl unterhalb Ihres Außenknöchels spüren. Führen Sie den Fuß anschließend wieder in die Ausgangsposition zurück.

Hinweise:

Achten Sie darauf, dass Sie die Bewegung ausschließlich über den Fuß steuern und keine zusätzlichen Bewegungen im Knie und in der Hüfte erzeugen.

Ausgangsposition:

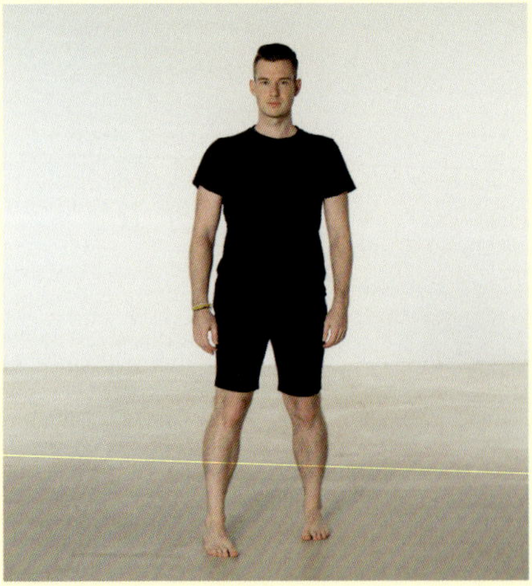

Endposition:

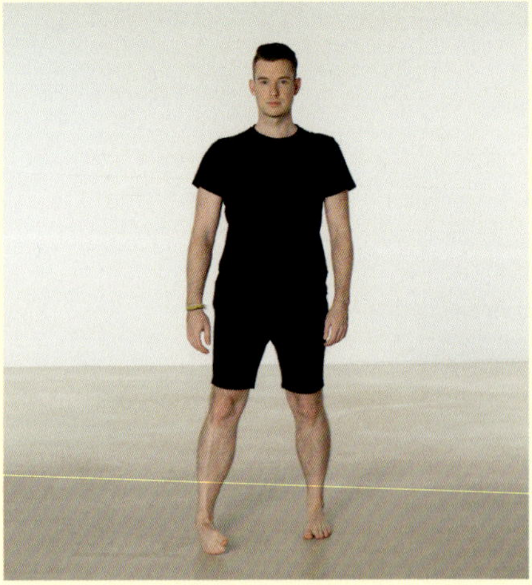

INNERE SPRUNGGELENKSMOBILISATION

Ziel: Mobilisation des inneren unteren Sprunggelenks

Bewährt bei: Fuß-, Knie- und Hüftschmerzen, Problemen im gegenüberliegenden Handgelenk, Adduktorenbeschwerden

Ausführung:

Ausgangsposition:

Stehen Sie in einem aufrechten, breiten Stand. Ein Bein ist gebeugt, das andere gestreckt.

Durchführung:

Knicken Sie den Fuß des gestreckten Beines kontrolliert nach innen, sodass Sie eine leichte Bewegung oder ein Spannungsgefühl unter Ihrem inneren Knöchel spüren. Führen Sie den Fuß anschließend wieder zurück in die Ausgangsposition.

Hinweise:

Versuchen Sie, die Bewegung ausschließlich aus dem Fuß auszuführen.

Einige Personen haben bei der Ausgangsposition im gestreckten Bein Schmerzen am inneren Knie. Diese können vermieden werden, indem das gestreckte Bein leicht gebeugt wird.

Ausgangsposition:

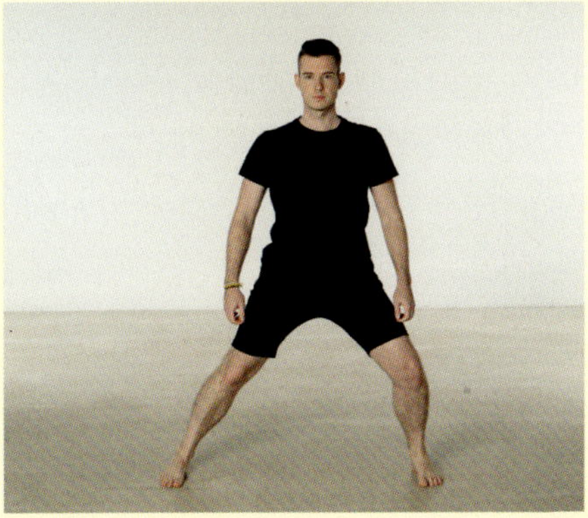

Endposition:

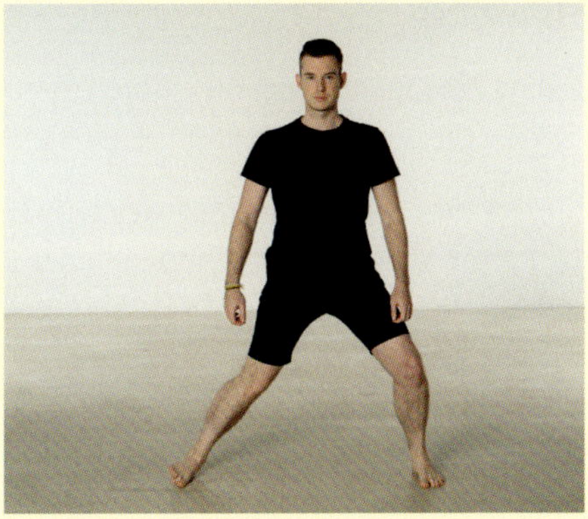

ÄUSSERE, MITTLERE & INNERE FUSSSPANNMOBILISATION

Ziel: Mobilisation des mittleren oberen Sprunggelenks

Bewährt bei: Fuß-, Knie- und Hüftschmerzen, Problemen im gegenüberliegenden Handgelenk, Hüftbeugerbeschwerden, Piriformis-Syndrom

Ausführung:

Ausgangsposition:

Stellen Sie sich in einen leichten Ausfallschritt. Ein Bein ist leicht nach hinten gestreckt, während die Hüfte gerade nach vorne ausgerichtet bleibt. Für den Fuß erfolgen drei unterschiedliche Positionen:

1. Mittig: Stellen Sie den Fuß gerade mittig auf.
2. Außen: Knicksen Sie den Fuß nach außen.
3. Innen: Beugen Sie das Knie leicht, rotieren Sie das Bein nach außen und stellen Sie die Innenseite des großen Zehs auf den Boden.

Durchführung:

Beugen und strecken Sie nun abwechselnd leicht das vordere Bein, wodurch Sie den Druck auf den Fußspann erhöhen und vermindern:

1. Mittlerer Fußspann.
2. Äußerer oberer Fußrist.
3. Innerer oberer Fußrist.

Hinweise:

Einige Personen bekommen durch diese Fußstellung Krämpfe in Zehen und Waden. Sollten diese auftreten, reduzieren Sie den Druck auf das Sprunggelenk.

Sie können auch mit einer weichen Unterlage oder Erhöhung arbeiten, um den Druck auf den Fußspann angenehmer zu gestalten.

Ausgangsposition

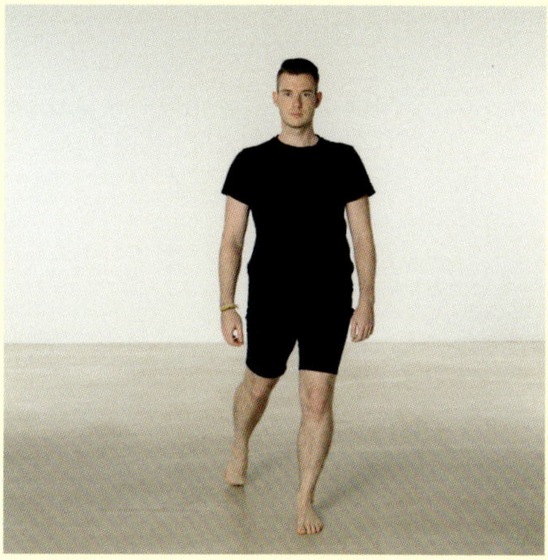

Endposition

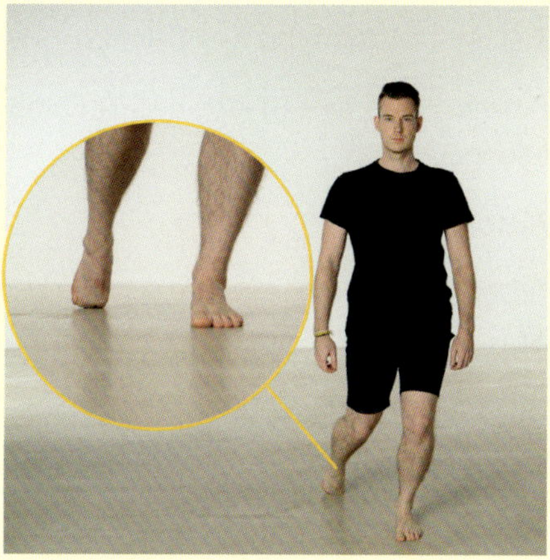

Oben außen
Endposition

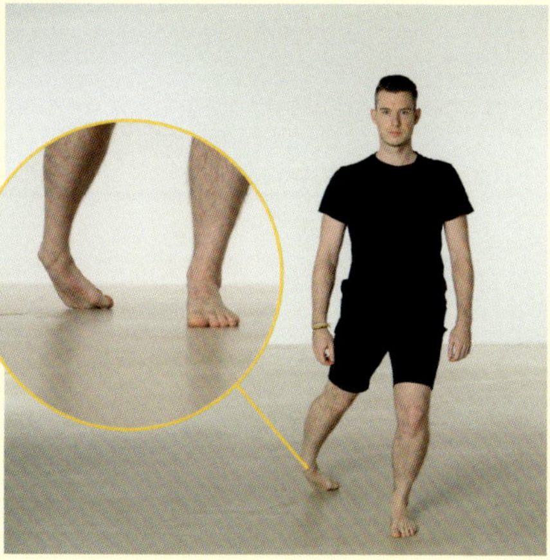

Oben innen
Endposition

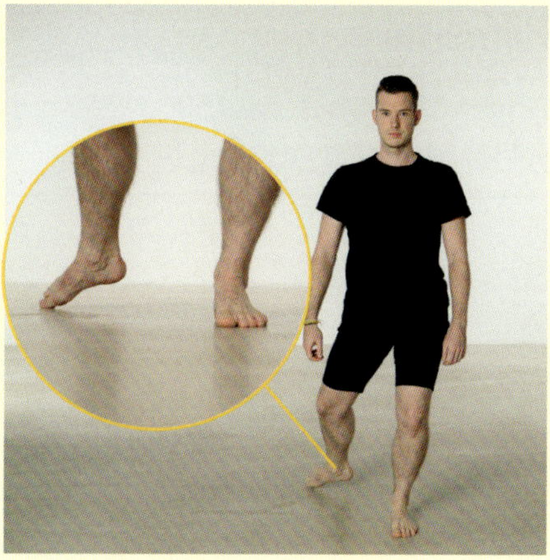

KNIEKREISE

Ziel: Mobilisation des Kniegelenks

Bewährt bei: Knie-, Hüft- und Fußproblemen, Schmerzen im gegenüberliegenden Ellbogengelenk

Ausführung:

Ausgangsposition:

Stellen Sie sich in einen kleinen, hüftbreiten Ausfallschritt. Ihr Gewicht sollte überwiegend auf dem hinteren Bein liegen.

Durchführung:

Führen Sie durch Beugung und Streckung große Kreisbewegungen aus dem Knie aus, möglichst ohne den Fuß und die Hüfte mitzubewegen.

Hinweise:

Achten Sie darauf, dass Sie während der Streckbewegung das Kniegelenk in eine vollständige Endstreckung bringen.

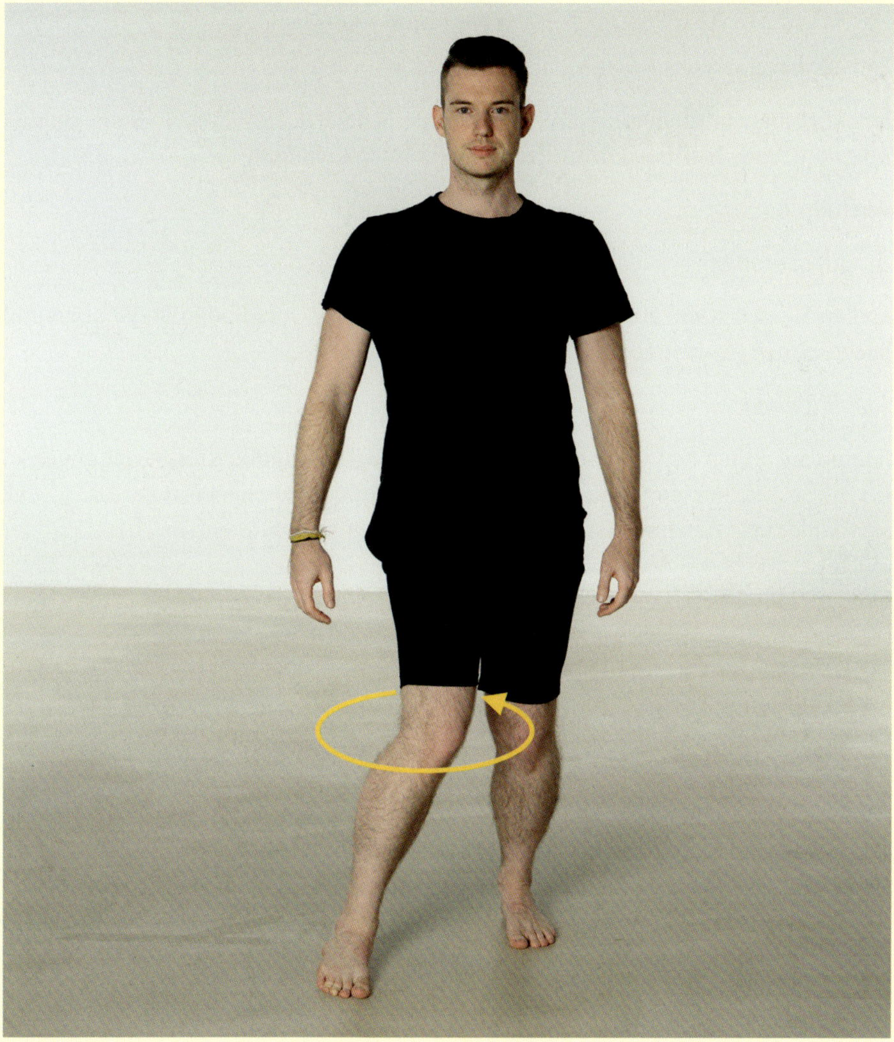

HÜFTKREISE

Ziel: Mobilisation des Hüftgelenks

Bewährt bei: Hüft- und Rückenproblemen, Schmerzen im gegenüberliegenden Schultergelenk, Hüftbeugerbeschwerden, Piriformis-Syndrom

Ausführung:

Ausgangsposition:

Stellen Sie sich stabil auf ein Bein. Das andere Bein ist vom Boden angehoben und leicht seitlich ausgestreckt.

Durchführung:

Führen Sie, durch den Oberschenkel geführt, möglichst große Kreisbewegungen in der Hüfte aus. Achten Sie darauf, dass die Bewegung ausschließlich im Hüftgelenk stattfindet und zu spüren ist. Der Fokus der Bewegung sollte entsprechend auf der Hüfte und nicht auf dem Fuß liegen.

Hinweise:

Diese Übung erfordert ein gutes Gleichgewicht. Für eine optimale Ausführung können Sie sich an einer Wand oder einem Stuhl festhalten.

Als Variation können Sie diese Übung auch in Innen- oder Außenrotation durchführen. Drehen Sie dafür das Bein in der Ausgangsstellung nach innen oder außen und führen Sie anschließend die Kreisbewegungen aus.

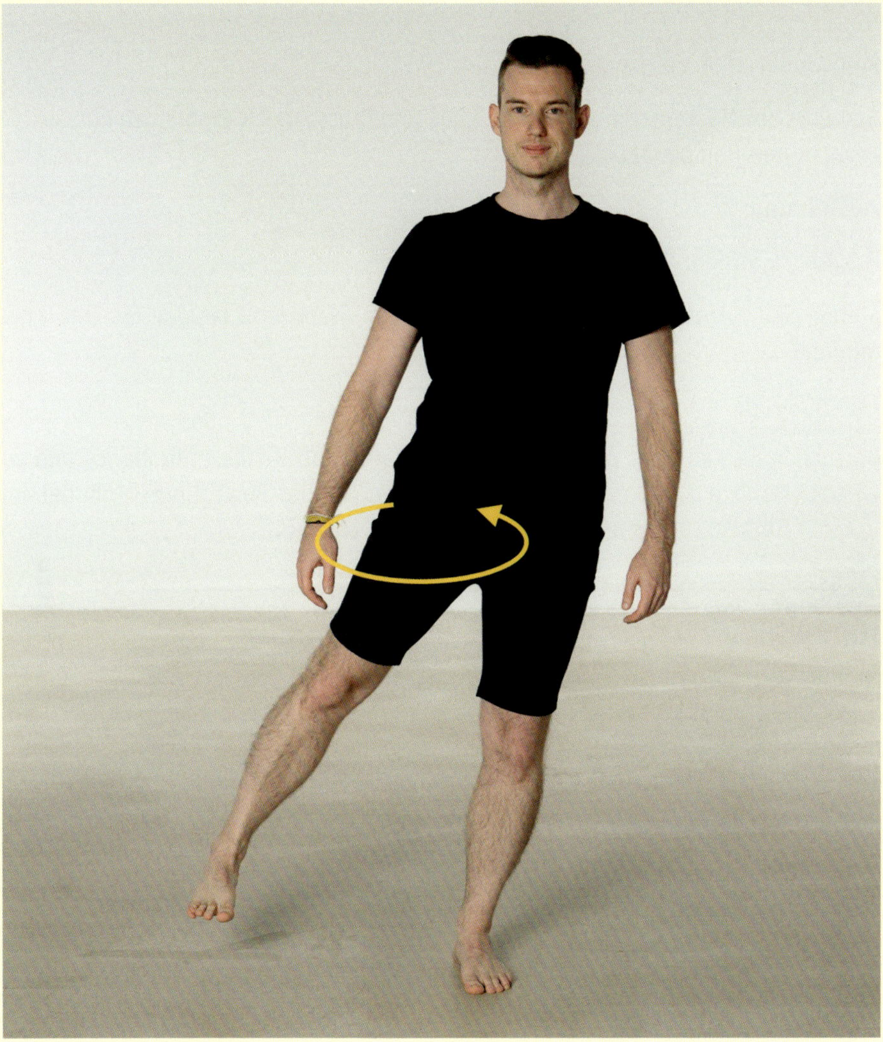

LENDENWIRBELSÄULENMOBILISATION

Ziel: Mobilisation der Lendenwirbelsäule (LWS)

Bewährt bei: Rückenschmerzen im Lenden- und Brustbereich, Problemen mit Gleichgewicht und Rumpfstabilität

Ausführung:

Ausgangsposition:

Stehen Sie in einem aufgerichteten, hüftbreiten Stand und beugen Sie Ihre Knie minimal.

Durchführung:

Versuchen Sie langsam, das Becken abwechselnd aufzurichten (Rundung) und zu kippen (Hohlkreuz). Konzentrieren Sie sich dabei auf das Bewegungsempfinden im unteren Rücken, sodass nur dort eine Bewegung entsteht.

Hinweise:

Als Variation können Sie versuchen, das Becken abwechselnd seitlich anzuheben und zu senken.

Wenn Sie beide Ausführungen gut beherrschen, können Sie daraus eine kombinierte Kreisbewegung erzeugen.

Ausgangsposition

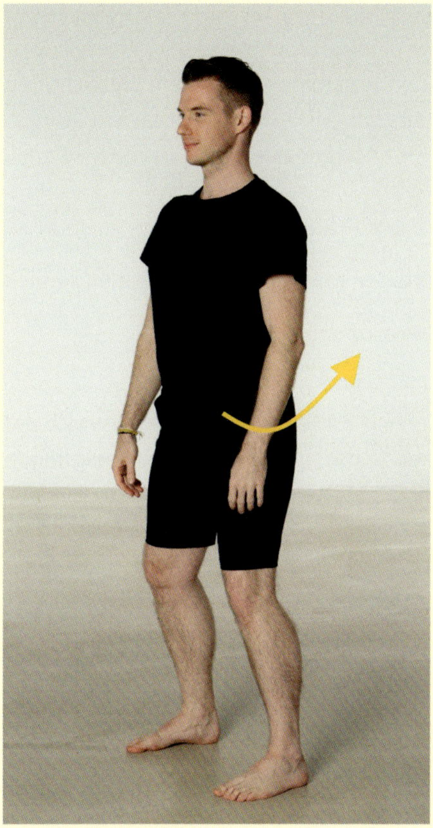

Endposition

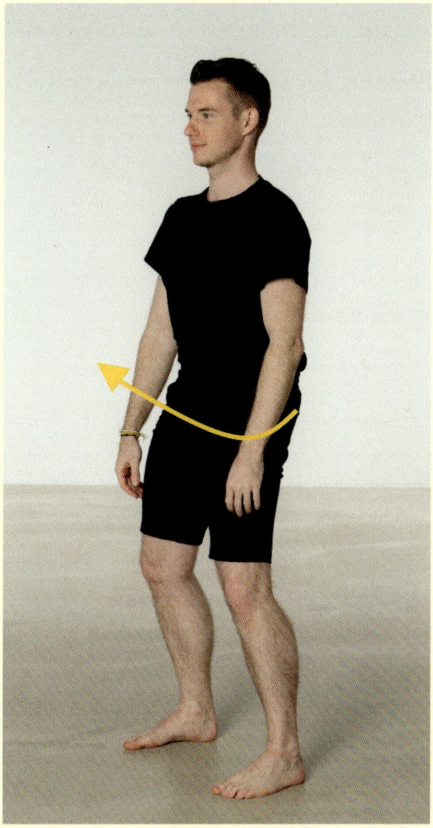

BRUSTWIRBELSÄULENMOBILISATION

Ziel: Mobilisation der Brustwirbelsäule (BWS)

Bewährt bei: Rückenschmerzen im Lenden- und Brustbereich, Nacken- und Schulterproblemen, Problemen mit dem Gleichgewicht und der Rumpfstabilität

Ausführung:

Ausgangsposition:

Stellen Sie sich in einen aufgerichteten, hüftbreiten Stand. Die Arme hängen seitlich locker am Körper herab.

Durchführung:

Schieben Sie nun abwechselnd Ihr Brustbein nach vorne und hinten, sodass sich der Oberkörper aufrichtet und rundet. Fokussieren Sie sich dabei auf die Bewegungen der Brustwirbel, zu Beginn zwischen den Schulterblättern.

Hinweise:

Viele Personen haben Schwierigkeiten, diese Bewegung korrekt auszuführen und bewegen stattdessen die Schultern vor und zurück oder kompensieren mit einer Kopfbewegung. Versuchen Sie, die Ausführung nur aus den Brustwirbeln durchzuführen, auch wenn sich die Bewegung zunächst klein anfühlt.

Die Atmung kann bei der Bewegungsausführung helfen. Eine tiefe Einatmung unterstützt die Aufrichtung, eine Ausatmung die Rundung des oberen Rückens.

Als fortgeschrittene Variante kann die BWS in drei Segmente, bestehend aus den oberen, mittleren und unteren vier Brustwirbeln, unterteilt werden. Haben Sie die Bewegungsempfindung trainiert, können Sie versuchen, die einzelnen Segmente anzusteuern.

Ausgangsposition

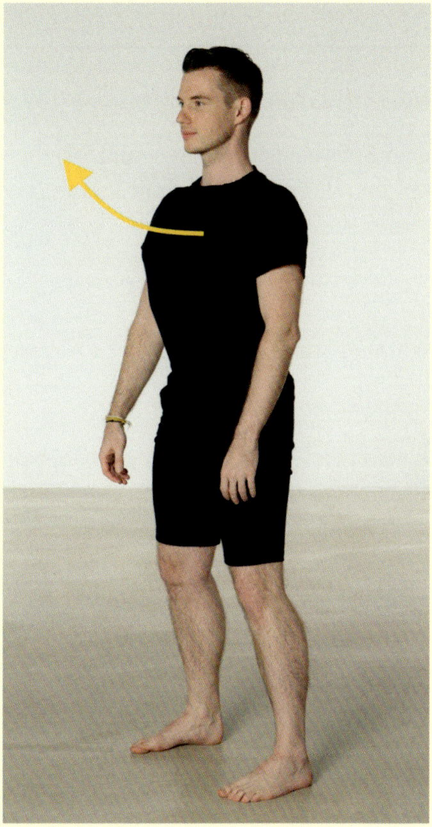

Endposition

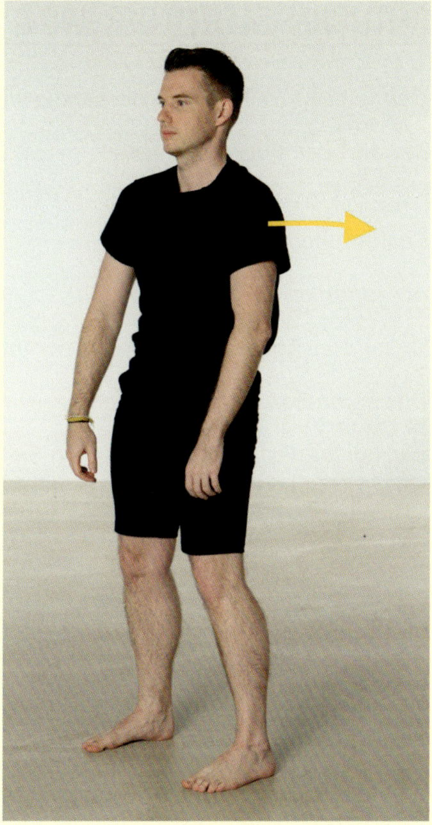

SEITLICHES GLEITEN DER LWS & BWS

Ziel: Seitliche Mobilisation der Lendenwirbelsäule (LWS) und Brustwirbelsäule (BWS)

Bewährt bei: Rückenschmerzen im Lenden- und Brustbereich, Nacken- und Schulterproblemen, Problemen mit dem Gleichgewicht und der Rumpfstabilität

Ausführung:

Ausgangsposition:

Stellen Sie sich in einen hüftbreiten, aufgerichteten Stand.

Durchführung:

Fixieren Sie Ihr Becken und führen Sie eine seitliche Gleitbewegung des Oberkörpers aus, indem Sie die Schulter seitlich verschieben. Bringen Sie den Oberkörper anschließend wieder zurück in die Ausgangsposition.

Hinweise:

Achten Sie darauf, dass Sie den Oberkörper nicht seitlich neigen und Ihr Körperschwerpunkt in der Mitte bleibt.

Stellen Sie sich vor, dass Sie jemanden mit Ihrer Schulter zur Seite schieben möchten.

Als zusätzliche Hilfe können die Arme seitlich ausgestreckt werden. Versuchen Sie dabei, die Fingerspitzen zur Seite zu schieben.

Ausgangsposition

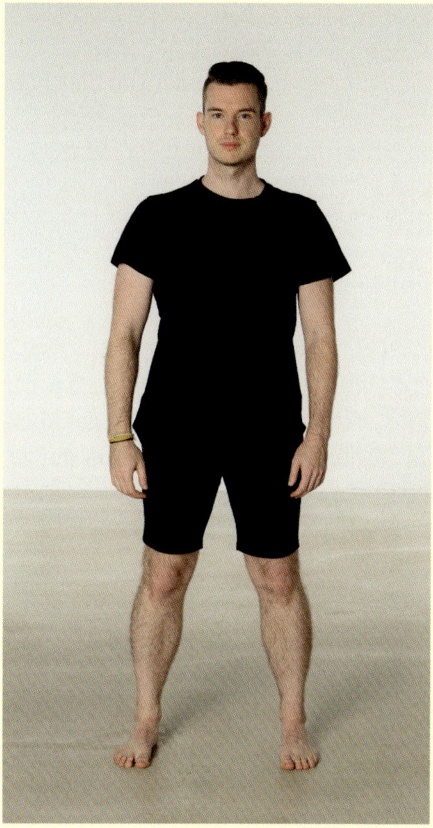

Endposition

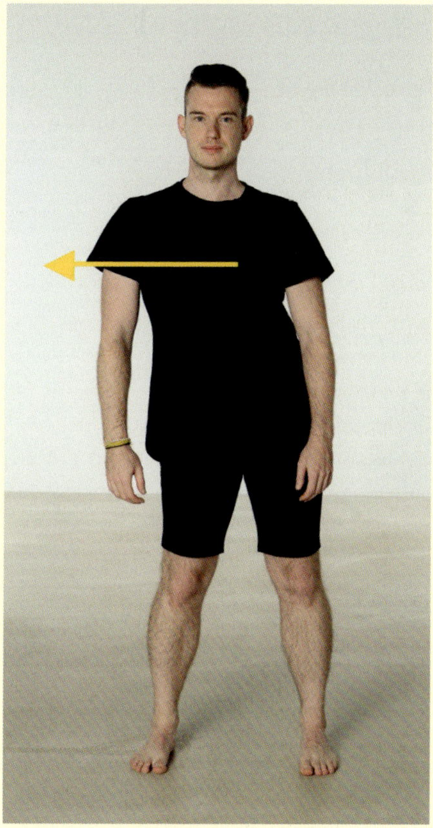

HALSWIRBELSÄULENMOBILISATION

Ziel: Mobilisation der Halswirbelsäule (HWS)

Bewährt bei: Nacken- und Kieferschmerzen, ISG-Problemen, Schwindel und Gleichgewichtsstörungen, Taubheitsgefühlen in Händen und Fingern

Ausführung:

Ausgangsposition:

Sitzen oder stehen Sie in einer aufrechten Position.

Durchführung:

Schieben Sie abwechselnd langsam den Kopf vor und zurück. Achten Sie bei der Bewegung nach vorne darauf, dass Sie das Kinn nicht anheben. Am Ende der Rückbewegung können Sie das Kinn ein wenig in Richtung Kehlkopf bewegen, um zusätzlichen Zug auf der Rückseite des Nackens zu erzeugen.

Hinweise:

Viele Personen versuchen, die Mobilisation durch Kieferbewegungen zu unterstützen oder beißen bei der Bewegung die Zähne zusammen. Versuchen Sie, dies zu unterlassen.

Ausgangsposition

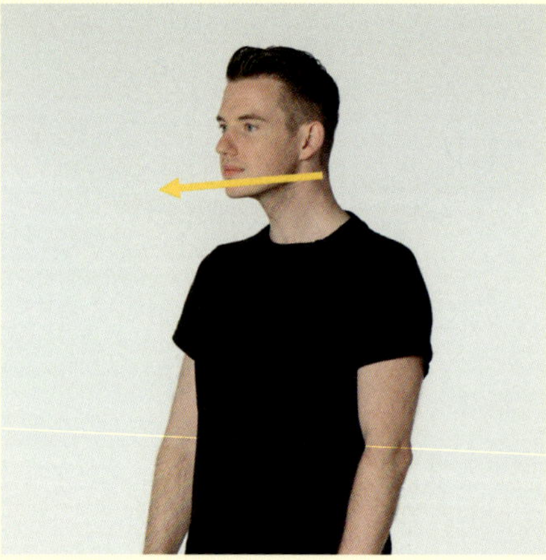

Endposition

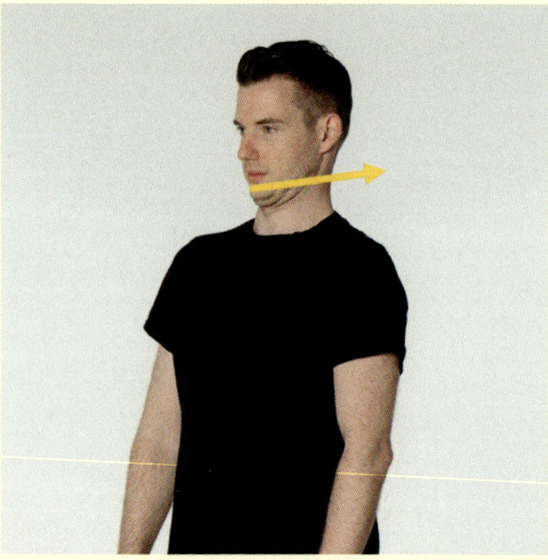

SEITLICHES HWS-GLEITEN

Ziel: Mobilisation der Halswirbelsäule (HWS)

Bewährt bei: Nacken- und Kieferschmerzen, ISG-Problemen, Schwindel und Gleichgewichtsstörungen, Taubheitsgefühlen in Händen und Fingern

Ausführung:

Ausgangsposition:

Stehen oder sitzen Sie in einer aufgerichteten Position.

Durchführung:

Gleiten Sie mit dem Kopf in einer langsamen, kontrollierten Bewegung zur Seite, ohne den Kopf zu drehen oder zu neigen. Die Bewegung ist nicht sonderlich groß.

Hinweise:

Als Unterstützung bietet es sich an, Ihre Zeigefinger ungefähr 3 cm von Ihren Wangenknochen entfernt zu platzieren. Nutzen Sie den Zeigefinger als Orientierungspunkt und versuchen Sie, mit Ihrem Wangenknochen den Finger zu berühren.

Ausgangsposition

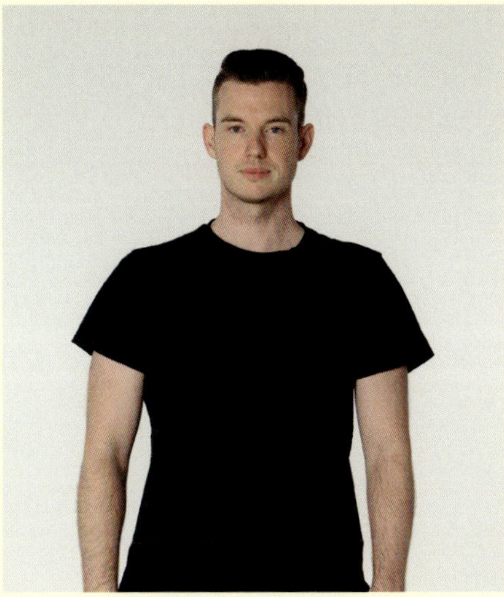

Endposition

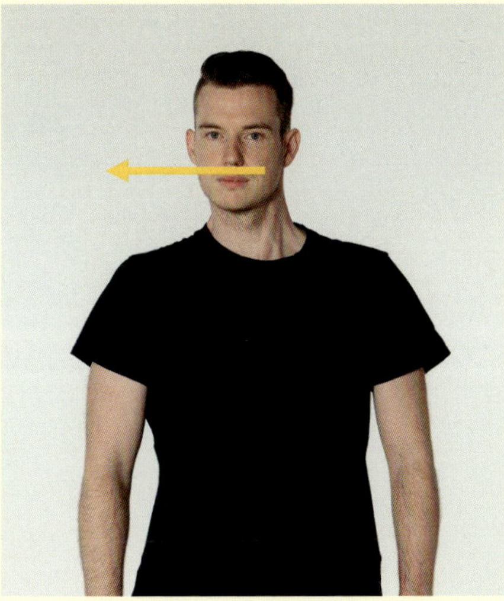

KIEFERMOBILISATION

Ziel: Mobilisation des Kiefergelenks

Bewährt bei: Kieferverspannungen, Kopfschmerzen, Tinnitus, Nackenproblemen

Ausführung:

Ausgangsposition:

Stehen oder sitzen Sie in einer aufrechten Position und öffnen Sie Ihren Mund leicht.

Durchführung:

Schieben Sie Ihren Unterkiefer abwechselnd vorsichtig nach vorne und nach hinten („Schublade öffnen und schließen"). Achten Sie darauf, dass Ihre Lippen unbewegt bleiben und der Kiefer bei der rückwärtigen Bewegung nicht zurückschnappt.

Variation:

Schieben Sie Ihren Unterkiefer abwechselnd seitlich von rechts nach links. Achten Sie ebenfalls darauf, dass keine schnappenden Bewegungen erfolgen.

Hinweise:

Am Kiefergelenk laufen viele nervale Strukturen. Unter Umständen kann die mechanische Belastung diese Nervenstrukturen so aktivieren, dass es zu Stress- und emotionalen Reaktionen kommt. Die Übung sollte entsprechend langsam und mit voller Kontrolle ausgeführt werden.

Prinzipiell wird empfohlen, mit weniger Wiederholungen zu starten, um eine Folgereaktion abzuwarten. Die Menge kann dann langsam gesteigert werden.

Ausgangsposition

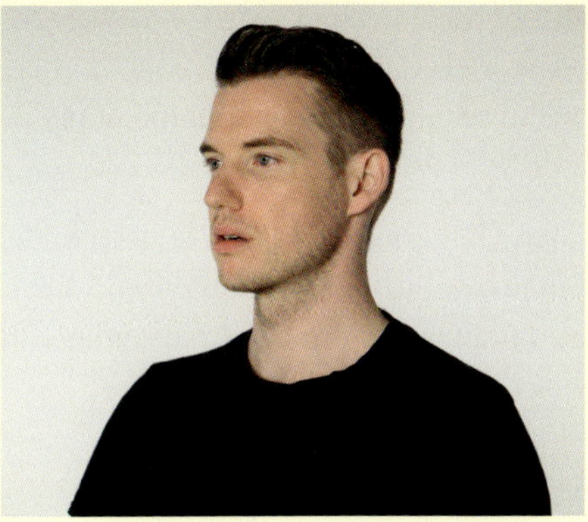

Endposition

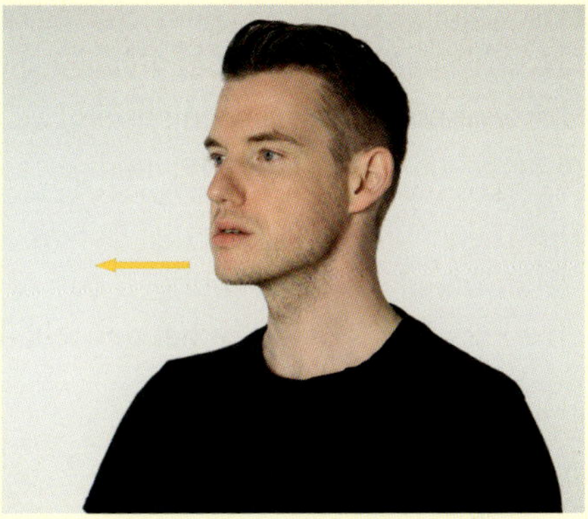

Variation

Ausgangsposition

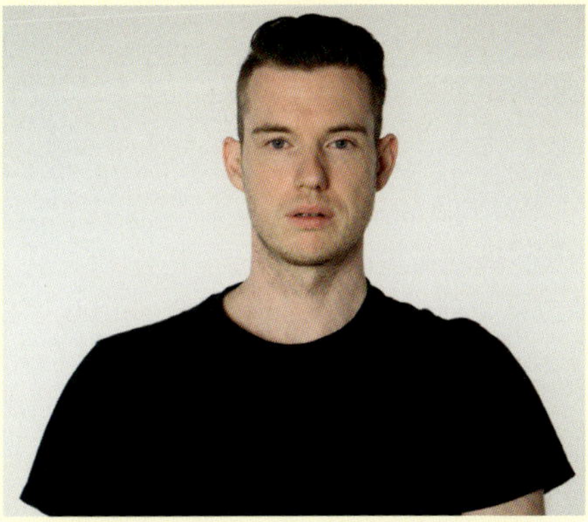

Endposition

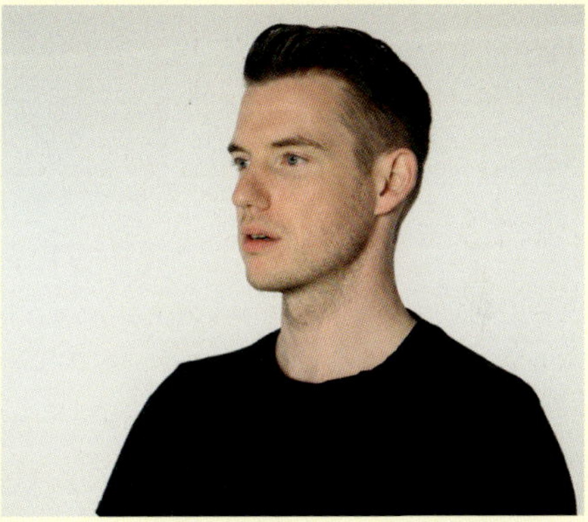

Schulter

Das Schultergelenk ist eines der beweglichsten und komplexesten Gelenke des menschlichen Körpers. Es ermöglicht Ihnen eine Vielzahl von Bewegungen und besteht aus zwei wesentlichen Strukturen, die wir in den folgenden Übungen adressieren möchten: das Glenohumeralgelenk und das Schulterblatt.

Das Glenohumeralgelenk, das Gelenk zwischen Oberarmkopf und Schulterpfanne, ist für die großen Bewegungen des Arms verantwortlich. Das Schulterblatt spielt eine entscheidende Rolle bei der Stabilisierung, Beweglichkeit und Feinsteuerung der Schulterbewegungen.

SCHULTERBLATT

Ziel: Kontrolle des Schulterblattes

Bewährt bei: Schulterproblemen, Verspannungen rund um das Schulterblatt, Taubheitsgefühlen in Fingern und Händen, Schmerzen im gegenüberliegenden Hüftgelenk

Ausführung:

Ausgangsposition:

Stellen Sie sich in einen hüftbreiten Stand und strecken Sie einen Ihrer Arme vor sich auf Schulterhöhe aus. Der Arm zeigt dabei leicht nach außen.

Durchführung:

Schieben Sie nun abwechselnd Ihr Schulterblatt kontrolliert nach vorne und hinten, ohne dabei die Streckung des Armes zu vernachlässigen. Achten Sie darauf, dass die Bewegung ausschließlich aus dem Schulterblatt erfolgt. Führen Sie einige Wiederholungen durch und bewegen Sie dann das Schulterblatt abwechselnd nach oben und unten.

Variation:

Wenn Sie in der Lage sind, alle Bewegungsrichtungen anzusteuern, können Sie die einzelnen Richtungen zu einer Bewegung kombinieren und das Schulterblatt kreisen lassen.

Ausgangsposition

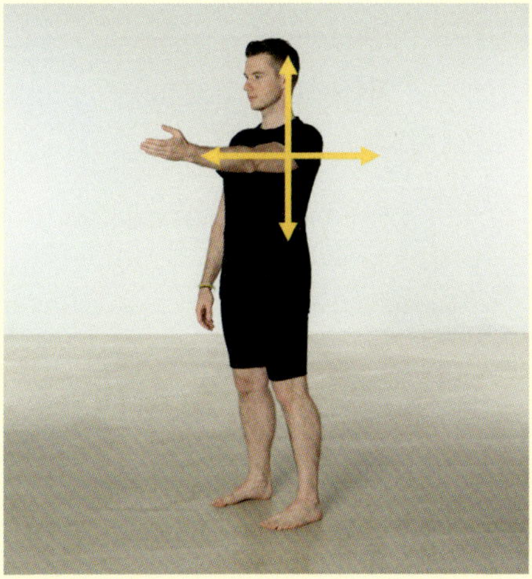

Endposition

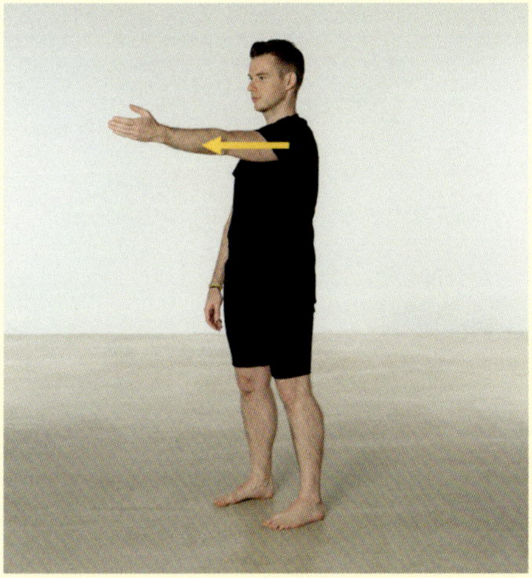

OBERARM

Ziel: Mobilisation der Schulter

Bewährt bei: Schulterproblemen, Verspannungen rund um das Schulterblatt, Taubheitsgefühlen in Fingern und Händen, Schmerzen im gegenüberliegenden Hüftgelenk

Ausführung:

Ausgangsposition:

Stellen Sie sich in einen aufrechten Stand. Strecken Sie einen Arm seitlich bis 45° leicht abschüssig aus.

Durchführung:

Führen Sie aus Ihrem Arm eine langsame Kreisbewegung aus, sodass Sie die Bewegung in der Schulter spüren. Der Fokus der Bewegung sollte entsprechend auf der Schulter und nicht in der Hand liegen. Achten Sie darauf, dass die Bewegung ausschließlich in der Schulter stattfindet und das Schulterblatt sich dabei nicht bewegt.

Hinweise:

Als Variation können Sie die Position des Armes verändern (über Kopf, nach unten, seitlich, über die Körpermitte gekreuzt).

Außerdem können Sie den Arm nach außen und nach innen rotieren und in der entsprechenden Position die Kreisbewegung ausführen lassen.

Ausgangsposition

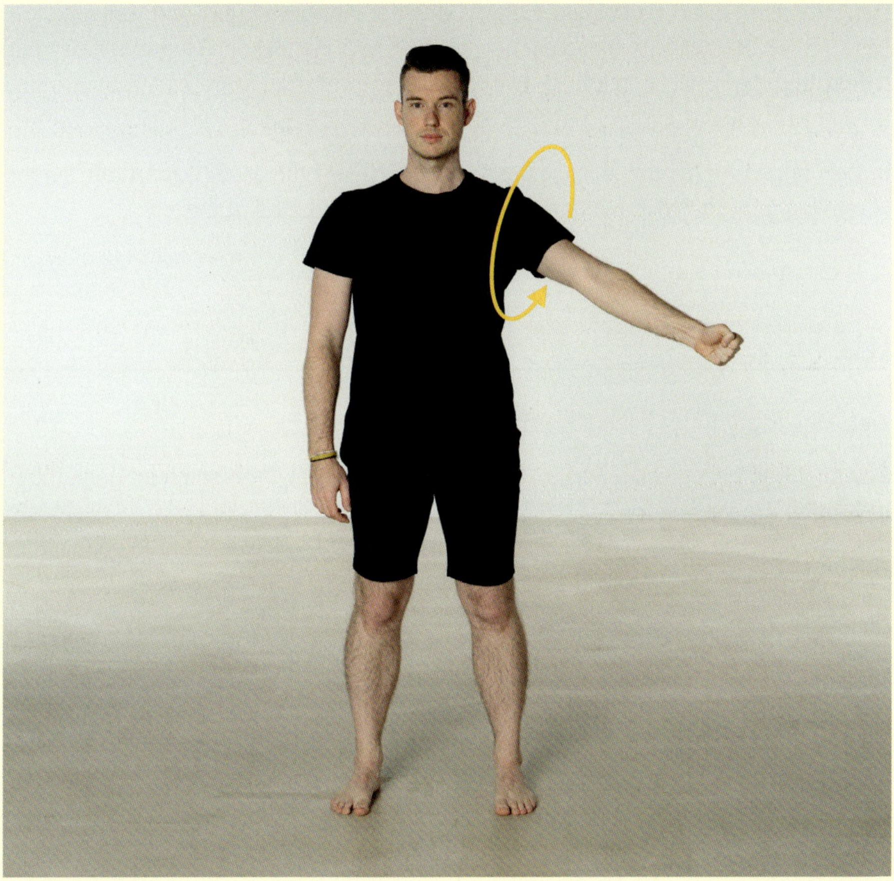

Ellbogen

Der Ellbogen ist ein komplexes Gelenk, das die Armbewegung und -funktion unterstützt. Er besteht aus drei Knochen: dem Oberarmknochen (Humerus), der Elle (Ulna) und der Speiche (Radius). Die Bewegung und Stabilität des Ellbogens sind für viele alltägliche Aktivitäten unerlässlich.

In den folgenden Übungen legen wir den Fokus auf die Mobilisation der beiden Hauptkomponenten des Ellbogengelenks: die Elle und die Speiche.

ELLE

Ziel: Mobilisation des Ellbogengelenks

Bewährt bei: Ellbogenschmerzen, Tennis- und Golferarm, Problemen im gegenüberliegenden Kniegelenk

Ausführung:

Ausgangsposition:

Stellen Sie sich in einen hüftbreiten, aufgerichteten Stand und strecken Sie einen Arm seitlich auf Schulterhöhe aus. Der Arm ist leicht nach innen rotiert, sodass der Daumen nach unten zeigt.

Durchführung:

Führen Sie eine kreisförmige Bewegung mit Ihrem Unterarm durch. Beugen Sie Ihren Arm, sodass sich der Daumen Ihrer Achsel nähert. Fahren Sie anschließend mit Ihrem Daumen an Ihrem Brustmuskel entlang bis zur Schulter. Strecken Sie dann den Arm komplett, sodass die Handinnenfläche nach oben zeigt. Rotieren Sie anschließend wieder in die Ausgangsposition.

Hinweise:

Achten Sie darauf, dass der Ellbogen bei der Bewegungsausführung der Dreh- und Angelpunkt bleibt. Viele Personen neigen dazu, den Ellbogen während der Ausführung nach oben oder unten zu bewegen.

Ausgangsposition

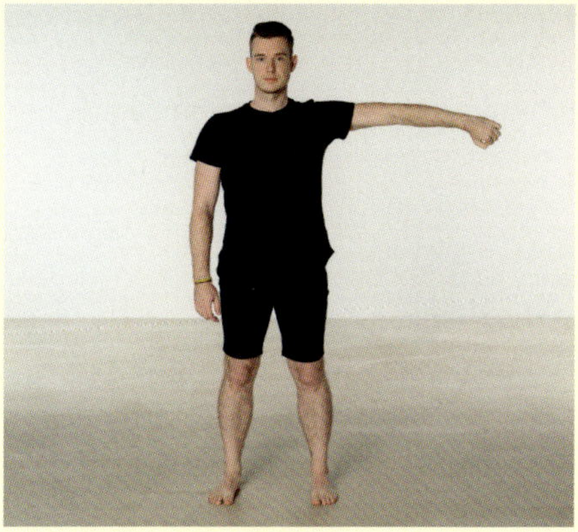

Position 2

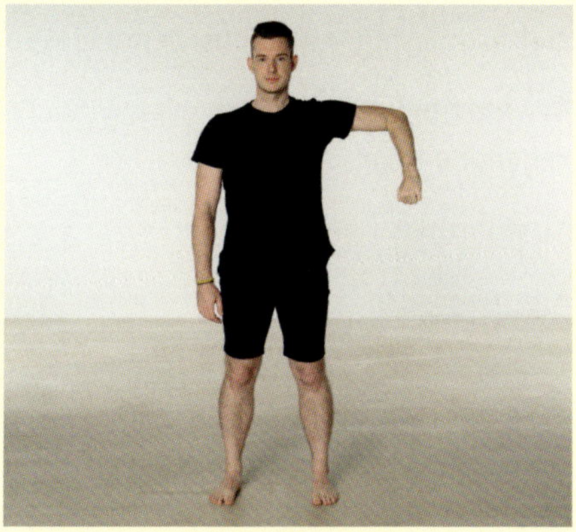

Position 3

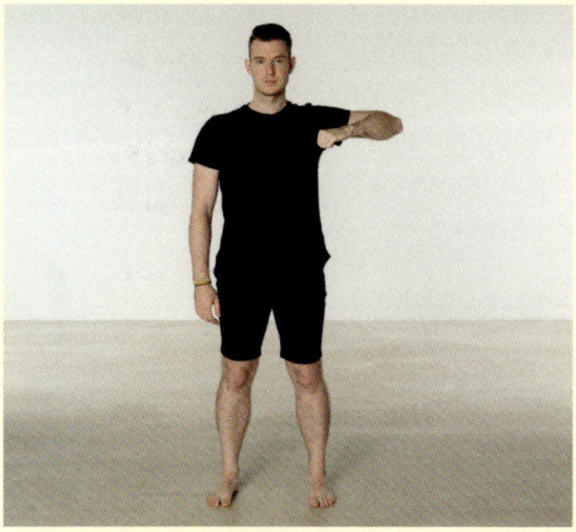

Position 4

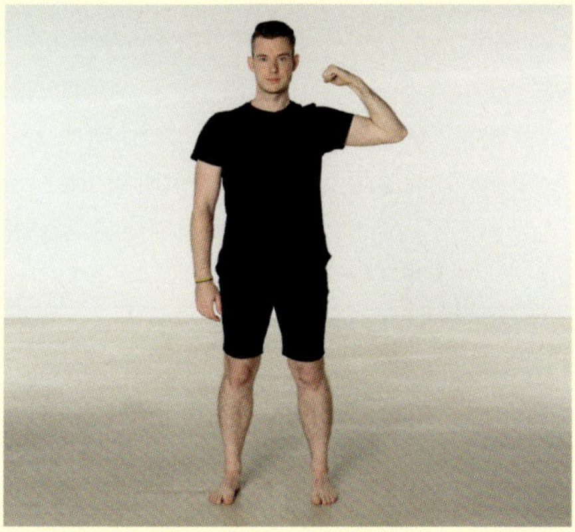

Endposition

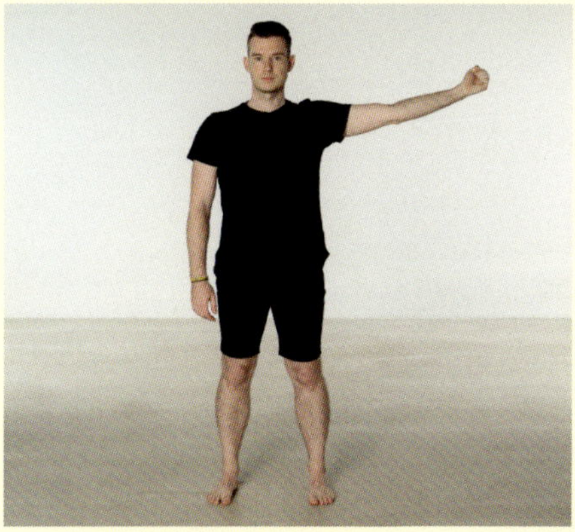

SPEICHE

Ziel: Mobilisation des Ellbogengelenks

Bewährt bei: Ellbogenschmerzen, Tennis- und Golferarm, Problemen im gegenüberliegenden Kniegelenk

Ausführung:

Ausgangsposition:

Stellen Sie sich in einen hüftbreiten, aufgerichteten Stand und strecken Sie einen Arm seitlich auf Schulterhöhe aus. Der Arm ist nach außen rotiert, sodass die Handinnenfläche nach oben zeigt.

Durchführung:

Führen Sie eine kreisförmige Bewegung mit Ihrem Unterarm durch. Beugen Sie Ihren Arm, sodass Sie mit Ihrem kleinen Finger an den Rippenbögen entlangfahren. Versuchen Sie, den Unterarm weitgehend unter der Achsel hindurchzuführen und strecken Sie anschließend den Arm in größtmöglicher Innenrotation seitlich aus. Achten Sie darauf, die Schulter dabei nicht nach vorne zu schieben. Drehen Sie den Arm anschließend wieder in die Ausgangsposition.

Hinweise:

Achten Sie darauf, dass der Ellbogen bei der Bewegungsausführung der Dreh- und Angelpunkt bleibt. Viele Personen neigen dazu, den Ellbogen während der Ausführung nach oben oder unten zu bewegen.

Ausgangsposition

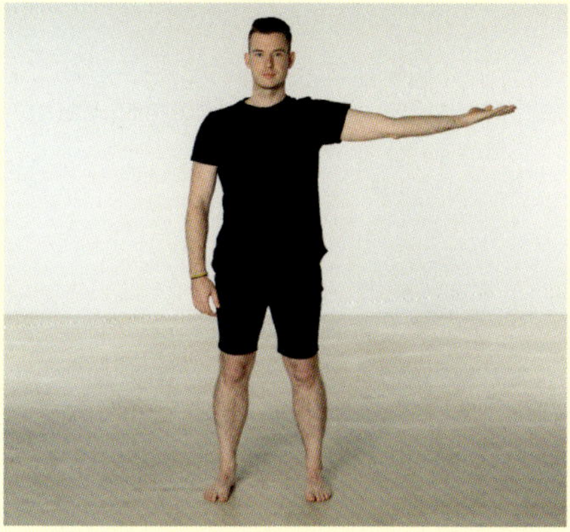

Position 2

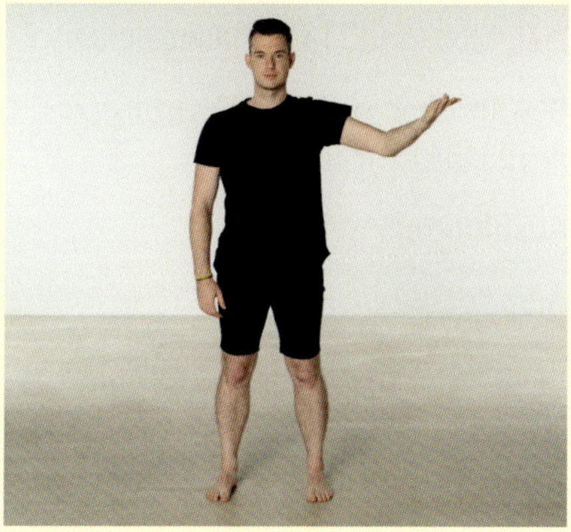

Position 3

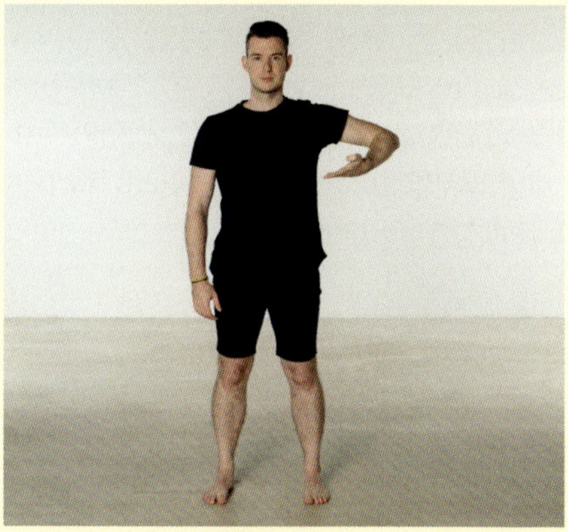

Position 4

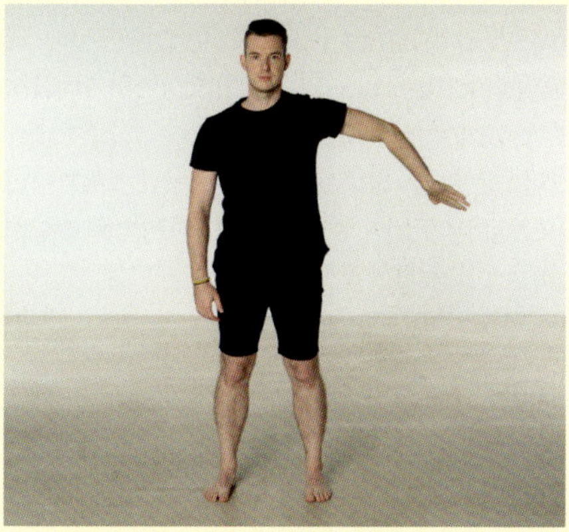

Endposition

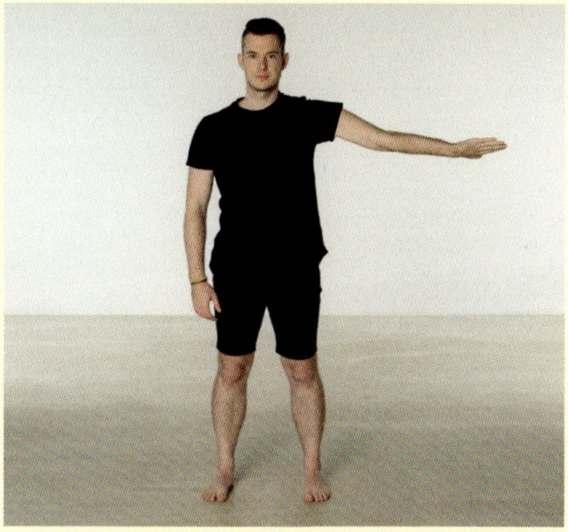

HANDGELENKSKREISE

Ziel: Mobilisation des Handgelenks

Bewährt bei: Handgelenksschmerzen, Karpaltunnelsyndrom, Fußproblemen der gegenüberliegenden Seite

Ausführung:

Ausgangsposition:

Beugen Sie Ihren Arm, sodass der Unterarm nach vorne zeigt und der Ellbogen seitlich an Ihren Rippen Kontakt hat. Schließen Sie Ihre Hand zu einer lockeren Faust.

Durchführung:

Führen Sie das Handgelenk nach oben, sodass sich die Hand nach unten und der Unterarm nach oben bewegt. Führen Sie das Handgelenk dann nach außen, wodurch die Hand nach innen und der Unterarm leicht nach außen geht. Anschließend richten Sie das Handgelenk nach unten, sodass sich die Hand nach oben und der Unterarm nach unten bewegt. Abschließend führen Sie das Handgelenk nach innen, wodurch sich die Hand nach außen und der Unterarm nach innen bewegt. Versuchen Sie, aus diesen Teilbewegungen eine große, langsame Kreisbewegung auszuführen.

Hinweise:

Viele Personen bewegen bei dieser Übung ausschließlich die Hand. Wichtig ist, dass die Bewegung aus dem Handgelenk erfolgt.

Als bildliche Unterstützung hilft es, sich vorzustellen, dass man einen Türgriff greift und das Handgelenk um den Türgriff rotiert.

Ausgangs- und Endposition

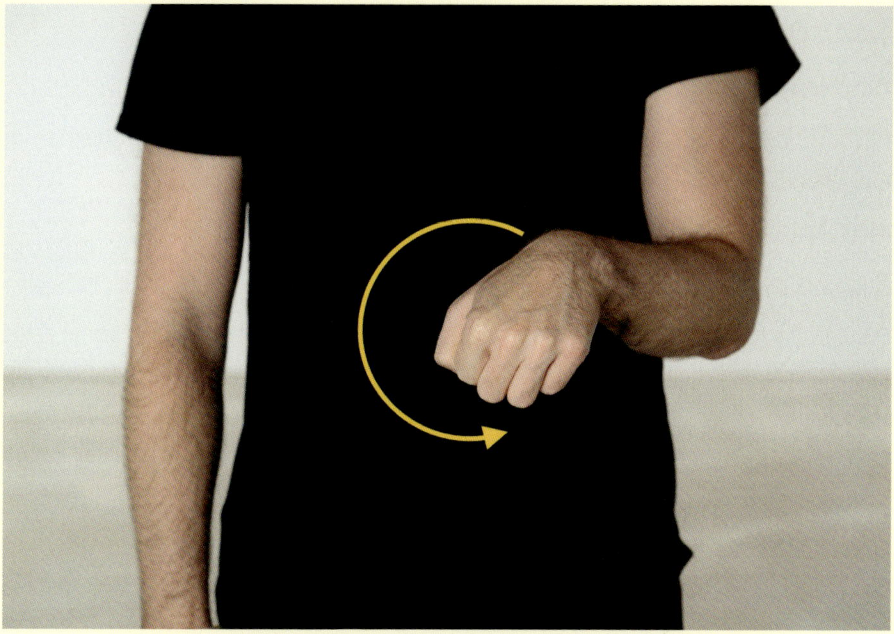

Position 2

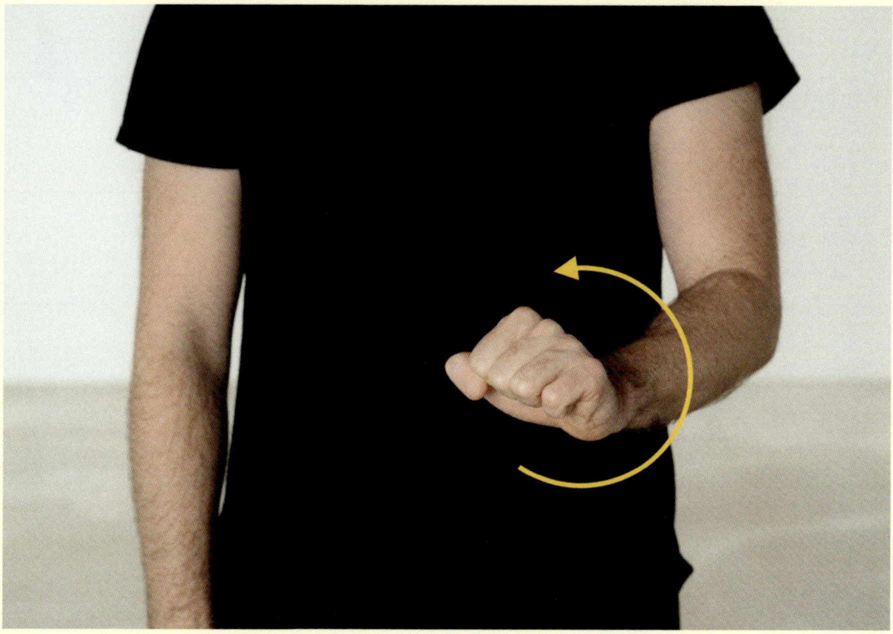

FINGER

Fingerwelle

Ziel: Mobilisation der Fingergelenke

Bewährt bei: Fingerproblemen, Rheuma & Arthrose in den Fingern, Problemen in den gegenüberliegenden Zehen

Ausführung:

Ausgangsposition:

Beugen Sie einen Ihrer Arme, sodass der Unterarm leicht aufwärts nach vorne zeigt und der Ellbogen an den Rippen fixiert ist. Die Handfläche ist komplett geöffnet, die Finger haben Kontakt zueinander und sind gestreckt.

Durchführung:

Beugen Sie die Fingerend- und Fingermittelglieder, sodass die vier Finger mit den Fingerspitzen Kontakt am Fingergrundgelenk bekommen. Beugen Sie anschließend die Fingergrundgelenke, sodass Ihre Hand eine leichte Faust formt. Strecken Sie dann Ihre Finger so aus, dass die Fingerkuppen möglichst lange Kontakt an der Handinnenfläche haben, bevor Sie sie dann in einer Halbkreisbewegung in die Ausgangsposition zurückstrecken.

Hinweise:

Diese Übung können Sie auch vereinzelt mit dem Daumen ausführen.

Ausgangsposition

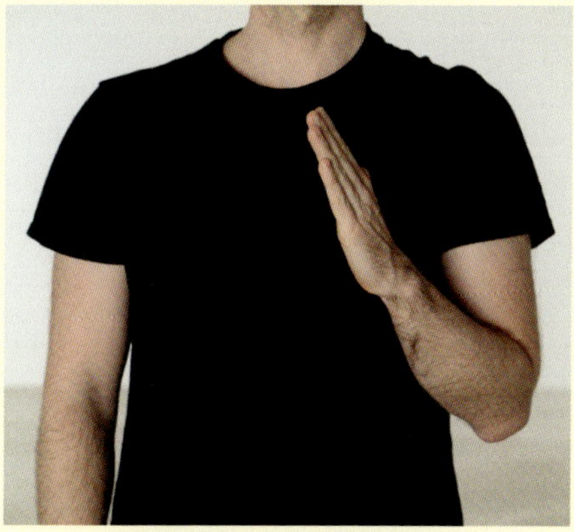

Position 2

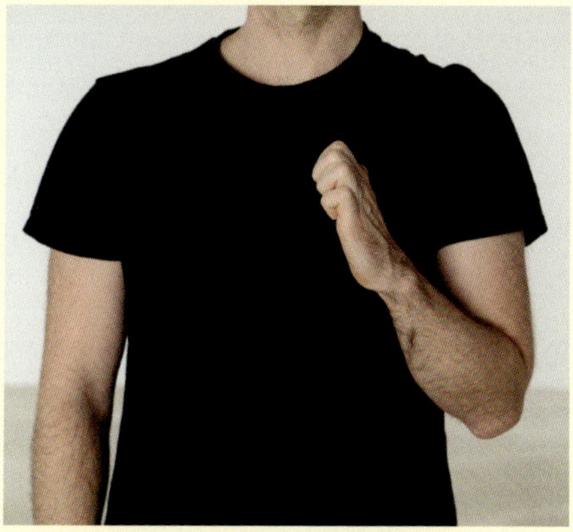

Position 3

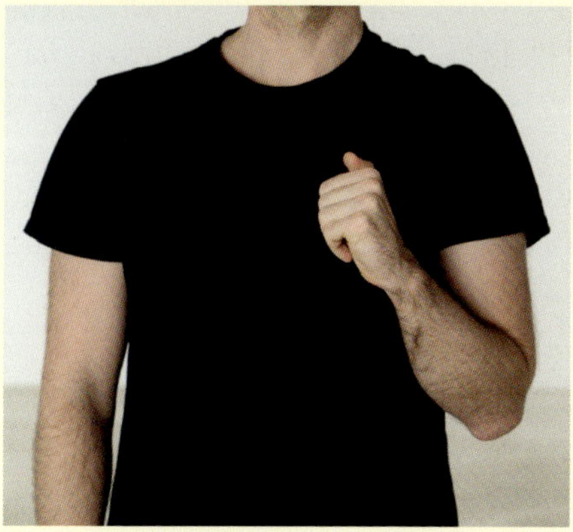

Position 4

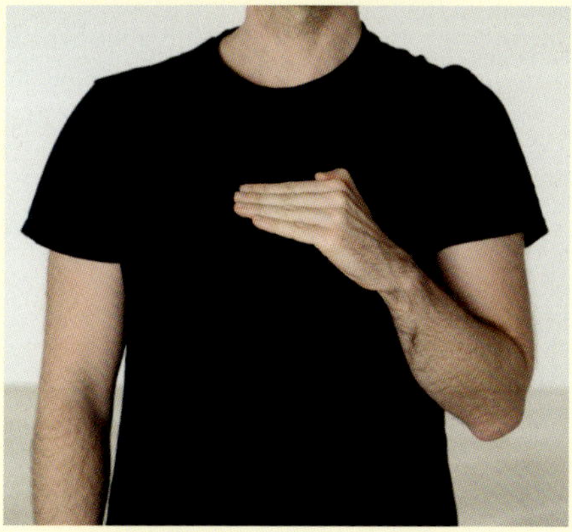

5.4.4 Neuromechanik

Neuromechanik befasst sich mit dem Zusammenspiel zwischen dem Nervensystem und der mechanischen Bewegung des Körpers. Hierbei wird geschaut, wie mechanische Reize, wie Druck, „Dehnung" oder Entlastung, das Nervensystem beeinflussen. Durch das gezielte Training und die Mobilisation von Nervenbahnen kann die Neuromechanik dazu beitragen, Bewegungsabläufe zu optimieren und Schmerzen zu lindern.

Im Fokus steht dabei die Mobilisation peripherer Nerven, die durch spezifische Übungen entlang ihres anatomischen Verlaufs aktiviert werden. Hierbei werden Gelenkstrukturen gezielt bewegt, um die Nerven zu stimulieren und die Funktionalität zu verbessern. Die Mobilisationstechniken umfassen sowohl einfache als auch intensivere Durchführungen, die je nach Bedarf und Befund eingesetzt werden.

In den folgenden Abschnitten werden verschiedene neuromechanische Übungen vorgestellt, die auf die spezifische Mobilisation peripherer Nerven abzielen.

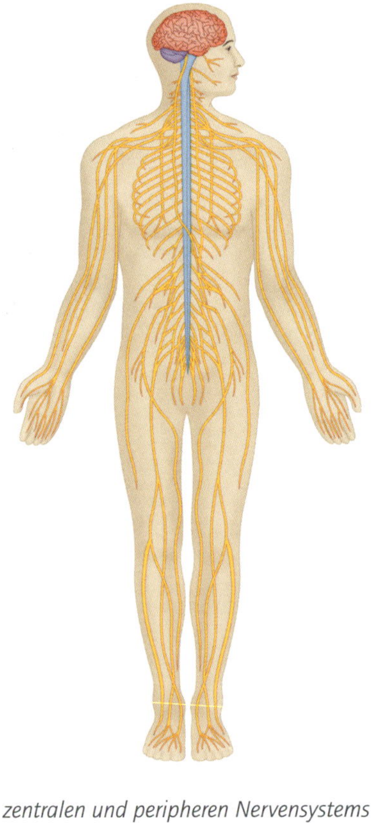

Abb. 21: Darstellung des zentralen und peripheren Nervensystems

Untere Extremität

Die peripheren Nerven der unteren Extremität sind entscheidend für die Bewegungssteuerung und die sensorische Wahrnehmung der Beine und Füße. Dazu gehören unter anderem der Nervus peroneus, der Nervus tibialis, der Nervus suralis, der Nervus femoralis und der Nervus saphenus. Jeder dieser Nerven hat spezifische Funktionen und innerviert bestimmte Bereiche der unteren Extremität.

Durch gezielte neuromechanische Übungen können diese Nerven stimuliert und mobilisiert werden, um ihre Funktion zu optimieren. Solche Übungen sind besonders hilfreich bei der Behandlung von Fußheberschwäche, Instabilitäten im Fußgelenk, Schmerzen in den Beinen sowie bei Hüft- und Knieschmerzen.

WADENBEINNERV (NERVUS PERONEUS)

Ziel: Mobilisation des Nervus peroneus

Bewährt bei: Fußheberschwäche, Fußgelenksinstabilität, Historie an Bandverletzungen, Piriformissyndrom, Fußschmerzen

Einfache Durchführung:

Ausgangsposition:

Legen Sie sich lang in Rückenlage auf den Boden. Greifen Sie mit beiden Händen um die Oberschenkelrückseite eines Beines und ziehen Sie es gebeugt so weit heran, wie es für Sie angenehm ist. Strecken Sie den Fuß nach vorne (Plantarflexion) und knicken Sie ihn nach innen (Inversion). Beugen Sie anschließend die Zehen.

Durchführung:

Strecken Sie das gefasste Bein langsam nach oben, bis Sie einen leichten Zug in Ihrer Oberschenkelrückseite, Kniekehle, äußeren Wade oder am oberen äußeren Fußrist spüren. Verweilen Sie hier für etwa 3-5 Sekunden. Beugen Sie das Bein anschließend wieder so weit zurück, dass das Spannungsgefühl verschwindet, und wiederholen Sie die Durchführung.

Ausgangsposition

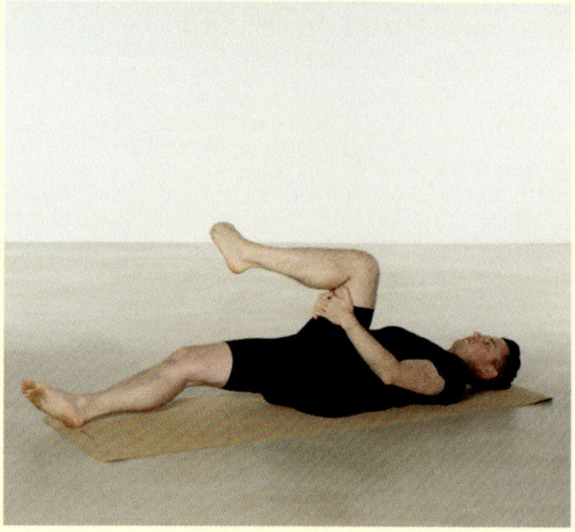

Endposition

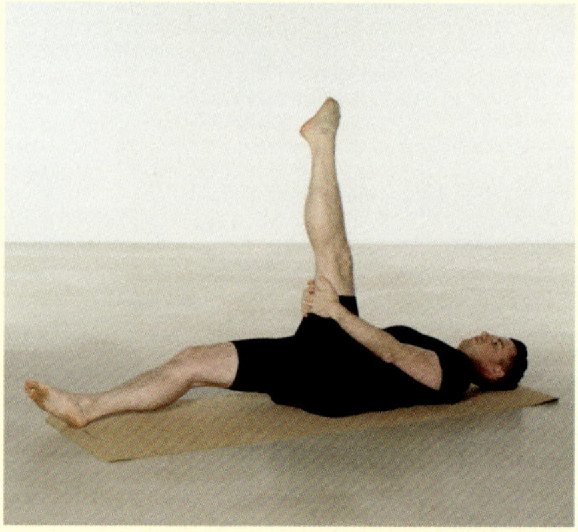

Intensive Durchführung:

Ausgangsposition:

Setzen Sie sich auf den Boden. Ein Bein ist nach vorne ausgestreckt, während das andere Bein angewinkelt wird und der Fuß mit der Sohle Kontakt an der Oberschenkelinnenseite des anderen Beines hat. Der Fuß des gestreckten Beines ist nach vorne gestreckt, zeigt nach innen und die Zehen sind weitmöglichst eingerollt. Der diagonal gegenüberliegende Arm greift mit der Hand den Fuß, sodass Hand- und Fußinnenfläche Kontakt haben. Beugen Sie den Oberkörper so weit nach vorne, bis ein leichtes Dehnungsgefühl in der Oberschenkelrückseite, Kniekehle, äußeren Wade oder am äußeren oberen Fußrist entsteht. Der Kopf wird vorsichtig leicht nach hinten überstreckt.

Durchführung:

Verweilen Sie in der Position, während Sie den Kopf abwechselnd langsam in Richtung Brustbein beugen und anschließend wieder in die Ausgangsposition bringen. Beugt sich der Kopf nach vorne, sollte das Dehnungsgefühl zunehmen. Streckt sich der Kopf nach hinten, sollte das Dehnungsgefühl abnehmen.

Hinweise:

Einige Personen bekommen bei der Durchführung Krämpfe in Zehen und Waden. Hier bietet es sich an, die Beugung der Zehen auszulassen.

Ausgangsposition

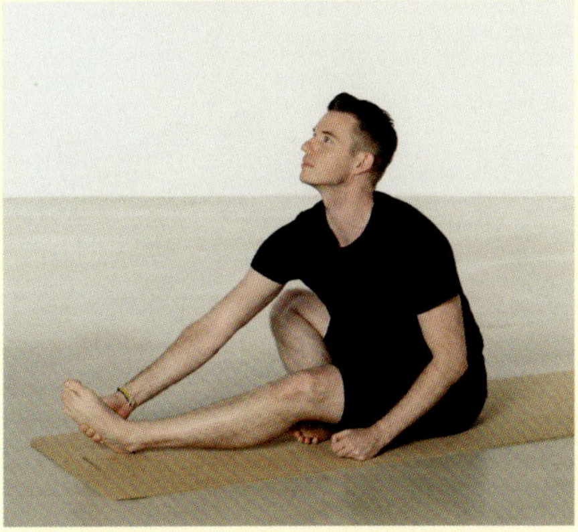

Endposition

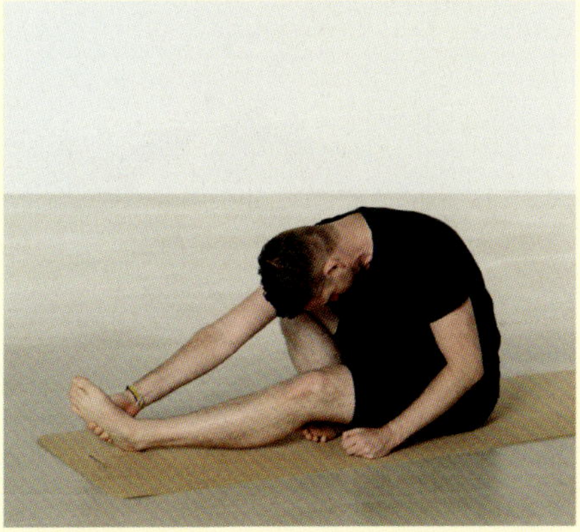

SCHIENBEINNERV (NERVUS TIBIALIS)

Ziel: Mobilisation des Nervus tibialis

Bewährt bei: Fersensporn, Problemen mit der Oberschenkelrückseite, Piriformis-Syndrom, Plantarfasziitis

Einfache Durchführung:

Ausgangsposition:

Legen Sie sich lang in Rückenlage auf den Boden. Greifen Sie mit beiden Händen um die Oberschenkelrückseite eines Beines und ziehen Sie es gebeugt so weit heran, wie es für Sie angenehm ist. Ziehen Sie den Fuß an (Dorsalextension) und schieben Sie die Fußinnenkante nach vorne (Eversion). Die Zehen sind angezogen.

Durchführung:

Strecken Sie das gefasste Bein langsam nach oben, bis Sie einen leichten Zug in der Oberschenkelrückseite, Kniekehle, Wade oder unter dem Fuß spüren. Verweilen Sie hier für etwa 3-5 Sekunden. Beugen Sie das Bein anschließend wieder so weit zurück, dass das Spannungsgefühl verschwindet, und wiederholen Sie die Durchführung.

Ausgangsposition

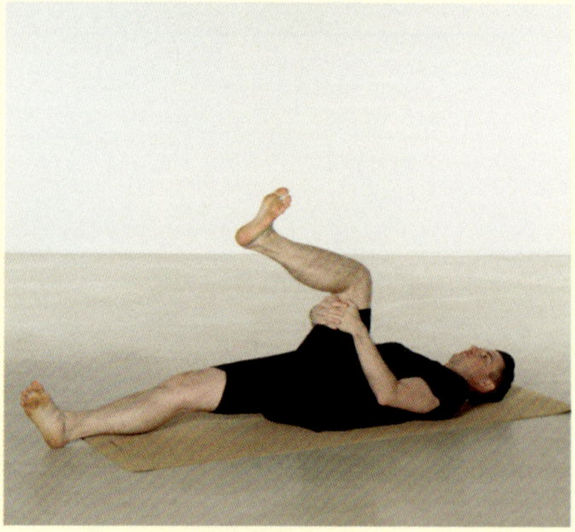

Endposition

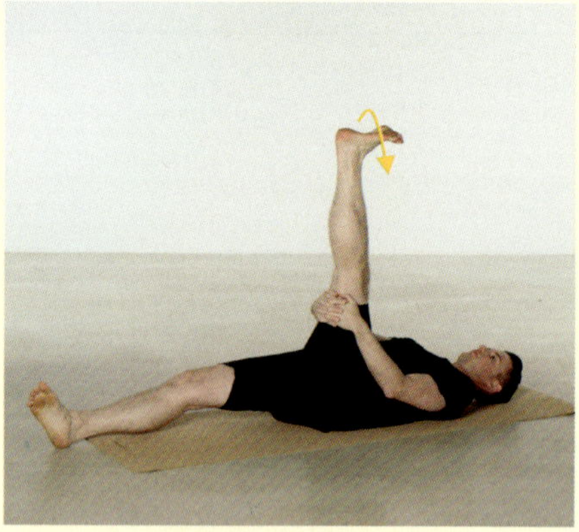

Intensive Durchführung:

Ausgangsposition:

Setzen Sie sich auf den Boden. Ein Bein ist nach vorne ausgestreckt, während das andere Bein angewinkelt wird und der Fuß mit der Sohle Kontakt an der Oberschenkelinnenseite des anderen Beines hat. Der Fuß und die Zehen des gestreckten Beines sind angezogen, die Fußinnenkante nach vorne geschoben. Wenn möglich, fassen beide Hände den Fuß und halten ihn in dieser Position.

Durchführung:

Verweilen Sie in der Position, während Sie den Kopf abwechselnd langsam in Richtung Brustbein beugen und anschließend wieder in die Ausgangsposition bringen. Beugt sich der Kopf nach vorne, sollte das Dehnungsgefühl zunehmen. Streckt sich der Kopf nach hinten, sollte das Dehnungsgefühl abnehmen.

Hinweise:

Einige Personen bekommen bei der Durchführung Krämpfe in Zehen und Waden. Hier bietet es sich an, die Streckung der Zehen auszulassen.

Ausgangsposition

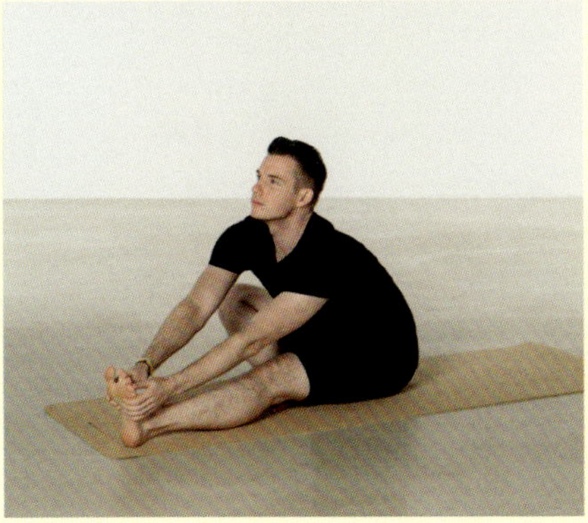

Endposition

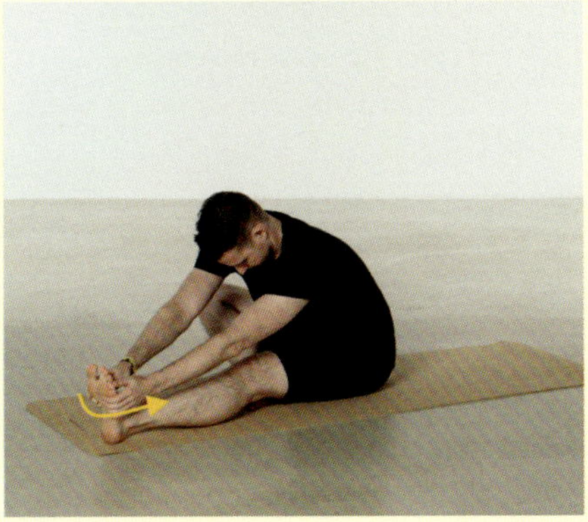

WADENNERV (NERVUS SURALIS)

Ziel: Mobilisation des Nervus suralis

Bewährt bei: Instabilen und wiederkehrenden Sprunggelenksproblemen, Achillessehnenentzündung

Einfache Durchführung:

Ausgangsposition:

Legen Sie sich lang in Rückenlage auf den Boden. Greifen Sie mit beiden Händen um die Oberschenkelrückseite eines Beines und ziehen Sie es gebeugt so weit heran, wie es für Sie angenehm ist. Ziehen Sie den Fuß an (Dorsalextension), schieben Sie die Fußaußenkante nach vorne und ziehen Sie die Zehen an.

Durchführung:

Strecken Sie das gefasste Bein langsam nach oben, bis Sie einen leichten Zug in der Oberschenkelrückseite, Kniekehle oder Wade spüren. Verweilen Sie hier für etwa 3-5 Sekunden. Beugen Sie das Bein anschließend wieder so weit zurück, dass das Spannungsgefühl verschwindet, und wiederholen Sie die Durchführung.

Ausgangsposition

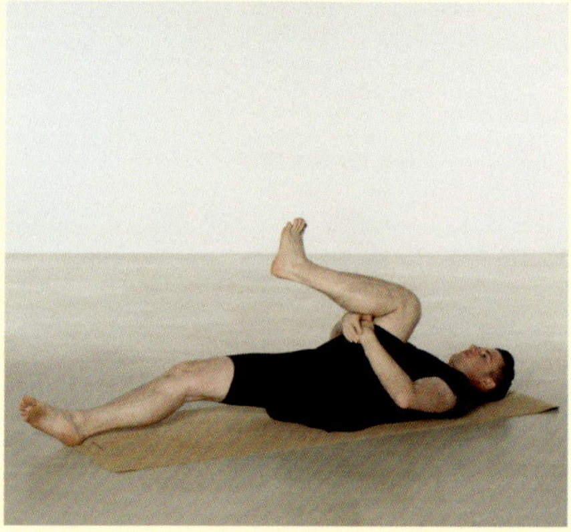

Endposition

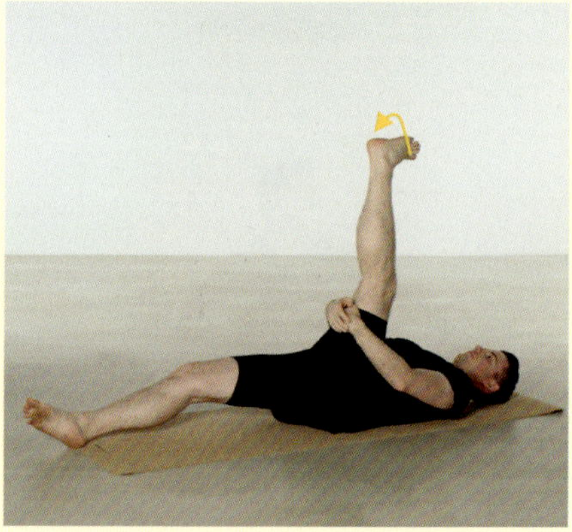

Intensive Durchführung:

Ausgangsposition:

Setzen Sie sich auf das Ende einer Stuhlkante. Die Beine sind enggestellt, eines ist gebeugt, das andere nach vorne gestreckt und im Oberschenkel möglichst nach innen rotiert. Der Fuß des gestreckten Beins und die Zehen sind angezogen, die Fußaußenkante nach vorne geschoben. Der Oberkörper ist nach vorne geneigt, die Brustwirbelsäule und Halswirbelsäule sind gebeugt.

Durchführung:

Rotieren Sie abwechselnd den Oberkörper nach rechts und links. Unter Umständen empfinden Sie ein leichtes Spannungsgefühl in der Wade oder der Oberschenkelrückseite. Verstärkt sich dieses Spannungsgefühl bei der Rotation zur entsprechenden Seite, rotieren Sie überwiegend zu dieser Seite und wieder zur Mitte zurück.

Hinweise:

Einige Personen bekommen bei der Durchführung Krämpfe in Zehen und Waden. Hier bietet es sich an, die Streckung der Zehen auszulassen.

Ausgangsposition

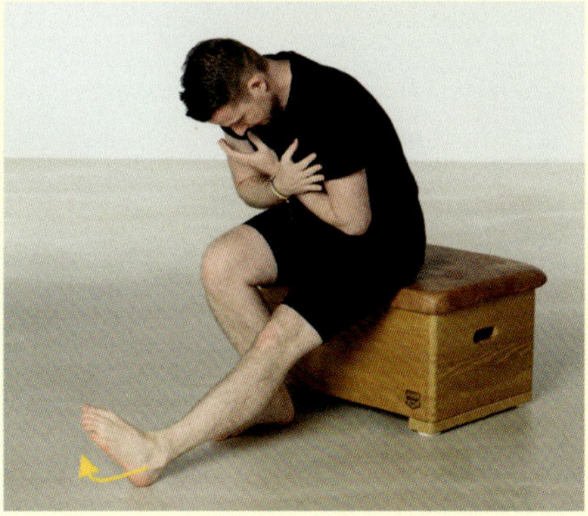

Endposition

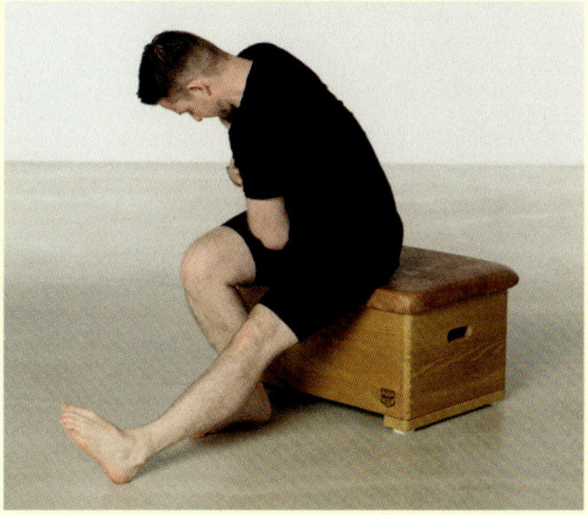

OBERSCHENKELNERV (NERVUS FEMORALIS)

Ziel: Mobilisation des Nervus femoralis

Bewährt bei: Hüft-, Knie- und Rückenschmerzen, Problemen mit dem Hüftbeuger

Einfache Durchführung:

Ausgangsposition:

Legen Sie sich in Bauchlage auf den Boden. Die Beine sind möglichst eng gestellt. Ein Bein ist gestreckt, das andere wird so weit wie möglich aktiv gebeugt. Stützen Sie sich auf den Unterarmen ab, sodass der Oberkörper angehoben ist und Becken und Bauch noch Kontakt zum Boden haben. Der Kopf ist nach hinten überstreckt.

Durchführung:

Beugen Sie den Kopf nach unten in Richtung Brustbein und versuchen Sie parallel auch eine Rundung in der Brustwirbelsäule zu erzeugen. Sie spüren nun ein Dehnungsgefühl in der Hüfte und Oberschenkelvorderseite. Führen Sie den Kopf anschließend wieder in die Ausgangsposition zurück.

Ausgangsposition

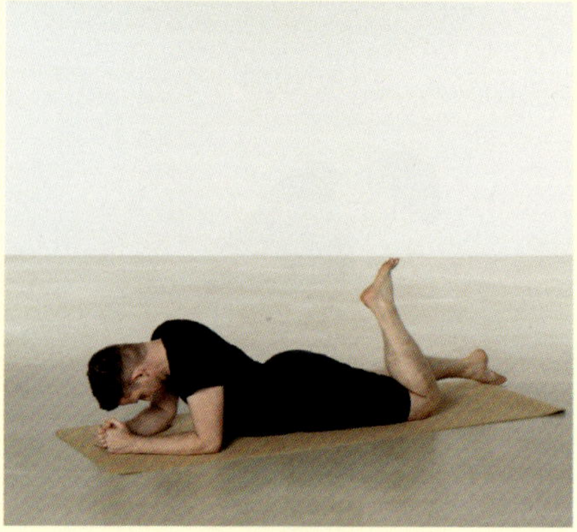

Endposition

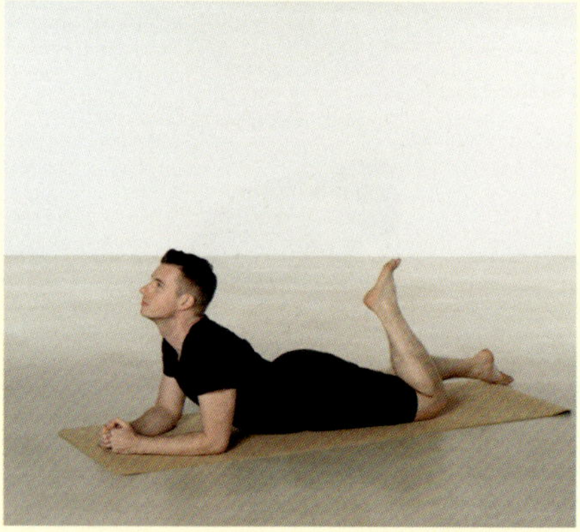

Intensive Durchführung:

Ausgangsposition:

Legen Sie sich in Bauchlage auf den Boden. Die Beine sind möglichst eng gestellt. Ein Bein ist gestreckt, das andere wird so weit wie möglich aktiv gebeugt, von einem Arm gefasst und in Richtung Gesäß gezogen. Falls Sie den Fuß nicht greifen können, nutzen Sie ein Hilfsmittel, z. B. ein Band. Stützen Sie sich auf den anderen Unterarm, sodass der Oberkörper angehoben ist und Becken und Bauch noch Kontakt zum Boden haben. Der Kopf ist nach hinten überstreckt.

Durchführung:

Beugen Sie den Kopf nach unten in Richtung Brustbein und versuchen Sie parallel auch eine Rundung in der Brustwirbelsäule zu erzeugen. Sie spüren nun ein Dehnungsgefühl in der Hüfte und Oberschenkelvorderseite. Führen Sie den Kopf anschließend wieder in die Ausgangsposition zurück.

Hinweise:

Viele Personen bekommen beim Heranziehen des Beines Krämpfe in der Oberschenkelrückseite. Entsprechend sollte die Übung vorsichtig durchgeführt werden.

Ausgangsposition

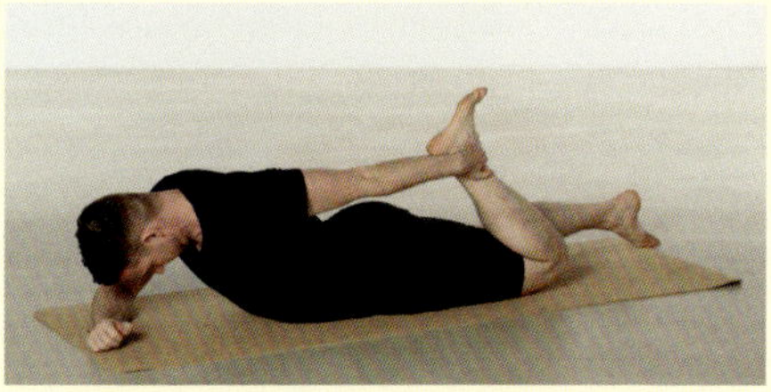

Endposition

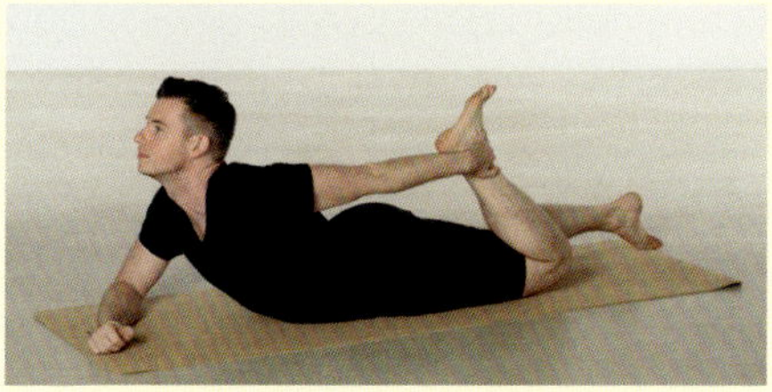

Variation

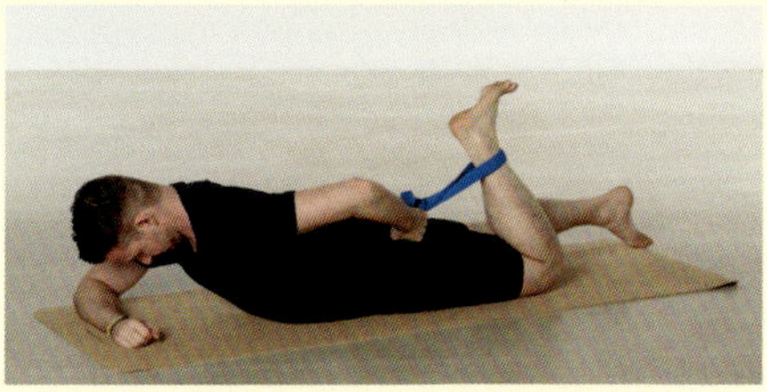

NERVUS SAPHENUS (HAUTAST DES OBERSCHENKELNERVS)

Ziel: Mobilisation des Nervus saphenus

Bewährt bei: Knieschmerzen an der Innenseite, sensorischen Einschränkungen an der Beininnenseite

Ausgangsposition:

Stellen Sie sich in einen langen, schmalen Ausfallschritt. Das Gewicht ist auf dem vorderen Bein, das gebeugt ist. Das hintere Bein ist gestreckt, und der Fuß ist um 90° nach außen rotiert. Der hintere Fuß ist nach innen geknickt, sodass sich die Fußaußenkante abhebt. Die Arme sind vor dem Oberkörper verschränkt, und der Oberkörper ist nach vorne eingerollt.

Durchführung:

Rotieren Sie abwechselnd den Oberkörper nach rechts und links und überprüfen Sie, ob Sie in einer Bewegungsrichtung ein erhöhtes Spannungsgefühl in der Oberschenkelinnenseite des gestreckten Beines wahrnehmen können. Wird der Zug in eine Richtung intensiver, rotieren Sie immer in diese Richtung. Rotieren Sie andernfalls immer im Wechsel zu beiden Seiten.

Hinweise:

Da der Ausfallschritt in einem schmalen Stand stattfindet, haben viele Personen Schwierigkeiten, das Gleichgewicht zu halten. Nutzen Sie hierfür einen Stuhl oder eine Wand, um sich festzuhalten und mehr Stabilität zu erlangen.

Ausgangsposition

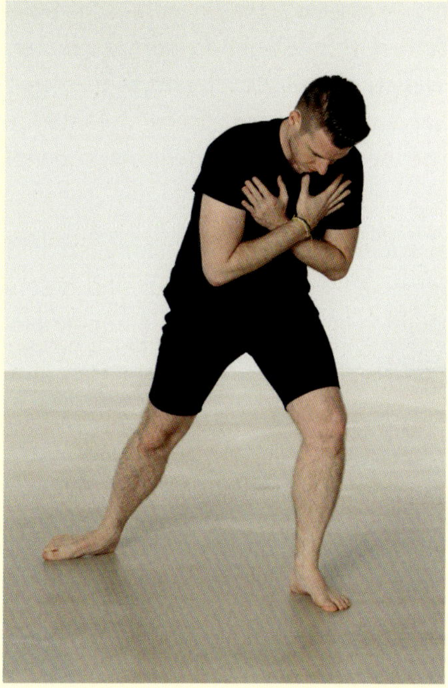

Endposition

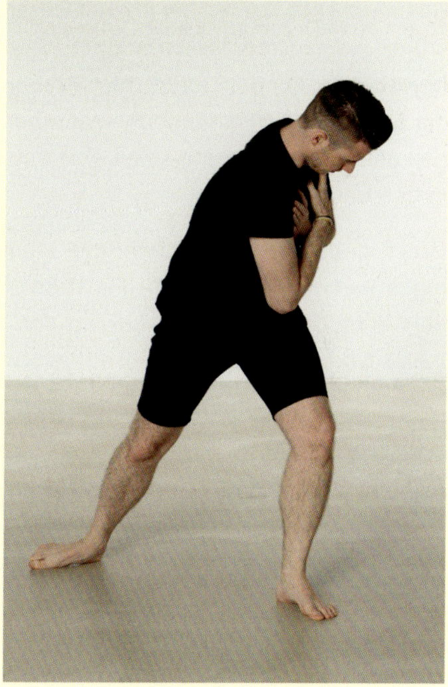

Obere Extremität

Die peripheren Nerven der oberen Extremität sind essenziell für die motorische Steuerung und sensorische Wahrnehmung von Armen, Händen und Fingern. Zu diesen Nerven gehören der Nervus medianus, der Nervus ulnaris, der Nervus radialis und der Nervus musculocutaneus. Jeder dieser Nerven versorgt spezifische Muskelgruppen und Hautareale und spielt eine entscheidende Rolle in der Funktion der oberen Extremität.

Durch gezielte neuromechanische Übungen können diese Nerven stimuliert und mobilisiert werden, um ihre Funktion zu optimieren. Solche Übungen sind besonders hilfreich bei der Behandlung von Ellbogen-, Handgelenks- und Fingerproblemen sowie bei Sensibilitätsstörungen und Schmerzen in den Armen.

MITTELARMNERV (NERVUS MEDIANUS)

Ziel: Mobilisation des Nervus medianus

Bewährt bei: Karpaltunnelsyndrom, Handgelenksproblemen, Sensibilitätsstörungen in Daumen, Zeigefinger und Mittelfinger

Leichte Durchführung:

Ausgangsposition:

Stehen Sie in einem aufrechten Stand und positionieren Sie eine Hand auf Höhe des Solarplexus. Die Handinnenfläche zeigt nach oben, und die Finger sind so gebeugt, dass sie eine kleine Schale formen. Der Kopf ist nach vorne gebeugt, sodass Sie in Ihre Hand sehen können.

Durchführung:

Strecken Sie Ihren Arm seitlich von sich aus. Strecken Sie Handgelenk und Finger nach hinten und spreizen Sie die Finger zusätzlich, als ob Sie ein „Stoppsignal" geben möchten. Der Kopf wird gleichzeitig in die entgegengesetzte Richtung geneigt, sodass sich das Ohr in Richtung Schulter bewegt. Gleichzeitig beugt sich der Kopf leicht nach hinten. Wiederholen Sie abwechselnd die Ausgangs- und Endposition.

Ausgangsposition

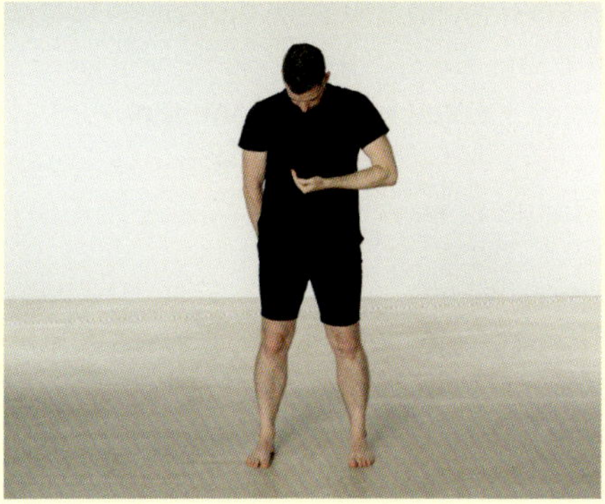

Endposition

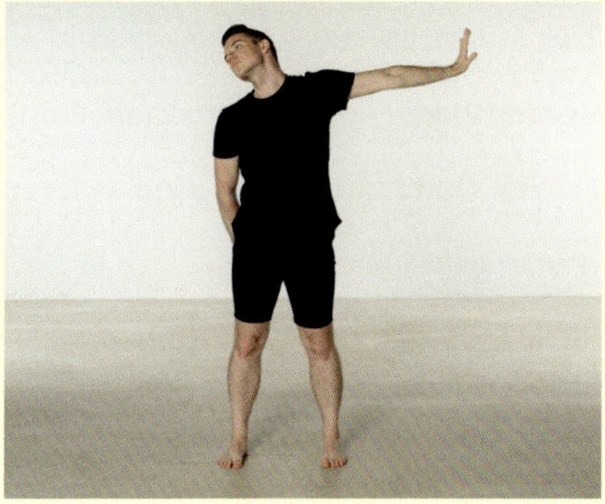

Intensive Durchführung:

Ausgangsposition:

Stehen Sie in einem aufrechten hüftbreiten Stand. Strecken Sie einen Arm ungefähr 45° nach unten seitlich aus. Handgelenk und Finger sind angezogen. Zusätzlich spreizen Sie die Finger. Der Kopf wird auf die entgegengesetzte Seite geneigt, sodass sich das Ohr in Richtung Schulter bewegt. Unter Umständen spüren Sie jetzt einen leichten Zug oder ein Kribbeln in Daumen, Zeige- und/oder Mittelfinger.

Durchführung:

Nutzen Sie Ihr Schulterblatt als Mobilisationsgelenk, indem Sie es abwechselnd anheben und senken. Wenn Sie es anheben, sollte das Spannungsgefühl geringer sein, wenn Sie die Schulter senken, sollte das Spannungsgefühl zunehmen.

Neutralposition

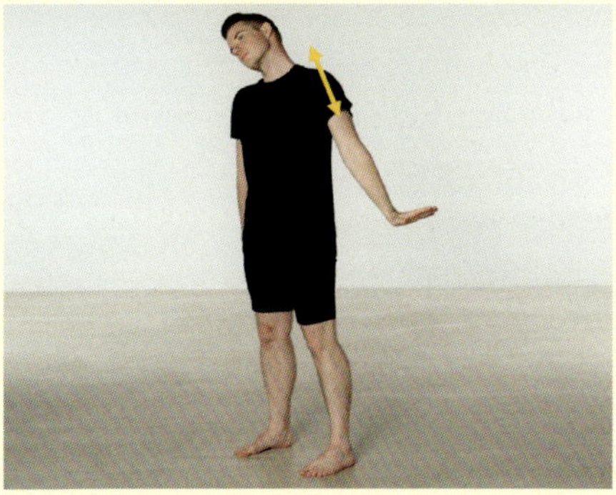

ELLENNERV (NERVUS ULNARIS)

Ziel: Mobilisation des Nervus ulnaris

Bewährt bei: Ellbogenschmerzen, Problemen im kleinen und im Ringfinger

Leichte Durchführung 1: „Cooles Rauchen"

Ausgangsposition:

Stellen Sie sich vor, Sie halten zwischen Daumen und Zeigefinger eine Zigarette, sodass die Fingerspitzen zwischen Daumen und Zeigefinger Kontakt haben und einen Kreis formen. Die anderen drei Finger sind so weit wie möglich gestreckt und abgespreizt.

Durchführung:

Heben Sie Ihren Arm seitlich auf Schulterhöhe an und rotieren Sie die Kleinfingerseite nach außen (Pronation), sodass die Handinnenfläche nach oben zeigt. Drehen Sie gleichzeitig Ihren Kopf zur selben Seite, als würden Sie einen Zug an der Zigarette nehmen wollen. In der Endposition kann ein leichtes Dehnungsgefühl im kleinen und im Ringfinger spürbar sein.

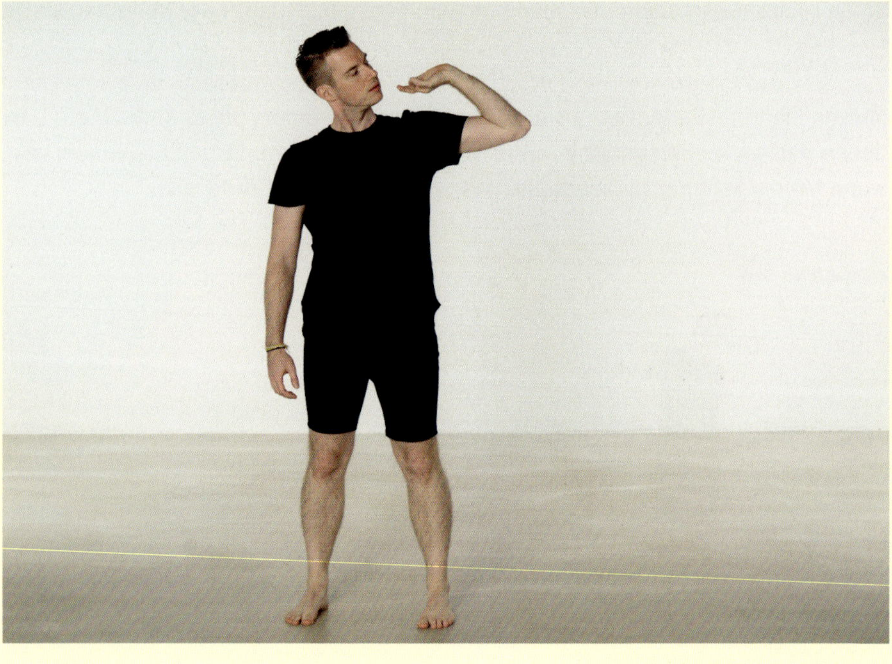

Leichte Durchführung 2: „Teller balancieren"

Ausgangsposition:

Stehen Sie in einem aufrechten hüftbreiten Stand. Ein Arm ist seitlich gestreckt und maximal nach innen rotiert. Das Handgelenk ist leicht gebeugt. Stellen Sie sich vor, dass Sie einen vollen Teller auf der Hand halten, von dem nichts herunterfallen darf.

Durchführung:

Führen Sie den Teller über eine Beugung und Außendrehung des Arms eng an Ihren Rippen vorbei, bis der Teller gerade vor Ihnen ist und der Ellbogen eng an den Rippen liegt. Führen Sie den Arm anschließend weiter nach außen und heben ihn seitlich von Ihnen an. Beugen Sie abschließend den Unterarm wieder an und drehen ihn nach innen, sodass sich der Ellbogen auf Schulterhöhe anhebt und die Fingerspitzen in Richtung Ihres Ohres bewegen. Führen Sie die Bewegung danach wieder über den gleichen Bewegungsweg in die Ausgangsposition. In der Endposition kann ein leichtes Dehnungsgefühl im kleinen und im Ringfinger spürbar sein.

Ausgangsposition

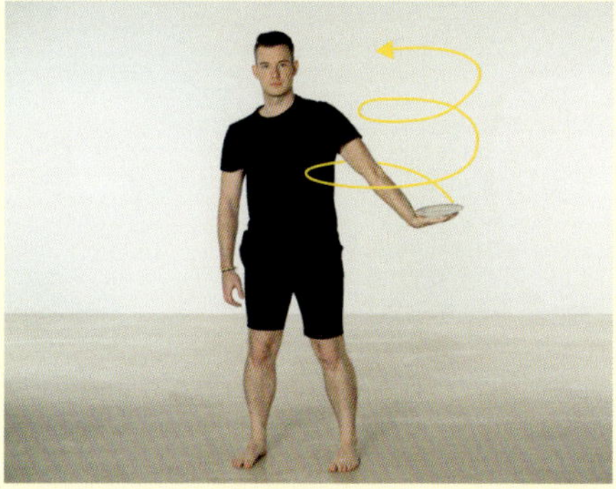

Position 2

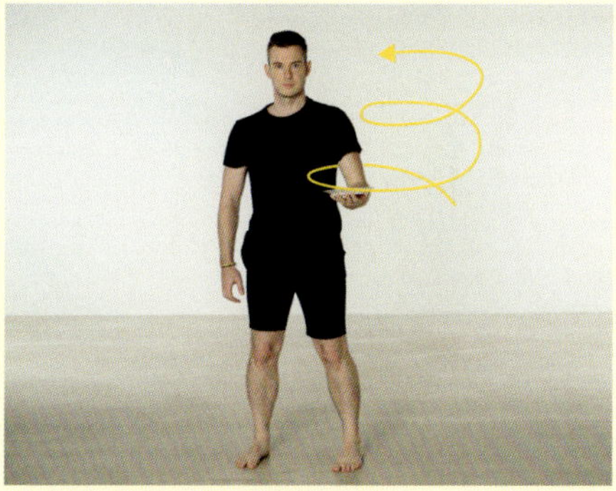

Position 3

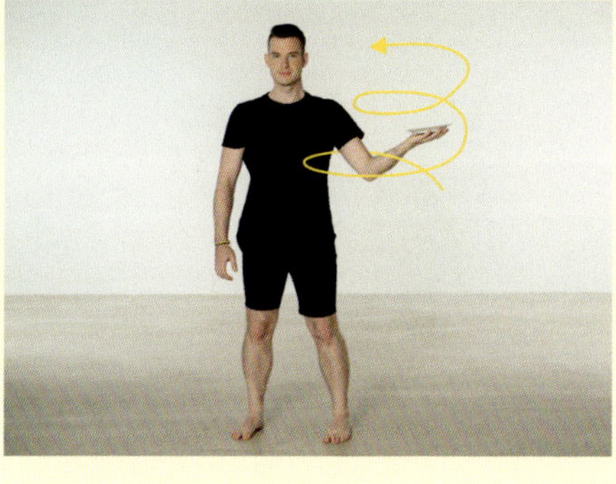

Endposition

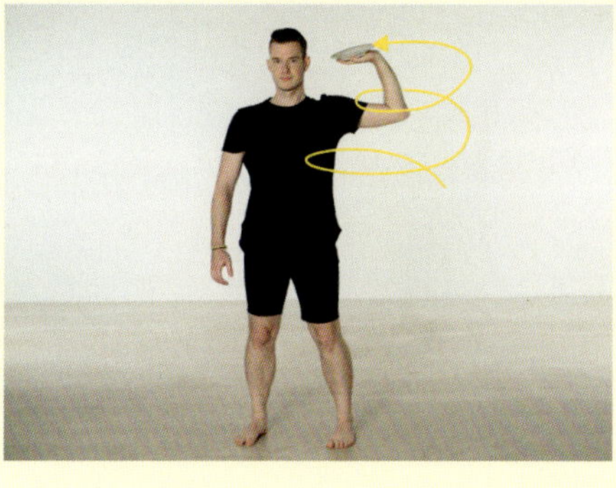

Intensive Durchführung: „Die Brille aufsetzen"

Ausgangsposition:

Formen Sie mit Ihren Händen mit Daumen und Zeigefinger einen Kreis, sodass sich die Fingerspitzen berühren. Die anderen Finger sind so weit wie möglich gestreckt und gespreizt.

Durchführung:

Heben Sie Ihre gebeugten Arme an und drehen Sie sie nach innen, als würden Sie sich eine Brille aufsetzen wollen. In der Endposition schauen Sie durch die geformten Fingerkreise. Die anderen Finger liegen an den Wangen an und zeigen nach unten. Lösen Sie die Position anschließend auf und wiederholen Sie die Bewegung, als würden Sie sich wiederholt „die Brille aufsetzen". Die Übung kann auch mit nur einer Hand ausgeführt werden. In der Endposition kann ein leichtes Dehnungsgefühl im kleinen und im Ringfinger spürbar sein.

Endposition

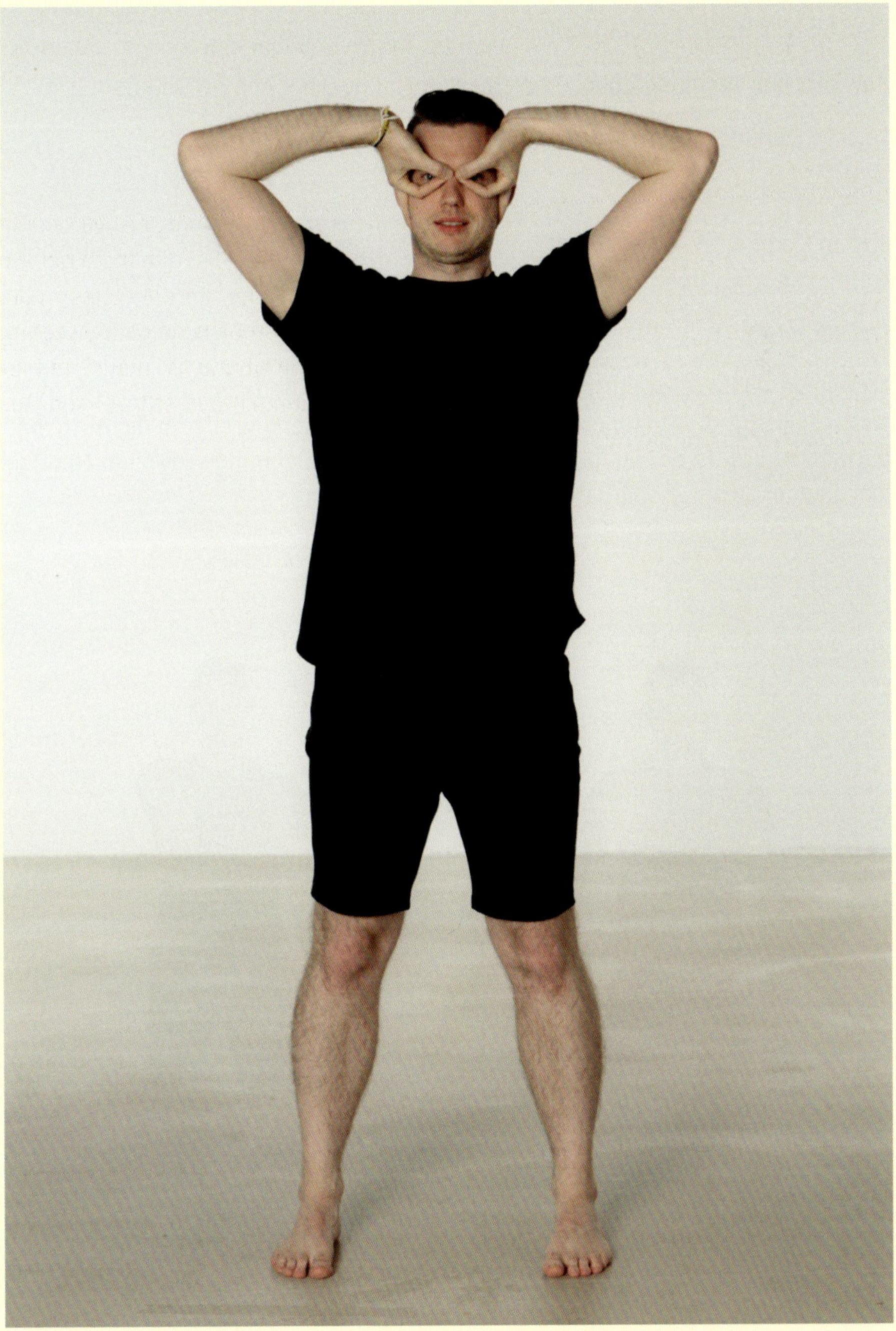

SPEICHENNERV (NERVUS RADIALIS)

Ziel: Mobilisation des Nervus radialis

Bewährt bei: Tennisellbogen, Problemen im Handgelenk und im Daumen

Leichte Durchführung: „Das Glas ausschütten"

Ausgangsposition:

Stehen Sie in einer aufrechten Position und strecken Sie einen Arm in Schulterhöhe vor Ihren Körper. Ihre Hand ist so geöffnet, als würden Sie ein Glas halten.

Durchführung:

Stellen Sie sich vor, Sie müssten das Glas ausschütten. Rotieren Sie den Arm in gestreckter Haltung nach innen und kehren Sie anschließend wieder in die Ausgangsposition zurück. In der Endposition kann ein leichtes Dehnungsgefühl im Handgelenk und im Daumen spürbar sein.

Ausgangsposition

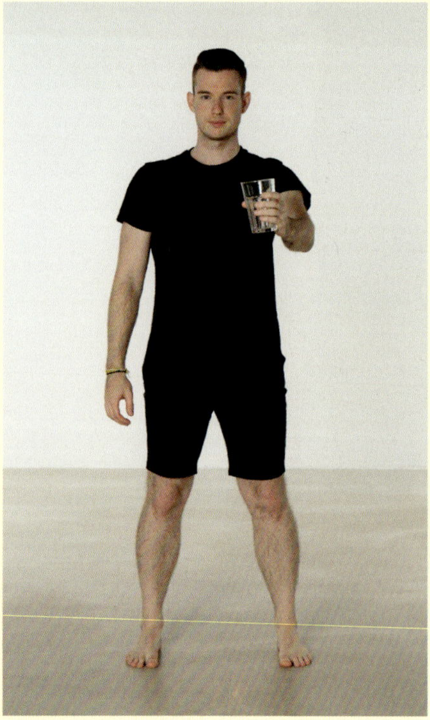

Endposition

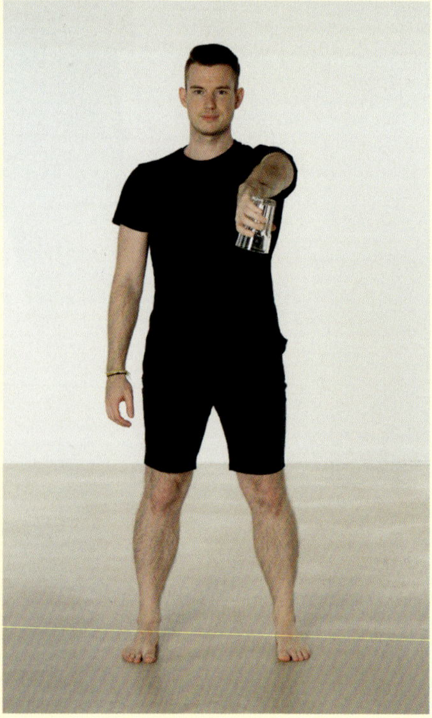

Intensive Durchführung: „Trinkgeld zustecken"

Ausgangsposition:

Stehen Sie in einer aufrechten Position und strecken Sie einen Arm leicht abschüssig zur Seite und leicht hinter den Körper. Das Handgelenk ist gebeugt, die Finger sind geschlossen, und der Daumen liegt in der Handinnenfläche. Stellen Sie sich vor, Sie würden jemandem heimlich etwas Trinkgeld zustecken wollen. Neigen Sie den Kopf zur entgegengesetzten Seite, sodass sich das Ohr in Richtung Schulter bewegt.

Durchführung:

Heben Sie abwechselnd Ihr Schulterblatt auf und ab. Beim Absenken sollten Sie ein leichtes Spannungsgefühl am Handgelenk der Speichenseite, am Daumen und Zeigefinger und ggf. bis in den Mittelfinger haben. Heben Sie die Schulter an, sollte das Spannungsgefühl verschwinden.

Position

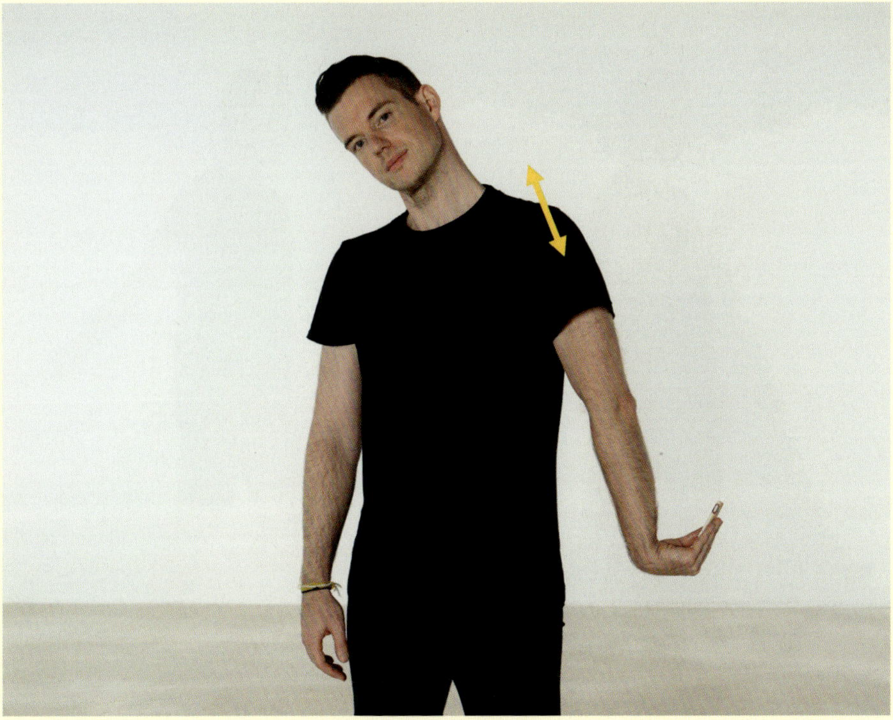

MUSKEL-HAUT-NERV (NERVUS MUSCULOCUTANEUS)

Ziel: Mobilisation des Nervus musculocutaneus

Bewährt bei: Tennisellbogen, Problemen im Handgelenk und im Daumen

Leichte Durchführung: „Arm schwingen"

Ausgangsposition:

Stellen Sie sich in einen kleinen hüftbreiten Ausfallschritt. Beugen Sie einen Arm im Ellbogen vor Ihrem Körper, sodass Ihre Hand auf der Höhe Ihrer Schulter ist. Umfassen Sie Ihren Daumen mit den anderen Fingern und formen Sie dadurch eine Faust.

Durchführung:

Strecken Sie den Arm neben Ihrem Körper vorbei und schwingen Sie ihn weiter nach hinten. Kehren Sie anschließend wieder in die Ausgangsposition zurück. In der Endposition kann ein leichtes Dehnungsgefühl im Daumen und/oder im Handgelenk spürbar sein.

Ausgangsposition

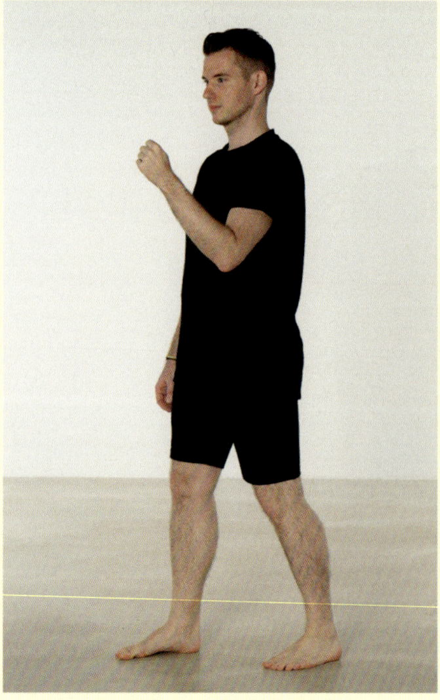

Endposition

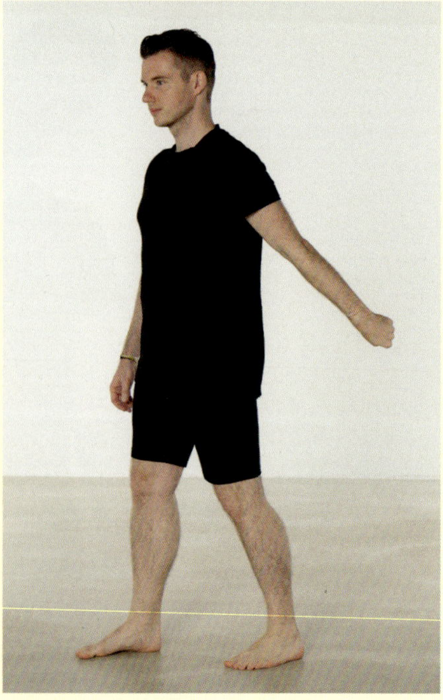

Intensive Durchführung: „Den Hund an der Leine hinterherziehen"

Ausgangsposition:

Stehen Sie in einem aufrechten hüftbreiten Stand. Führen Sie einen Arm gestreckt seitlich und leicht hinter Ihren Körper. Legen Sie Ihren Daumen in die Handinnenfläche und umschließen Sie ihn mit den anderen Fingern zu einer Faust. Knicken Sie das Handgelenk in Richtung der Kleinfingerseite. Neigen Sie den Kopf auf die entgegengesetzte Seite, sodass sich das Ohr in Richtung Schulter bewegt. Stellen Sie sich vor, Sie würden einen Hund an der Leine hinter sich herziehen.

Durchführung:

Heben und senken Sie abwechselnd Ihr Schulterblatt. Wenn sich das Schulterblatt senkt, sollte ein leichtes Dehnungsgefühl im Daumen und/oder auf der Speichenseite des Handgelenks entstehen. Heben Sie die Schulter an, sollte das Spannungsgefühl verschwinden.

Position

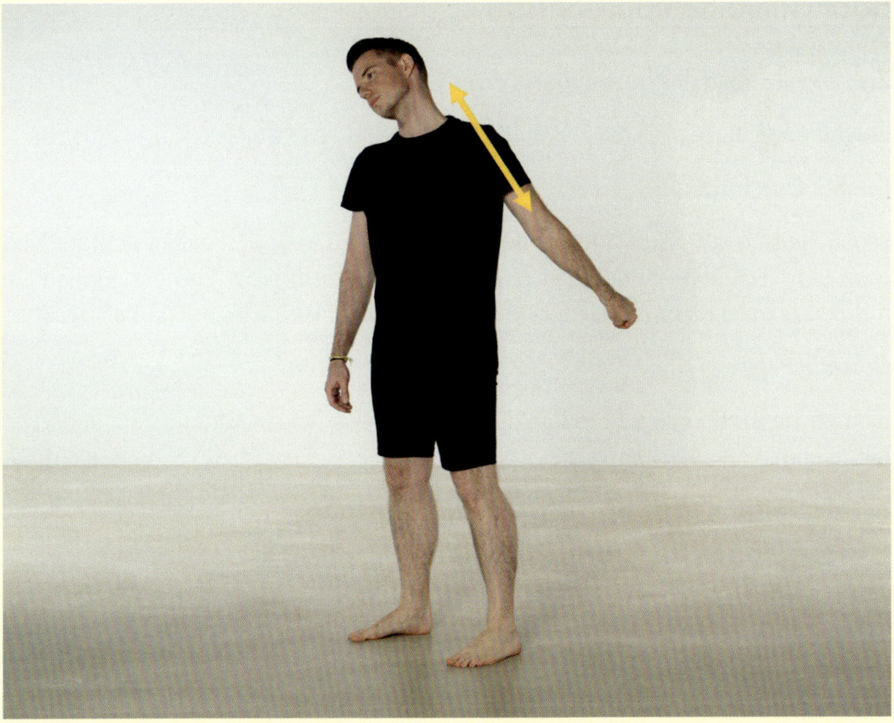

Rückenmark

Das Rückenmark ist ein wesentlicher Bestandteil des zentralen Nervensystems und übernimmt die Aufgabe, sensorische und motorische Informationen zwischen dem Gehirn und dem Körper zu übermitteln. Es verläuft durch die Wirbelsäule und ist entscheidend für die Kontrolle und Koordination von Bewegungen sowie für die Verarbeitung von sensorischen Reizen.

Eine eingeschränkte Beweglichkeit des Rückenmarks kann zu verschiedenen Problemen führen, einschließlich Rücken- und Nackenschmerzen sowie neurologischen Störungen. Durch gezielte Übungen zur Mobilisation des Rückenmarks kann die Flexibilität und Funktionalität verbessert werden, was zu einer besseren Bewegungsqualität und einer Verringerung von Schmerzen führen kann.

Im Folgenden werden Übungen vorgestellt, die speziell darauf abzielen, das Rückenmark zu mobilisieren.

RÜCKENMARKSMOBILISATION

Ziel: Mobilisation des Rückenmarks

Bewährt bei: Rückenschmerzen im LWS-, BWS- und HWS-Bereich, Kopfschmerzen

Leichte Durchführung:

Legen Sie sich in Rückenlage auf den Boden. Die Füße sind in einem Abstand von etwa einer Fußlänge zum Gesäß etwas weiter als hüftbreit aufgestellt. Kippen Sie das Becken, sodass ein Hohlkreuz entsteht. Der Kopf ist nach hinten überstreckt.

Durchführung:

Richten Sie Ihr Becken auf, sodass der untere Rücken vollen Kontakt zum Boden erhält. Beugen Sie gleichzeitig den Kopf nach vorne, sodass Sie das Kinn in Richtung der Schlüsselbeine ziehen, ohne den Kopf anzuheben. Unter Umständen spüren Sie ein leichtes Dehnungsgefühl im Bereich des Nackens oder des Hinterkopfes. Halten Sie die Position für etwa 5 Sekunden, kehren Sie in die Ausgangsposition zurück und wiederholen Sie die Durchführung etwa 5-10 Mal.

Ausgangsposition

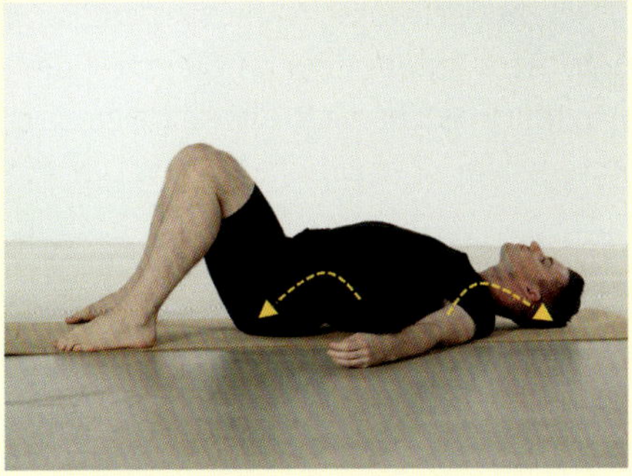

Endposition

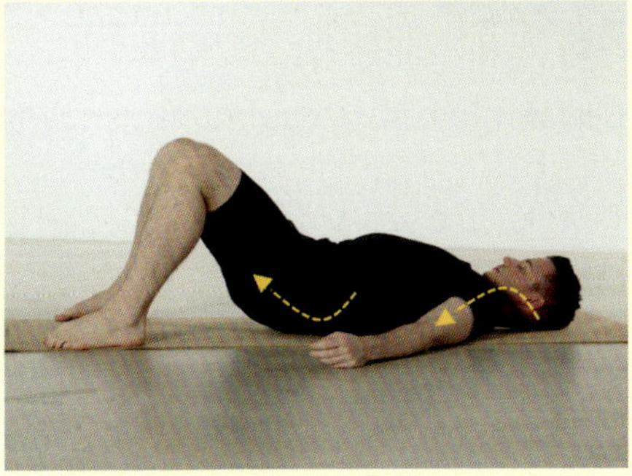

Intensive Durchführung:

Ausgangsposition:

Stellen Sie sich mit gestreckten Beinen in eine vorgebeugte Haltung, sodass ein leichter Rundrücken entsteht. Der Kopf ist leicht nach hinten überstreckt.

Durchführung:

Fassen Sie mit Ihren Händen Ihren Hinterkopf und positionieren Sie Ihre Arme relativ eng zueinander. Beugen Sie den Kopf nun langsam in Richtung der Brust und unterstützen Sie die Bewegung durch einen vorsichtigen Zug am Hinterkopf. Halten Sie die Position für etwa 5 Sekunden, kehren Sie in die Ausgangsposition zurück und wiederholen Sie die Durchführung etwa 5-10 Mal.

Ausgangsposition

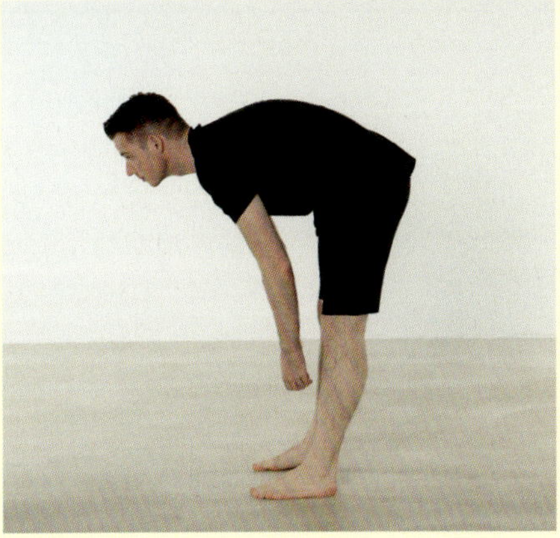

Endposition

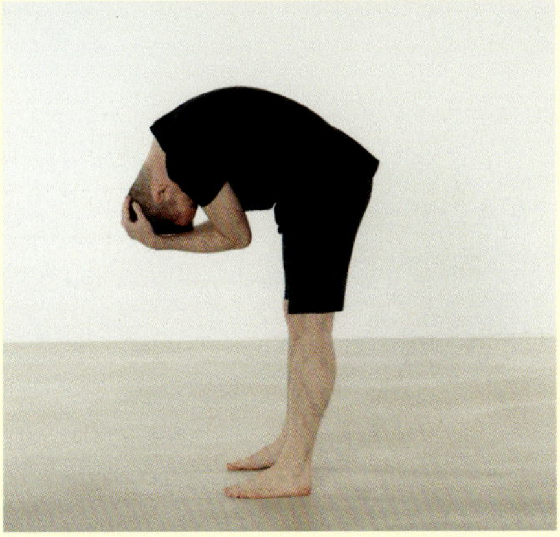

RÜCKENMARKSROTATIONEN

Ziel: Mobilisation des Rückenmarks

Bewährt bei: Rückenschmerzen im LWS-, BWS- und HWS-Bereich, Kopfschmerzen

Leichte Durchführung:

Verwringung 1

Ausgangsposition:

Legen Sie sich in Rückenlage auf den Boden. Die Arme sind seitlich gestreckt. Die Füße sind aufgestellt und haben in etwa eine Fußlänge Abstand zum Gesäß. Füße und Knie sind geschlossen.

Durchführung:

Führen Sie die Beine in geschlossener Position seitlich zu einer Seite, bis sie auf dem Boden aufliegen. Gleichzeitig dreht der Kopf in die entgegengesetzte Richtung, sodass eine leichte Verwringung in der Wirbelsäule entsteht. Führen Sie die Bewegung anschließend entweder direkt auf der anderen Seite aus oder halten Sie die Position für etwa 30 Sekunden, bevor Sie die Seite wechseln.

Hinweise:

Viele Personen sind in der Beweglichkeit der Wirbelsäule so eingeschränkt, dass sie entweder nicht in der Lage sind, die Beine auf den Boden zu legen oder die Schultern bei der Drehung auf dem Boden zu lassen. Führen Sie die Bewegung in einem solchen Fall im größtmöglichen Bewegungsumfang aus.

Ausgangsposition:

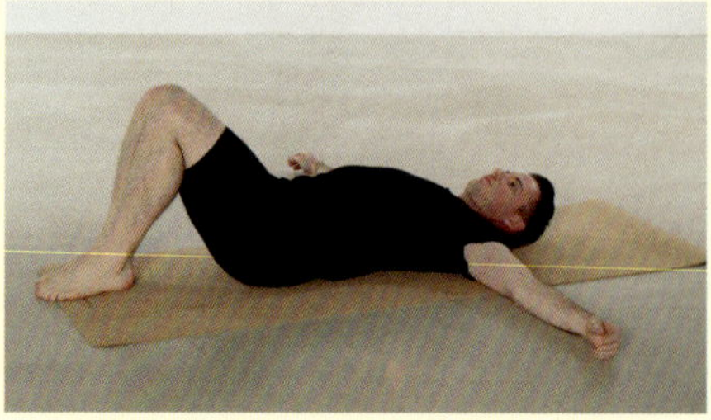

Endposition:

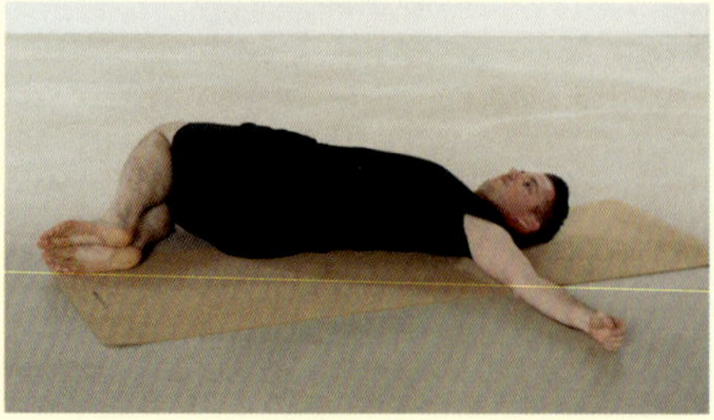

Verwringung 2

Ausgangsposition:

Legen Sie sich in Rückenlage auf den Boden. Die Arme sind seitlich gestreckt. Ein Bein ist lang ausgestreckt, während das andere Bein in Hüfte und Knie 90° gebeugt wird.

Durchführung:

Versuchen Sie, das angehobene Bein mit der Knieinnenseite auf der gegenüberliegenden Seite auf den Boden abzulegen. Die Schultern haben dauerhaften Bodenkontakt und der Kopf rotiert zur Gegenseite, sodass eine Verwringung in der Wirbelsäule entsteht. Halten Sie die Position für etwa 30-60 Sekunden und wiederholen Sie die Übung auf der anderen Seite.

Hinweise:

Viele Personen sind in der Beweglichkeit der Wirbelsäule so eingeschränkt, dass sie entweder nicht in der Lage sind, das Bein auf den Boden zu legen oder die Schultern bei der Drehung auf dem Boden zu lassen. Führen Sie die Bewegung in einem solchen Fall im größtmöglichen Bewegungsumfang aus.

Ausgangsposition

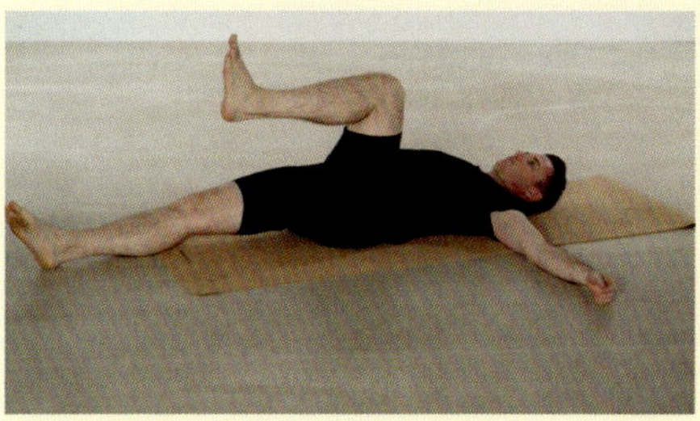

Endposition

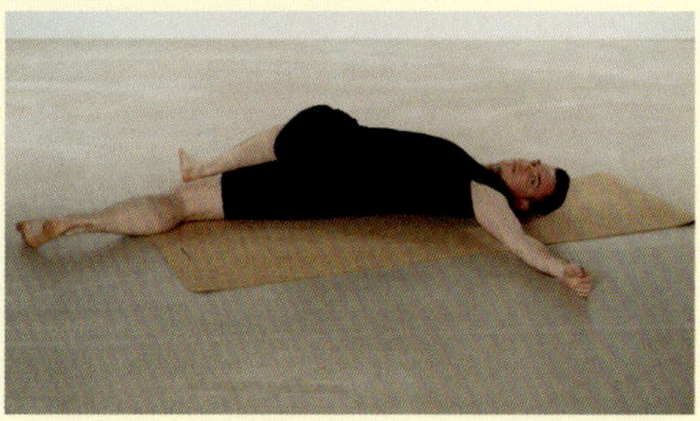

Verwringung 3

Ausgangsposition:

Legen Sie sich in Rückenlage auf den Boden. Die Füße sind aufgestellt und haben etwa eine Fußlänge Abstand zum Gesäß. Füße und Knie haben Kontakt, sodass die Beine geschlossen sind. Die Hände werden ineinander verschränkt und unter dem Hinterkopf abgelegt. Die Ellbogen fallen nach außen auf den Boden.

Durchführung:

Platzieren Sie Ihre gebeugten Beine geschlossen auf eine Seite. Versuchen Sie anschließend, die Fußsohlen mit dem gegenüberliegenden Ellbogen zueinander zu führen, sodass eine Bogenspannung im ganzen Rücken entsteht. Halten Sie die Position für etwa 30-60 Sekunden.

Hinweise:

Viele Personen sind in der Beweglichkeit der Wirbelsäule so eingeschränkt, dass sie entweder nicht in der Lage sind, die Beine vollständig zur Seite abzulegen oder die Ellbogen während der Bewegung auf dem Boden zu halten. Führen Sie die Bewegung in einem solchen Fall im größtmöglichen Bewegungsumfang aus.

Ausgangsposition

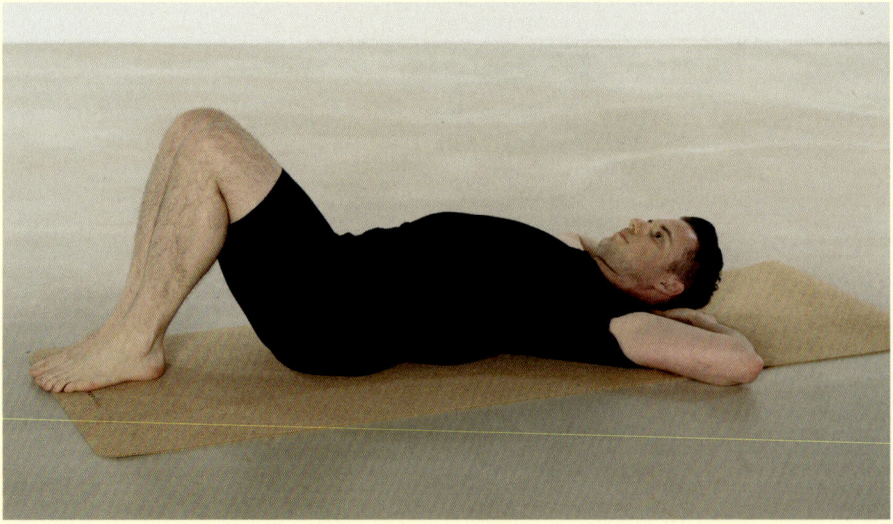

Position 2

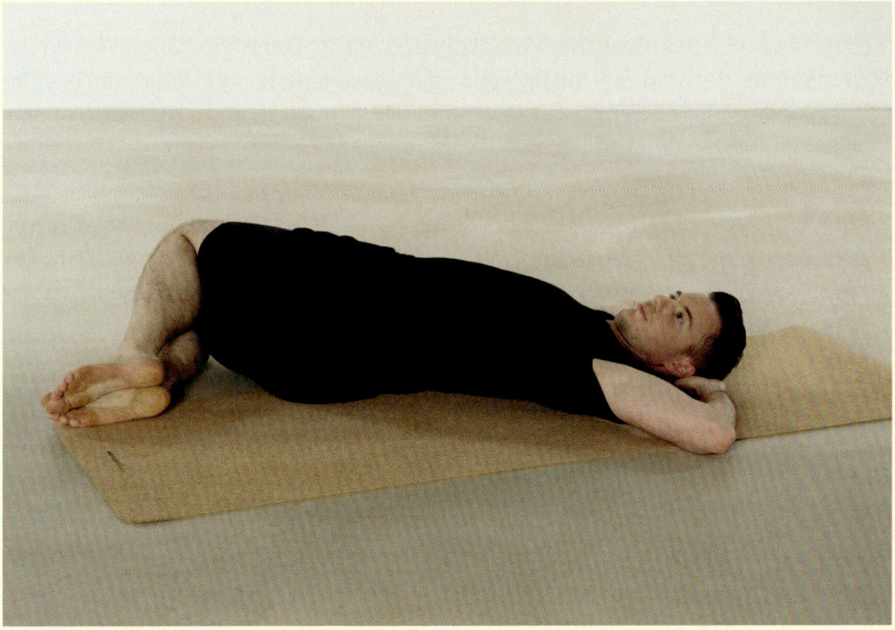

Endposition

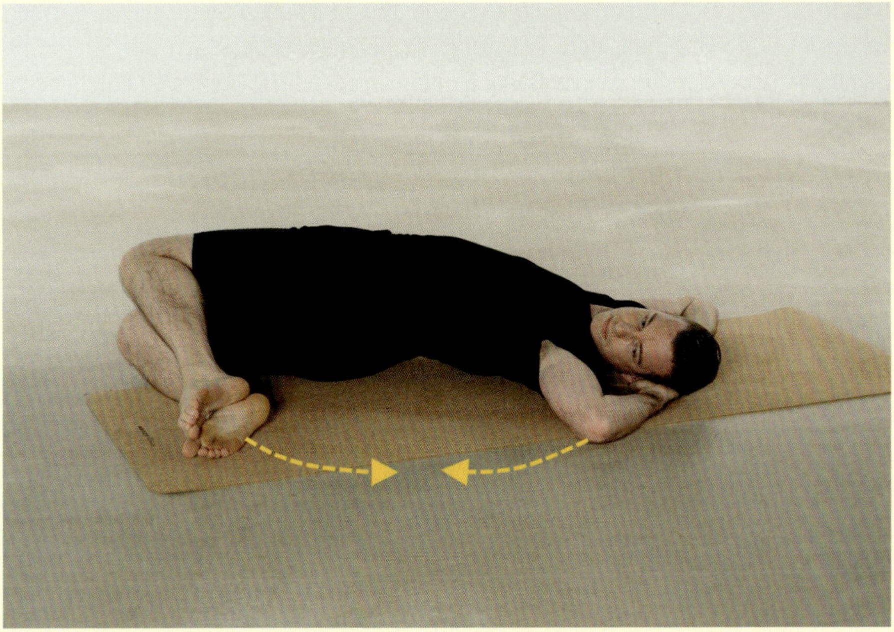

Intensive Durchführung: „Marionette"

Ausgangsposition:

Stehen Sie in einem aufgerichteten hüftbreiten Stand. Die Arme hängen locker zur Seite herunter. Richten Sie Ihr Becken auf, sodass eine leichte Rundung in Ihrer Lendenwirbelsäule entsteht.

Durchführung:

Neigen Sie Ihren Oberkörper zu einer Seite. Rotieren Sie ihn anschließend in die gleiche Bewegungsrichtung und lassen Sie die obere Schulter nach vorne fallen. Der Kopf fällt nach vorne, sodass der Rücken eine komplette Rundung bildet. In dieser Position sollten Sie in der gegenüberliegenden Seite des unteren Rückens einen leichten Stretch spüren. Kreisen Sie den Oberkörper anschließend weiter, sodass er mittig nach unten hängt und achten Sie darauf, dass die Rundung im Rücken bestehen bleibt. Kreisen Sie dann zur anderen Seite, rotieren Sie den Oberkörper wieder auf und gelangen Sie wieder in die Ausgangsposition. Führen Sie diese Bewegung langsam in einer flüssigen Kreisbewegung aus. Es wird empfohlen, diese jeweils mindestens 3 Mal zu jeder Seite auszuführen.

Hinweise:

Sobald Sie den Oberkörper seitlich einrotiert haben, können Sie in dieser Position verweilen und versuchen, tiefe Atemzüge zu nehmen, sodass sich der Stretch im gegenüberliegenden Rücken verstärkt. Führen Sie etwa 5-10 Atemzüge durch, bevor Sie die Bewegung weiterführen.

Ausgangsposition

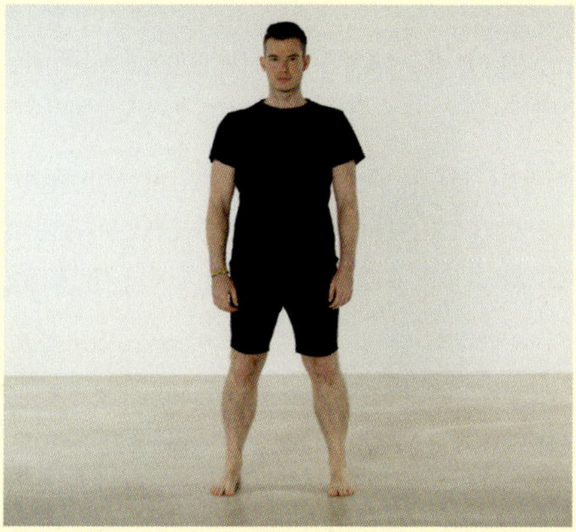

Position 2

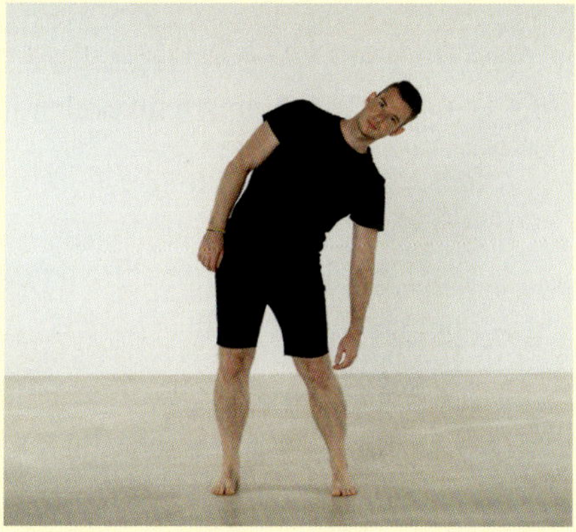

Position 3

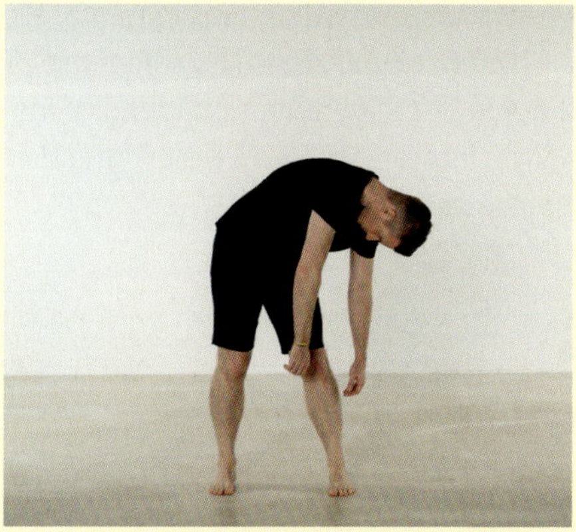

Position 4

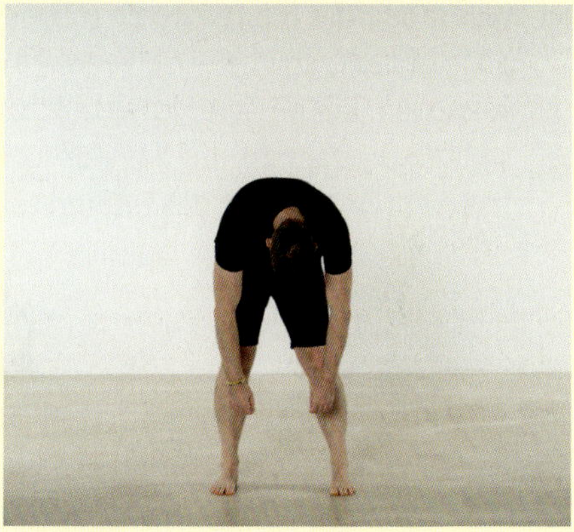

Position 5

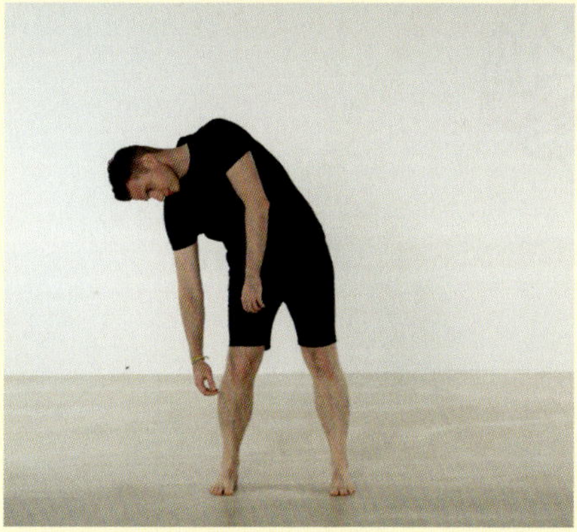

5.5 Erkenntnisse

In diesem Kapitel wurden wesentliche Grundlagen für die effektive Durchführung von Übungen zur Schmerzreduktion erarbeitet:

» Intensität und Dosierung: Sie haben gelernt, dass Übungen mit der richtigen Intensität und Dosierung ausgeführt werden müssen, um das Nervensystem optimal zu aktivieren. Stressreaktionen dienen als Indikatoren, um die richtige Trainingsschwelle zu bestimmen.

» Stressreaktionen sind wichtige Indikatoren für die richtige Dosierung. Sobald Anzeichen einer Überforderung auftreten, sollte die Übung angepasst werden.

» Wiederholungszahlen und Übungskombinationen können die Intensität von Übungen erhöhen.

» Wir haben die Inputsysteme in Exterozeption, Viszerozeption und Propriozeption unterteilt, um die verschiedenen Übungsarten besser zu strukturieren und zu verstehen. Zur besseren Übersicht sind diese in der folgenden Abbildung dargestellt und adaptiert auf das Konzept „Input – Interpretation – Output" und den Interventionsebenen des Interpretationsprozesses.

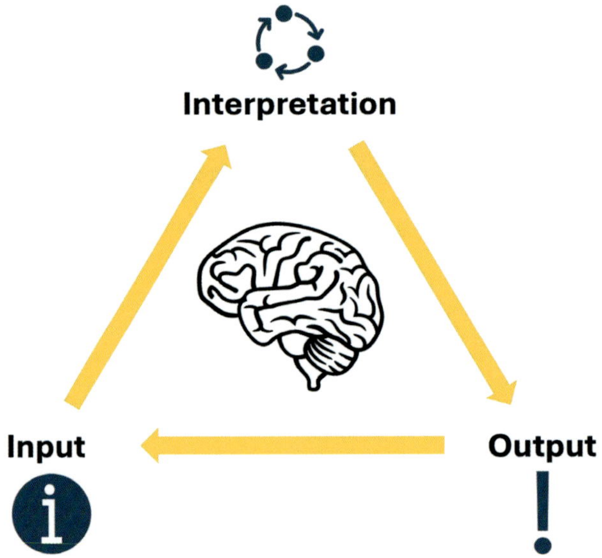

Abb. 22: Die vereinfachte Gehirnfunktion geschieht über das Konzept Input – Interpretation – Output. Jegliche Entscheidung über den Output wird auf Basis der Inputs und der Interpretationsfähigkeit getroffen.

Es ist wichtig zu betonen, dass die gewählte Unterteilung der Inputsysteme in Exterozeption, Viszerozeption und Propriozeption aus Gründen der Übersichtlichkeit vorgenommen wurde und nicht absolut korrekt ist. Beispielsweise fällt die Zunge nicht eindeutig unter die Viszerozeption und sensorische Reize können auch der Exterozeption zugerechnet werden. Diese Kategorien klar zu trennen, ist oft schwierig, da die menschliche Wahrnehmung und die neuronalen Prozesse komplex und vielfältig sind. Diese vereinfachte Darstellung soll jedoch helfen, die Konzepte besser zu verstehen und praktisch anzuwenden, auch wenn sie nicht jede Nuance der wissenschaftlichen Genauigkeit abbildet. Es ist eine pragmatische Herangehensweise, die es ermöglicht, die Thematik verständlicher und anwendungsorientierter zu gestalten.

6

ANWENDUNG IN DER PRAXIS

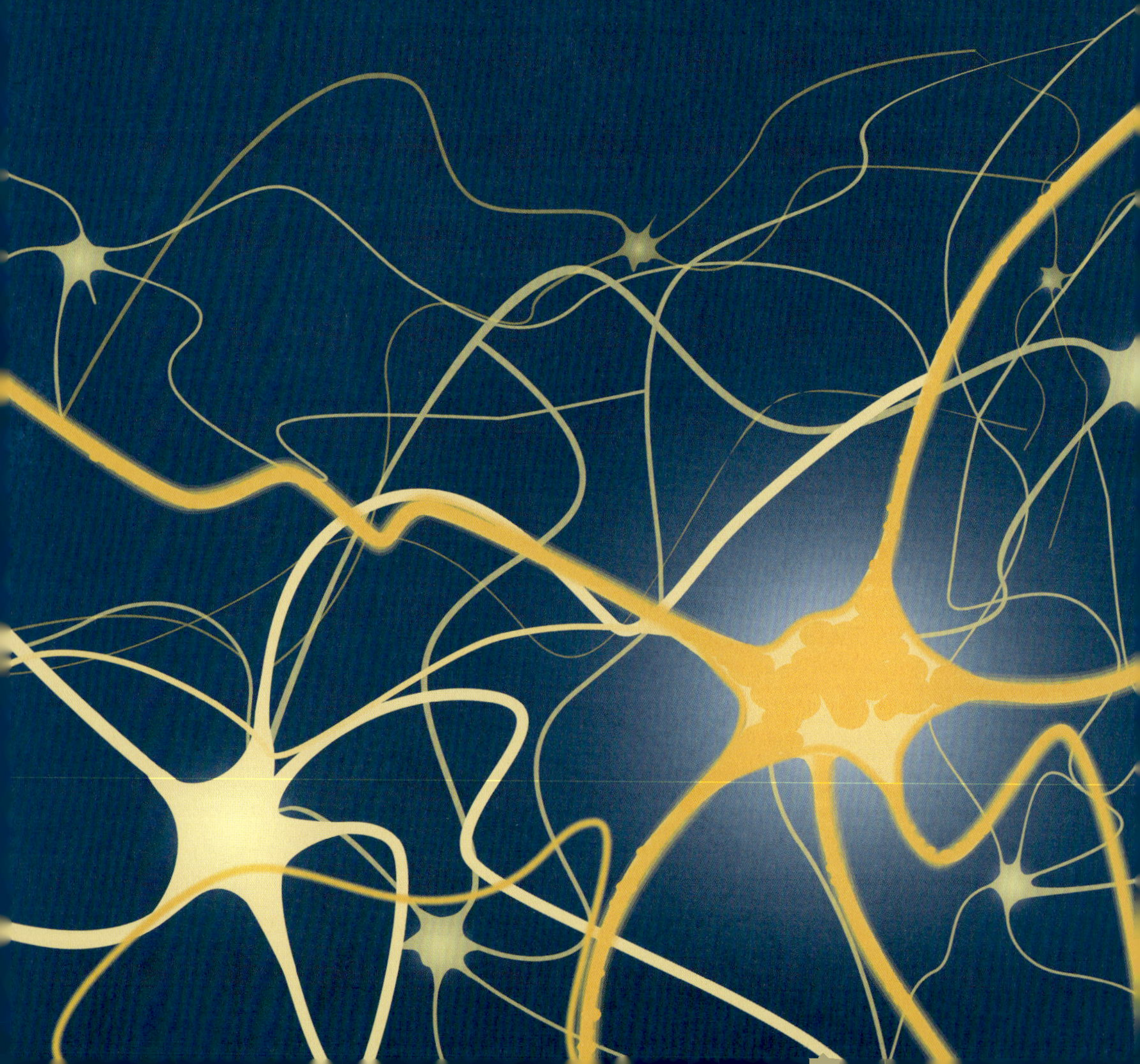

An diesem Punkt des Buches haben Sie bereits viel über Schmerz, dessen Verarbeitung und Funktion gelernt. Sie wissen nun, dass unterschiedliche Ebenen im Nervensystem an der Regulation von Schmerz beteiligt sind und dass Sie all Ihre Inputsysteme nutzen können, um die Interventionsebenen auf vielfältige Weise zu stimulieren. Im vorhergehenden Kapitel haben Sie dazu konkrete Übungen kennengelernt.

Es ist nicht unüblich, dass Sie sich jetzt vielleicht überfordert fühlen und sich fragen, womit Sie beginnen sollen. Das Ziel dieses Kapitels ist, Ihnen dabei unter die Arme zu greifen und Ihnen einen bestmöglichen Einstieg zu ermöglichen, damit Sie möglichst effektiv und schnell bei Ihren Beschwerden Hilfe finden.

Dazu erarbeiten wir verschiedene Vorgehensweisen und orientieren uns dabei an den bereits vorgestellten Konzepten. Sie brauchen keine Angst davor zu haben, etwas falsch zu machen. Im schlimmsten Fall wird Ihnen bei der Durchführung einer Übung etwas schwindelig. Wenn Sie achtsam damit umgehen und sich langsam an Ihre Belastungsgrenze herantasten, sollte dies kein Problem darstellen.

Falls Sie dennoch unsicher sind, wie und ob Sie eine Übung ausführen können, klären Sie dies bitte mit Ihrem Arzt oder Therapeuten. Wichtig ist, dass Sie keine Übung durchführen, wenn Sie akut verletzt sind.

Dieses Kapitel soll Ihnen helfen, Ihre Schmerzbewältigung fortzusetzen, Ihnen Mut machen und signalisieren, dass Sie auf dem richtigen Weg sind. Vertrauen Sie auf den Prozess und auf Ihre Fähigkeit, Veränderungen herbeizuführen.

6.1 Vorgehen

In diesem Buch haben Sie gelernt, dass es für einen spezifischen Schmerz oder ein Symptom nicht eine bestimmte, konkrete Übung oder Vorgehensweise gibt. Das Konzept besteht demnach zunächst darin, dass es kein festgelegtes Konzept zur Behandlung Ihrer Schmerzen gibt. Das mag frustrierend klingen, dennoch gibt es einige Anwendungen und Zusammenhänge, die in der Praxis häufiger Erfolge zeigen. Außerdem haben wir verschiedene Methoden erarbeitet, um die Problematik besser einzugrenzen, um Ihnen bei der Linderung Ihrer Schmerzen zu helfen.

Die verschiedenen Ansätze und Vorgehensweisen, die wir im Verlauf des Buches besprochen haben, sollen im Folgenden noch einmal aufgegriffen und zielführend kombiniert werden. Ziel ist es, Ihnen eine breite Palette an Werkzeugen an die Hand zu geben, damit Sie individuell und flexibel auf Ihre Schmerzproblematik reagieren können.

6.1.1 Einfaches Ausprobieren

Die einfachste, aber auch schwammigste Methode besteht darin, die vorgestellten Übungen einfach auszuprobieren. Der Vorteil dieser Herangehensweise ist, dass Sie sich nicht lange damit aufhalten müssen, in welchem Teil Ihres Nervensystems eine Problematik besteht. Sie müssen die Hintergründe dazu auch nicht vollständig verstanden haben. Der Nachteil ist jedoch, dass es hierbei länger dauern kann, bis Sie eine effektive Übung finden, die Ihnen wirklich hilft.

Dieses Vorgehen würde wie folgt aussehen:

1. Schmerz testen: Bewerten Sie Ihren Schmerz auf einer Skala von 1 bis 10.
2. Beweglichkeitsassessment: Führen Sie zusätzlich eine Beweglichkeitsbewertung durch, um Ihre Ausgangslage zu bestimmen.
3. Übung auswählen: Suchen Sie sich eine Übung aus dem Buch heraus und führen Sie diese aus.
4. Wiederholen Sie das Schmerz- und Beweglichkeitsassessment.
   Wenn besser: Nehmen Sie die Übung in Ihren Trainingsplan auf.
   Wenn schlechter: Führen Sie die Übung mit weniger Dosierung aus oder wählen Sie eine neue Übung.

6.1.2 Eingegrenztes Ausprobieren

Beim „eingegrenzten Ausprobieren" überlegen Sie sich zunächst, welche Methoden und Behandlungen Sie bereits durchlaufen haben. Betrachtet man physiotherapeutische und medizinische Maßnahmen, fällt auf, dass sich diese fast ausschließlich auf propriozeptive Maßnahmen und Bewegungen beziehen.

Für das eingegrenzte Ausprobieren wählen Sie diejenigen Systeme aus, die Sie bisher noch nicht für Ihre Schmerzmodulation genutzt haben. Dies betrifft wahrscheinlich vor allem das Training der Augen und des vestibulären Systems. Diese Systeme liefern dem Gehirn eine enorme Menge an Informationen und werden in den klassischen Trainingsmethoden oft vernachlässigt oder gar nicht trainiert.

Das bedeutet nicht, dass die anderen Systeme, wie Geruch oder Geschmack, weniger wichtig sind. Jedoch zeigt die Praxis, dass Augen und Gleichgewichtsorgan einen großen Einfluss auf die Schmerzregulation haben können. Starten Sie daher mit visuellen und vestibulären Übungen.

Denken Sie daran, dass diese Systeme vorsichtig trainiert werden müssen. Es ist wichtig, dass Sie immer Ihre Assessments zur Überprüfung durchführen, um den Fortschritt und die Auswirkungen der Übungen zu beobachten. Notieren Sie, welche der Übungen eine Verbesserung erzielt haben.

6.1.3 Minimierung von Stressoren des Bedrohungsfasses

Im Verlauf des Buches haben Sie das Konzept des Bedrohungsfasses kennengelernt. Dieses Konzept können wir uns nun zunutze machen. Überlegen Sie für sich, welche Stressoren Ihr Bedrohungsfass ansteigen lassen könnten.

Wenn Sie viele Stressoren von außen haben, versuchen Sie diese bestmöglich zu minimieren. Verbesserungen in Ihren Schlafgewohnheiten und Ihrer Ernährung sollten Sie in jedem Fall in Erwägung ziehen.

Eine der größten Komponenten stellen jedoch die sensorischen Inputsysteme dar. Überlegen Sie, welches Ihrer Inputsysteme Ihnen die meisten Schwierigkeiten bereitet:

» Haben Sie viele Narben und Tattoos? Stimulieren Sie diese Bereiche.

» Können Sie schlecht oder eingeschränkt sehen? Machen Sie visuelle Übungen.

» Haben Sie Schwierigkeiten mit dem Gleichgewicht oder Hören? Trainieren Sie Ihr Innenohr.

» Sind Sie vom Typ her dauerhaft gestresst und können nicht herunterfahren? Praktizieren Sie Übungen der Viszerozeption.

» Haben Sie eine alte Verletzung? Bewegen Sie diese Gelenkstrukturen.

Denken Sie daran, dass jegliche Bedrohung Ihr Fass zum Überlaufen bringen kann. Definieren Sie Ihre größten Stressoren und adressieren Sie diese mit den konkreten Übungen. Denken Sie auch hier immer wieder daran, Ihre ausgewählten Übungen durch die Assessments zu überprüfen.

6.1.4 Eingrenzung der Interventionsebenen

Sie haben gelernt, dass Schmerz auf unterschiedlichen Ebenen des Nervensystems entstehen kann. Diese Ebenen haben wir in acht verschiedene Kategorien eingeteilt, wobei jede dieser Ebenen unterschiedliche Aufgaben hat.

Wenn Sie Schwierigkeiten mit diesen Aufgaben im Alltag bemerken, ordnen wir diese den entsprechenden Ebenen zu. Dafür ist die Anamnese von großer Bedeutung. Führen Sie für sich eine gründliche Anamnese durch – alles, was in Ihrem Leben bisher passiert ist, ist wichtig.

Bei der Anamnese haben wir den unterschiedlichen Symptomen und Beschwerden konkrete Interventionsebenen zugeordnet. Wenn Sie für sich defizitäre Interventionsebenen feststellen konnten, versuchen Sie diese durch konkrete Übungen zu adressieren.

In der folgenden Tabelle wurden jeder Übung die unterschiedlichen Aktivierungsebenen zugeordnet. Ein Beispiel: Sie haben in der Anamnese festgestellt, dass Sie vor geraumer Zeit ein Schleudertrauma erlitten haben. Bei einem Schleudertrauma wird oft der Hirnstamm verletzt. Der Hirnstamm steuert autonome Funktionen, Körperhaltung etc.

Jetzt stellen Sie für sich fest, dass Sie auch noch Schwierigkeiten mit Bluthochdruck, Schlafstörungen, hohem Muskeltonus und eine Historie an Zahn-OPs haben. Dies sind alles Indizien, dass der Hirnstamm in seiner Funktion beeinträchtigt sein könnte. Demnach vermuten wir, dass der Hirnstamm mehr Aktivierung braucht.

Schauen Sie nun in der Übungstabelle, welche Übungen den Hirnstamm adressieren und konzentrieren Sie sich auf die Anwendung dieser Übungen. Hier noch mal der Hinweis: Das Gehirn funktioniert immer als Gesamtes. Die Ebenen wurden in der Tabelle nur zugeordnet, weil die Funktionen dort dominanter vertreten sind.

Denken Sie abschließend immer daran, Ihre Übungsauswahl durch Ihre Assessments zu testen.

Tabelle: Übungsauswahl mit möglichen Schmerzproblematiken und Zuordnung der Interventionsebenen im Nervensystem

Übung	Bewährt bei ...	Interventionsebene
EXTEROZEPTION		
Visuelles System		
Augenfolgebewegungen	Nackenverspannungen, Rückenschmerzen, Empfindungsstörungen, Problemen mit der Balance	Hirnstamm, Kleinhirn, Kortex (Parietallappen)
Sakkaden	Nackenverspannungen, Kopf-, Rücken- und Schulterschmerzen, Problemen mit der Balance	Hirnstamm, Kleinhirn, Kortex (Frontallappen)
Blickstabilisierungen	Nackenproblemen, Balanceproblemen, Skoliose, Rückenschmerzen	Kortex, Kleinhirn
Augenliegestütz mittig	Nacken- und Schulterproblemen, Rückenschmerzen, schlechter Haltung, Problemen mit der Balance	Hirnstamm (Mittelhirn, Hirnnerv III)
Augenliegestütz abschüssig	Nacken- und Schulterproblemen, Rückenschmerzen, schlechter Haltung, Balanceproblemen	Hirnstamm (Mittelhirn, Hirnnerv IV)
Brock-Schnur	Nacken- und Schulterproblemen, Rückenschmerzen, schlechter Haltung, Balanceproblemen	Hirnstamm (Mittelhirn – Hirnnerv III & IV, Pons – Hirnnerv VI)
Spiralen	Nackenproblemen, Rückenschmerzen, Balanceproblemen	Hirnstamm, Kleinhirn, Kortex
Liegende 8	Nackenproblemen, Rückenschmerzen, Balanceproblemen	Hirnstamm, Kleinhirn, Kortex
Farben	Schmerzen jeglicher Art	Kortex (Okzipitallappen)
Peripheres Sehen	Schwindel, Nackenproblemen, Rückenschmerzen, Stress	Hirnstamm (Mittelhirn), Kortex (Okzipitallappen)
Augen-Hand- & Augen-Fuß-Koordination	Rückenproblemen, Schmerzen am ganzen Körper	Gesamter Kortex
Augenentspannung	Migräne, Unruhe, Stress, Kopfschmerzen	Hirnstamm (Pons – Hirnnerv V)
Auditives System		
Geräuschlokalisation	Nackenproblemen, hohem Muskeltonus, Balanceproblemen	Hirnstamm (Mittelhirn), Kortex (Temporallappen)
Lautstärkenvergleich	Nackenproblemen, hohem Muskeltonus, Balanceproblemen	Hirnstamm (Pons – Hirnnerv VIII)

Übung	Bewährt bei …	Interventionsebene
Olfaktorisches System		
Geruchswahrnehmung und -identifikation	Rücken- und Nackenproblemen, Balance- und Gedächtnisproblemen	Kortex (Frontallappen, Temporallappen)
Gustatorisches System		
Geschmackswahrnehmung und -identifikation	Ganzkörperschmerzen, Nacken- und Rückenproblemen	Inselrinde, Hirnstamm (Pons – Hirnnerv VII, Medulla – Hirnnerv IX)
VISZEROZEPTION		
Nervus Vagus		
Tape Zwerchfell	Ganzkörperschmerzen, Unruhe, Stress, Atemproblemen	Hirnstamm, Thalamus, Inselrinde
Lymphtape	Schwellungen, Unruhe, Stress	Hirnstamm, Thalamus, Inselrinde
Vagusstimulation durch Temperatur	Ganzkörperschmerzen, Unruhe, Stress, Unterleibsschmerzen	Hirnstamm, Thalamus, Inselrinde
Massage Kompass	Ganzkörperschmerzen, Unruhe, Stress, Unterleibsschmerzen	Hirnstamm, Thalamus, Inselrinde
Stimulation der Ohrmuschel (tVNS)	Ganzkörperschmerzen, Unruhe, Stress	Hirnstamm, Thalamus, Inselrinde
Summen	Ganzkörperschmerzen, Stress, Unruhe	Hirnstamm (Hirnnerven IX & X)
Gurgeln	Ganzkörperschmerzen, Stress, Unruhe	Hirnstamm (Hirnnerven IX & X)
Atmung		
Ballonatmung	Ganzkörperschmerzen, Rückenproblemen, Stress und Unruhe	Thalamus, Inselrinde, Hirnstamm
Einsteiger Zwerchfelldehnung	Rückenproblemen, Ganzkörperschmerzen, Müdigkeit, Lethargie	Thalamus, Inselrinde, Hirnstamm
Fortgeschrittene Zwerchfelldehnung	Rückenproblemen, Ganzkörperschmerzen, Müdigkeit, Lethargie	Thalamus, Inselrinde, Hirnstamm
Seitlicher Öffner	Ganzkörperschmerzen, Müdigkeit, Lethargie, Beschwerden im unteren und oberen Rücken	Thalamus, Inselrinde, Hirnstamm
Frontaler Öffner	Ganzkörperschmerzen, Müdigkeit, Lethargie, Beschwerden im unteren und oberen Rücken, Problemen im Hüftbeuger	Thalamus, Inselrinde, Hirnstamm
Dreiecksatmung	Ganzkörperschmerzen, Stress, Unruhe	Thalamus, Inselrinde, Hirnstamm

Übung	Bewährt bei ...	Interventionsebene
Aktivierende Nasenatmung (rechtes Nasenloch)	Müdigkeit, Lethargie, Antriebslosigkeit	Hirnstamm, linker Kortex
Beruhigende Nasenatmung (linkes Nasenloch)	Stress, Ganzkörperschmerzen	Hirnstamm, rechter Kortex
Atemtrainer	Ganzkörperschmerzen, Stress	Thalamus, Kortex (Frontallappen)
Atemgürtel	Ganzkörperschmerzen, Stress	Thalamus, Kortex (Frontallappen)
Zunge		
Zungenkreise	Ganzkörperschmerzen, Kiefer- und Nackenproblemen, Stress und Unruhe	Hirnstamm (Medulla – Hirnnerv XII), Inselrinde
Zungendehnung	Ganzkörper- und Kopfschmerzen, Kiefer- und Nackenproblemen, Stress und Unruhe	Inselrinde
Zungenisometrie	Ganzkörper- und Kopfschmerzen, Kiefer- und Nackenproblemen, Stress und Unruhe	Hirnstamm (Medulla – Hirnnerv XII), Inselrinde
Lymphsystem		
Lymphflow	Ganzkörperschmerzen, Lethargie, Antriebslosigkeit, Schwellungen und Wassereinlagerungen	Inselrinde, gegenüberliegender Kortex
Glymphflow	Ganzkörperschmerzen, Lethargie, Antriebslosigkeit, Schwellungen und Augenringen	Inselrinde, Kortex
PROPRIOZEPTION		
Sensorik		
Tattoos/Narben	Ganzkörperschmerzen und Verspannungen, oft Schmerzen in der Nähe des Narbengewebes	Rezeptoren, periphere Nerven, Rückenmark, gegenüberliegender Kortex (Parietallappen)
Trigeminus		
Trigeminus Seitenvergleich	Migräne, Nacken- und Kieferproblemen, Schwindel, Zahnschmerzen, Geruchsproblemen	Hirnstamm (Pons – Hirnnerv V), Kortex (Parietallappen)
Beißen	Migräne, Nacken- und Kieferproblemen, Schwindel, Zahnschmerzen, Geruchsproblemen	Hirnstamm (Pons – Hirnnerv V), Kortex (Parietallappen)
Vestibuläres System		
Vestibulookulärer Reflex (VOR)	Nackenverspannung, Schwindel (präventiv), Rückenschmerzen, Skoliose, Instabilität, schlechter Haltung	Gleichseitiges Kleinhirn, Hirnstamm (Pons – Hirnnerv VIII)
Vestibulookulärer Reflex Cancellation (VOR-C)	Nackenverspannung, Schwindel (präventiv), Rückenschmerzen, Skoliose, Instabilität, schlechter Haltung	Gleichseitiges Kleinhirn, Hirnstamm (Pons – Hirnnerv VIII)

Übung	Bewährt bei ...	Interventionsebene
Horizontales Gleiten	Instabilität, Rückenschmerzen, Skoliose, Becken- und Schulterschiefständen, Beinlängendifferenzen	Gleichseitiges Kleinhirn, Hirnstamm (Pons – Hirnnerv VIII)
Hüpfen	Rücken- und Nackenschmerzen sowie Verspannungen, Schwindel, Skoliose, Gleichgewichtsstörungen	Gleichseitiges Kleinhirn, Hirnstamm (Pons – Hirnnerv VIII)
Achter-Lauf (Infinity Walk)	Verspannungen der Rücken- und Nackenmuskulatur, Rücken-, Hüft-, Knie- und Fußschmerzen	Gleichseitiges Kleinhirn, Hirnstamm (Pons – Hirnnerv VIII), Kortex (Frontallappen)
Gelenkmodulation		
Äußeres Sprunggelenk	Fuß-, Knie- und Hüftschmerzen, Problemen im gegenüberliegenden Handgelenk, Piriformis-Syndrom	Gegenüberliegender Kortex (Frontallappen), gleichseitiges Kleinhirn, gegenüberliegende Formatio reticularis (Hirnstamm)
Innere Sprunggelenksmobilisation	Fuß-, Knie- und Hüftschmerzen, Problemen im gegenüberliegenden Handgelenk, Adduktorenbeschwerden	Gegenüberliegender Kortex (Frontallappen), gleichseitiges Kleinhirn, gegenüberliegende Formatio reticularis (Hirnstamm)
Äußere, mittlere & innere Sprunggelenksmobilisation	Fuß-, Knie- und Hüftschmerzen, Problemen im gegenüberliegenden Handgelenk, Hüftbeugerbeschwerden, Piriformis-Syndrom	Gegenüberliegender Kortex (Frontallappen), gleichseitiges Kleinhirn, gegenüberliegende Formatio reticularis (Hirnstamm)
Kniekreise	Knie-, Hüft- und Fußproblemen, Schmerzen im gegenüberliegenden Ellbogengelenk	Gegenüberliegender Kortex (Frontallappen), gleichseitiges Kleinhirn, gegenüberliegende Formatio reticularis (Hirnstamm)
Hüftkreise	Hüft- und Rückenproblemen, Schmerzen im gegenüberliegenden Schultergelenk, Hüftbeugerbeschwerden, Piriformis-Syndrom	Gegenüberliegender Kortex (Frontallappen), gleichseitiges Kleinhirn, gegenüberliegende Formatio reticularis (Hirnstamm)
LWS-Mobilisation	Rückenschmerzen im Lenden- und Brustbereich, Problemen mit Gleichgewicht und Rumpfstabilität	Kortex (Frontallappen), Kleinhirn, Hirnstamm (Formatio reticularis)
BWS-Mobilisation	Rückenschmerzen im Lenden- und Brustbereich, Nacken- und Schulterproblemen, Problemen mit Gleichgewicht und Rumpfstabilität	Kortex (Frontallappen), Kleinhirn, Hirnstamm (Formatio reticularis)

Übung	Bewährt bei ...	Interventionsebene
Seitliches Gleiten der LWS & BWS	Rückenschmerzen im Lenden- und Brustbereich, Nacken- und Schulterproblemen, Gleichgewichts- und Rumpfstabilitätsproblemen	Kortex (Frontallappen), Kleinhirn, Hirnstamm (Formatio reticularis)
HWS-Mobilisation	Nacken- und Kieferschmerzen, ISG-Problemen, Schwindel- und Gleichgewichtsstörungen, Taubheitsgefühlen in Händen und Fingern	Kortex (Frontallappen), Kleinhirn, Hirnstamm (Formatio reticularis)
Seitliches HWS-Gleiten	Nacken- und Kieferschmerzen, ISG-Problemen, Schwindel- und Gleichgewichtsstörungen, Taubheitsgefühlen in Händen und Fingern	Kortex (Frontallappen), Kleinhirn, Hirnstamm (Formatio reticularis)
Kiefermobilisation	Kieferverspannungen, Kopfschmerzen, Tinnitus, Nackenproblemen	Kortex (Frontallappen), Kleinhirn, Hirnstamm (Formatio reticularis)
Schulterblatt	Schulterproblemen, Verspannungen rund um das Schulterblatt, Taubheitsgefühlen in Fingern und Händen, Schmerzen im gegenüberliegenden Hüftgelenk	Gegenüberliegender Kortex (Frontallappen), gleichseitiges Kleinhirn, gegenüberliegende Formatio reticularis (Hirnstamm)
Oberarm	Schulterproblemen, Verspannungen rund um das Schulterblatt, Taubheitsgefühlen in Fingern und Händen, Schmerzen im gegenüberliegenden Hüftgelenk	Gegenüberliegender Kortex (Frontallappen), gleichseitiges Kleinhirn, gegenüberliegende Formatio reticularis (Hirnstamm)
Ellbogen	Ellbogenschmerzen, Tennis- und Golferarm, Problemen im gegenüberliegenden Kniegelenk	Gegenüberliegender Kortex (Frontallappen), gleichseitiges Kleinhirn, gegenüberliegende Formatio reticularis (Hirnstamm)
Handgelenkskreise	Handgelenksschmerzen, Karpaltunnelsyndrom, Fußproblemen der gegenüberliegenden Seite	Gegenüberliegender Kortex (Frontallappen), gleichseitiges Kleinhirn, gegenüberliegende Formatio reticularis (Hirnstamm)
Finger	Fingerproblemen, Rheuma & Arthrose in den Fingern, Problemen in den gegenüberliegenden Zehen	Gegenüberliegender Kortex (Frontallappen), gleichseitiges Kleinhirn, gegenüberliegende Formatio reticularis (Hirnstamm)
NEUROMECHANIK		
Untere Extremität		
Wadenbeinnerv	Fußheberschwäche, Fußgelenksinstabilität, Historie an Bandverletzungen, Piriformis-Syndrom, Fußschmerzen	Periphere Nerven, Rückenmark, gegenüberliegender Kortex (Frontallappen & Parietallappen)

Übung	Bewährt bei ...	Interventionsebene
Schienbeinnerv	Fersensporn, Problemen mit der Oberschenkelrückseite, Piriformis-Syndrom, Plantarfasziitis	Periphere Nerven, Rückenmark, gegenüberliegender Kortex (Frontallappen & Parietallappen)
Wadennerv	Instabilen und wiederkehrenden Sprunggelenksproblemen, Achillessehnenentzündung	Periphere Nerven, Rückenmark, gegenüberliegender Kortex (Frontallappen & Parietallappen)
Oberschenkelnerv	Hüft-, Knie- und Rückenschmerzen, Problemen mit dem Hüftbeuger	Periphere Nerven, Rückenmark, gegenüberliegender Kortex (Frontallappen & Parietallappen)
Nervus saphenus	Knieschmerzen an der Innenseite, sensorischen Einschränkungen an der Beininnenseite	Periphere Nerven, Rückenmark, gegenüberliegender Kortex (Frontallappen & Parietallappen)
Obere Extremität		
Mittelarmnerv	Karpaltunnelsyndrom, Handgelenksproblemen, Sensibilitätsstörungen in Daumen, Zeigefinger und Mittelfinger	Periphere Nerven, Rückenmark, gegenüberliegender Kortex (Frontallappen & Parietallappen)
Ellennerv	Ellbogenschmerzen, Problemen im kleinen und im Ringfinger	Periphere Nerven, Rückenmark, gegenüberliegender Kortex (Frontallappen & Parietallappen)
Speichennerv	Tennisellbogen, Problemen im Handgelenk und im Daumen	Periphere Nerven, Rückenmark, gegenüberliegender Kortex (Frontallappen & Parietallappen)
Muskel-Haut-Nerv	Tennisellbogen, Problemen im Handgelenk und im Daumen	Periphere Nerven, Rückenmark, gegenüberliegender Kortex (Frontallappen & Parietallappen)
Rückenmark		
Rückenmarksmobilisation	Rückenschmerzen im LWS-, BWS- und HWS-Bereich, Kopfschmerzen	Rückenmark
Rückenmarksrotationen	Rückenschmerzen im LWS-, BWS- und HWS-Bereich, Kopfschmerzen	Rückenmark

6.1.5 Schmerzmuster mit wahrscheinlichen Zusammenhängen

Ihnen wird aufgefallen sein, dass bei der Vorstellung der Übungen und in der Tabelle dargelegt wurde, bei welchen Schmerzsymptomen sich die jeweilige Übung in der Praxis bewährt hat. Auch wenn dieses Buch Sie dazu ermutigt, Ihre klassische Denkweise „Wenn Schmerz X, dann Übung Y" zu überdenken, weil dieser Ansatz oft zu kurz greift, hat die Praxis gezeigt, dass bestimmte Übungen bei spezifischen Schmerzäußerungen häufig hilfreich sein können.

Definieren Sie Ihre Schmerzen und suchen Sie sich aus der Tabelle diejenige Übung heraus, die sich in der Praxis bei Ihrer Symptomatik bewährt hat.

Beispiel: Sie haben Probleme mit dem Handgelenk (Karpaltunnel) auf der rechten Seite. In der Tabelle finden Sie, dass die Übung für den Nervus medianus sich bei diesem Symptom bewährt hat.

Die Übung hilft Ihnen und Sie erfahren eine Schmerzlinderung.

Die Übung hilft Ihnen nicht und Ihnen fällt ein, dass Sie die Problematik auf beiden Seiten haben. Nun können Sie die Übung auf beiden Seiten ausführen oder auf der nächsthöheren Ebene arbeiten. Dies wäre das zervikale Rückenmark und damit die Übung „Halswirbelsäulenmobilisation". In der Tabelle finden Sie den Hinweis „Taubheitsgefühle in beiden Händen".

Denken Sie daran, dass eine Übung, die unter Umständen keine Wirkung zeigt, nicht grundsätzlich falsch ist. Sie ist möglicherweise einfach nicht die richtige Übung für Ihre individuelle Situation. In diesem Fall wissen Sie, dass das Problem wahrscheinlich auf einer anderen Ebene versteckt ist.

Vergessen Sie außerdem nicht, die Wirkung durch Ihre Assessments zu überprüfen.

6.1.6 Gegenseitig arbeiten

In Kapitel 4 haben Sie die grundlegenden Funktionen der Bewegungssteuerung kennengelernt. Wir haben uns auf das Zusammenspiel von Kortex, Kleinhirn und Hirnstamm (Formatio reticularis) konzentriert und untersucht, wie wir durch Bewegungen die einzelnen Strukturen aktivieren können. Außerdem haben Sie das Konzept der Gelenkkopplung und grundlegende biomechanische Wirkungsweisen kennengelernt.

Auf Basis dieser Konzepte können wir eine sehr einfache, aber höchst effektive Anwendung formulieren:

> **Wenn Ihnen Interventionen auf der schmerzenden Seite nicht helfen, trainieren und stimulieren Sie die andere Körperseite.**

Im einfachsten Fall beginnen Sie mit der Aktivierung des gekoppelten Gelenkes. Schmerzt beispielsweise Ihr rechtes Knie, mobilisieren und stimulieren Sie Ihre linke Schulter.

Bringt dies keine Linderung, können Sie zusätzliche Stimuli auf der linken Körperseite hinzuschalten und mit anderen sensorischen Systemen arbeiten, wie z. B. den Augen und dem Innenohr.

Dieser Ansatz hat sich besonders bewährt, wenn Sie über Schmerzen auf nur einer Körperseite klagen. Beispielsweise, wenn nicht nur Ihr rechtes Knie, sondern auch Ihre rechte Schulter und Ihr rechter Fuß weh tun, ist dies ein wahrscheinlicher Indikator dafür, dass der rechte Hirnstamm mehr Aktivierung benötigt. Diesen können wir unter anderem durch Bewegungen und Stimulationen der Gegenseite aktivieren.

Vergessen Sie auch hier Ihre Assessments nicht!

6.2 Trainingsplan

Im letzten Kapitel haben wir sechs unterschiedliche Möglichkeiten erarbeitet, wie Sie die Behandlung Ihrer Schmerzen strategisch angehen können. Nun geht es darum, einen entsprechenden Trainingsplan für Sie zu entwickeln, der Ihnen auch dauerhaft Linderung verschaffen soll.

Vielleicht kennen Sie das Phänomen: Sie gehen mit Nackenverspannungen zu einer Massage. Diese hat einen tollen Effekt und Ihr Nacken fühlt sich danach deutlich besser an. Doch kaum zu Hause angekommen, hat die Wirkung bereits wieder nachgelassen. Dies zeigt uns, dass gewisse Interventionen helfen, aber oft nur kurzfristig. Dies kann daran liegen, dass die Intervention nicht unbedingt die richtige war oder nicht oft genug durchgeführt wurde, um eine dauerhafte Veränderung zu erzeugen.

Wenn es um Veränderungen im Nervensystem (Neuroplastizität) geht, muss das Gehirn in regelmäßigen Abständen stimuliert werden, um dauerhaft eine Veränderung herbeizuführen. Für die Durchführung Ihrer Übungen wird entsprechend empfohlen, diese 5-6 Mal am Tag zu machen. Dies kann zur Herausforderung werden, vor allem ist es nicht realistisch, 5-6 Nackenmassagen am Tag zu erhalten.

Um den nötigen Stimulus für das Gehirn zu erzeugen, sind vor allem zwei Dinge wichtig:

1. die Auswahl der effektivsten Übung und
2. die realistische Umsetzung.

In diesem Buch wurde Ihnen eine große Menge an Übungen und Interventionsmöglichkeiten vorgestellt. Man könnte Ihnen nun sagen, dass es wichtig ist, alle diese Übungen täglich durchzuführen. Das wäre wünschenswert, ist aber nicht umsetzbar.

Es geht darum, dass Sie nur so viele Übungen auswählen, wie Sie sie täglich 5-6 Mal umsetzen können. Wenn Sie disziplinierter sind, können das beispielsweise 10 Übungen sein. Wenn Sie eher zu den „vergesslichen" Menschen gehören oder von vornherein wissen, dass Sie das nicht schaffen, sollten Sie sich zunächst auf maximal 3 Übungen konzentrieren.

Natürlich wären mehr Übungen ideal, aber sie nutzen nichts, wenn Sie sie nicht durchführen. Sie müssen für sich den effektivsten Trainingsumfang definieren. Ihnen muss jedoch auch klar sein, dass je weniger Sie trainieren, desto geringer Ihre Aussichten auf eine Schmerzlinderung sind. Die Verantwortung liegt bei Ihnen.

Für den bestmöglichen Effekt müssen Sie herausfinden, welches System die größte Bedrohung erzeugt, da sich dadurch vermuten lässt, dass diejenige Übung die beste Auswirkung hat. Nutzen Sie hierzu die sechs Anwendungsmöglichkeiten, um sich Ihre individuelle beste Auswahl an Übungen zu verschaffen.

Die Übungen sollen dann von Ihnen durchgeführt werden, bis Ihre individuelle Stressreaktion eintritt. Andernfalls orientieren Sie sich an den Wiederholungszielen, die bei der Übung beschrieben sind. Bei drei Übungen kommen Sie entsprechend auf maximal 5 Minuten pro Durchgang. Wenn Sie dies 6-mal am Tag ausführen, sind Sie gerade mal bei einer halben Stunde Trainingszeit.

Hinweis: Im Alltag haben Sie vielleicht so viel um die Ohren, dass Sie unter Umständen vergessen, die Übung zu machen. Hierfür bietet es sich an, einen Wecker zu stellen, der Sie täglich an Ihre Übungsroutine erinnern soll.

Ein weiterer Tipp ist die Erstellung eines „Triggers", den Sie in Ihre alltäglichen Abläufe einbauen können.

Beispiele wären:

» Immer wenn Sie sich einen Kaffee machen, führen Sie Ihre Brustwirbelsäulenmobilisation durch.

» Immer wenn Sie auf der Toilette sind, machen Sie Ihre Augenübungen.

» Immer wenn Sie sich die Zähne putzen, stimulieren Sie anschließend mit der Zahnbürste Ihren Trigeminus über das Gesicht.

Durch diese kleinen Tricks können Sie Ihre Übungen effektiv in Ihren Alltag integrieren und so eine dauerhafte Linderung Ihrer Schmerzen erreichen.

Welche Übung gilt als effektiv?

Vielleicht stellen Sie sich jetzt die Frage, welche der Übungen als effektiv gelten. Umfasst das nur die Übungen, die ein positives Assessment erzeugen und zu einer Schmerzlinderung beitragen? Was ist mit den Übungen, die Ihr Assessment verschlechtern und ggf. sogar zu einer Verschlimmerung der Schmerzen führen? Schließlich sollten Sie durch eine Augenübung, eine Bewegung oder einen Geruch nicht schlechter werden!

Die Antwort darauf liegt im Kontext Ihres Befindens.

Wenn Sie chronische Schmerzen haben, die unerträglich sind, dann ist es sinnvoll, Sie zunächst aus Ihrer Schmerzsymptomatik herauszuholen. Das bedeutet, dass Sie für Ihre Trainingsplanung nur diejenigen Übungen heraussuchen, auf die Sie positiv reagieren. Hierbei geht es zunächst darum, Sie wieder auf ein gewisses Level zu bringen, bei dem Sie wieder resistenter gegen andere Stressoren werden.

Sobald sich Ihre Schmerzsituation jedoch stabilisiert hat, ist es notwendig, diejenigen Systeme zu trainieren, die Ihr System stressen. Demnach lassen sich Übungen in „Erste-Hilfe-Übungen" und „Rehabilitationsübungen" unterteilen. Sobald Sie eine gewisse Stabilität erreicht haben, können Sie dann die Rehabilitationsübungen in Ihrer Trainingsplanung ergänzen oder, aufgrund des nicht durchführbaren Trainingspensums, austauschen.

Dabei ist es wichtig, dass Sie versuchen, die Übung immer durch zwei „positive" Übungen zu umschließen. Sie fangen mit einer Erste-Hilfe-Übung an, führen dann eine Rehabilitationsübung durch und hören dann mit einer anderen Erste-Hilfe-Übung auf. Das Gehirn soll dadurch lernen, diesen Stimulus positiv zu integrieren.

Denken Sie daran, dass Sie Rehabilitationsübungen zunächst so dosieren sollten, dass Ihnen keine Verschlechterung widerfährt. Erst wenn das System die Übung annimmt, kann Schritt für Schritt gesteigert werden.

Über welchen Zeitraum muss man die Übungen machen?

Zu diesem Zeitpunkt wird oft die Frage gestellt, über welchen Zeitraum man die Übungen machen soll, bis entweder eine Verbesserung eintritt oder man endlich wieder mit dem Üben aufhören kann. Beantworten wir zunächst das Zweite. Was glauben Sie? Wie wichtig ist es Ihnen, dass Sie auch noch im hohen Alter funktional, gesund und fit sind? Anders ausgedrückt: Wie sinnvoll ist es, all seine Sinnesorgane dauerhaft so funktionsfähig wie möglich zu erhalten, damit man die äußere und innere Umwelt gut einschätzen kann und das Gehirn seinen Job machen kann? Die Antwort sollte eindeutig sein: für immer!

Unser Lebensstil in der modernen Welt führt dazu, dass wir viele unserer Funktionen nicht mehr so ausführen, wie wir dies eigentlich sollten. Das führt dazu, dass wir schneller altern und Schmerzen und Probleme bekommen. Sie sollten für sich demnach ein gutes Mittel finden, wie Sie Ihr Gehirn dauerhaft gut stimulieren. Denken Sie immer daran: Es passt sich den Gegebenheiten, die wir ihm antun, immer wieder an.

Wie lange Sie trainieren müssen, bis sich eine dauerhafte Veränderung einstellt, ist höchst individuell. In der Praxis zeigt sich, dass, je länger Sie in einem Schmerzmuster stecken, es desto länger in der Regel auch braucht, bis Sie dort wieder herauskommen. Dennoch kann es sein, dass bis dato nicht die richtigen Interventionen durchgeführt wurden, weshalb Sie auch deutlich schneller eine dauerhafte Verbesserung erfahren. Bei wenigen Leuten ist die Verbesserung nach einem Tag Training dauerhaft geblieben. Wichtig ist, dass Sie für sich dauerhaft Fortschritte machen. Jede Verbesserung, die Sie erreichen, führt Sie näher zum Ziel.

Wenn ein Schmerz wieder auftritt, sollten Sie auch nicht in Panik geraten. Denken Sie daran, dass der Inhalt des Bedrohungsfasses wechselhaft ist. Es wird Tage geben, da werden Sie vielleicht wieder mehr Schmerzen haben. Ihnen muss aber auch bewusst sein, dass dies nur ein aktueller Zustand ist und Sie durch Ihr neu erlangtes Wissen genügend Handwerkszeug haben, um zu intervenieren. Es werden wieder Tage kommen, bei denen es Ihnen besser geht.

6.3 Zusammenfassung

Mit dem Ende dieses Buches sollten Sie eine neue Perspektive entwickelt haben, wie Schmerzen entstehen, funktionieren und welches riesige Potenzial an Möglichkeiten Sie haben, um diese zu lindern. Wichtig ist, dass Sie für sich selbst auf die Suche gehen und herausfinden, welche Intervention Ihnen persönlich am besten hilft. Denken Sie daran, dass nahezu alles Einfluss auf Ihr Schmerzempfinden haben kann und dass das Gehirn und Nervensystem die entscheidende Instanz sind, die Sie in Zukunft trainieren müssen.

Sie haben alle Möglichkeiten, müssen aber nun den Schritt gehen und die gelernten Dinge umsetzen. Zum Abschluss werden Ihnen noch ein paar „Glaubenssätze“ vorgelegt, die in den Köpfen von Leuten oft eine falsche Antwort erhalten. Wenn Sie diese richtig beantworten können, haben Sie die Inhalte des Buches verstanden und sind auf einem guten Weg!

Richtig oder falsch?

1. Schmerz wird bei einer Verletzung erzeugt!
2. Wenn ein Teil Ihres Körpers verletzt ist, senden spezialisierte Schmerzrezeptoren Signale ans Gehirn!
3. Der Körper sagt dem Gehirn, wenn er Schmerzen hat!
4. Chronische Schmerzen bedeuten, dass eine Verletzung noch nicht ausgeheilt ist!

Antworten

1. Falsch: Schmerz wird nicht bei einer Verletzung erzeugt. Das Gehirn entscheidet anhand des Bedrohungsmaßes, dass die Nozizeptoren der beschädigten Struktur an das Gehirn senden, ob ein Schmerz ausgelöst werden muss oder nicht.
2. Falsch: Es gibt keine Schmerzrezeptoren! Es gibt nur Bedrohungsrezeptoren (Nozizeptoren), die das Gehirn über potenzielle Gewebeschädigungen informieren.
3. Falsch: Das Gehirn entscheidet anhand der Informationen aller Inputsysteme, den Erfahrungen, äußeren Einflüssen, Energielevel und Gesundheitszustand, ob und wo ein Schmerz ausgelöst wird. Schmerz ist ein Output.
4. Falsch: Das Gehirn hat bei einer Verletzung ggf. ein Kompensationsmuster erzeugt, um die Verletzung zu schützen, damit diese heilen kann. Unter Umständen hat das Gehirn jedoch noch nicht „gemerkt“, dass die Struktur längst wieder geheilt ist.

ANHANG

Literatur

Attrill, M. J., Gresty, K. A. & Hill, R. A. (2008). Red shirt colour is associated with long-term team success in English football. *Journal of Sports Sciences,* 26(6), 577-582. https://doi.org/10.1080/02640410701736244. PMID: 18344128 Letzter Zugriff 07.09.2024

Badran, B. W., Brown, J. C., Dowdle, L. T., Mithoefer, O. J., LaBate, N. T., Coatsworth, J. H. & George, M. S. (2018). Optimization of transcutaneous auricular vagus nerve stimulation (taVNS) using functional MRI. *Brain Stimulation,* 11(4), 684-691. https://doi.org/10.1016/j.brs.2018.04.006 Letzter Zugriff 07.09.2024

Bansal, S. & Green, K. (2022). Application of colored filters in patients post-traumatic brain injury: A review. *NeuroRehabilitation,* 50(3), 321-330. https://doi.org/10.3233/NRE-228015. PMID: 35342057 Letzter Zugriff 07.09.2024

Brown, R. P. & Gerbarg, P. L. (2022). The effects of yogic breathing techniques on mood, anxiety, and pain. *Journal of Bodywork and Movement Therapies,* 31, 209-217. doi:10.1016/j.jbmt.2022.04.002 Letzter Zugriff 07.09.2024

Chen, J. (2011). History of pain theories. *Neuroscience Bulletin,* 27(5), 343–350. https://doi.org/10.1007/s12264-011-0139-0 Letzter Zugriff 20.11.2024

Cheng, K. et al. (2021). Mechanisms and Pathways of Pain Photobiomodulation: A Narrative Review. *Journal of Pain,* 22(7), 763-777. https://doi.org/10.1016/j.jpain.2021.02.005. PMID: 33636371; PMCID: PMC8277709 Letzter Zugriff 07.09.2024

Cheng, K. et al. (2022). Case Report: Green Light Exposure Relieves Chronic Headache Pain in a Colorblind Patient. *Clinical Medicine Insights: Case Reports,* 15, 11795476221125164. https://doi.org/10.1177/11795476221125164. PMID: 36159182; PMCID: PMC9493681 Letzter Zugriff 07.09.2024

Cometto-Muñiz, J. E., Cain, W. S. & Abraham, M. H. (2018). Odor and irritation thresholds for ammonia: A comparison between static and dynamic olfactometry. *Chemical Senses,* 43(8), 611-621. https://doi.org/10.1093/chemse/bjy049 Letzter Zugriff 07.09.2024

Crombez, G., Vlaeyen, J. W. S., Heuts, P. H. T. G. & Lysens, R. (1999). Pain-related fear is more disabling than pain itself: evidence on the role of pain-related fear in chronic back pain disability. *Pain*, 80(1-2), 329-339. https://doi.org/10.1016/S0304-3959(98)00229-2 Letzter Zugriff 05.09.2024

Deshmukh, V. D. (2020). Jala-Bhramari, OM chanting, and Kaivalya: A neuroscience perspective. *Yoga-Mimamsa*, 52(1), 38-44. doi:10.4103/ym.ym_9_20 Letzter Zugriff 07.09.2024

Faragher, E. B., Cass, M. & Cooper, C. L. (2005). The relationship between job satisfaction and health: a meta-analysis. *Occupational and Environmental Medicine*, 62(2), 105-112. doi:10.1136/oem.2002.006734 Letzer Zugriff 05.09.2024

Fimreite, V., Willeford, K. T. & Ciuffreda, K. J. (2016). Effect of chromatic filters on visual performance in individuals with mild traumatic brain injury (mTBI): A pilot study. *Journal of Optometry*, 9(4), 231-239. https://doi.org/10.1016/j.optom.2016.04.004. PMID: 27257034; PMCID: PMC5030322 Letzter Zugriff 07.09.2024

Friedland, K. & Harteneck, C. (2017). Spices and odorants as TRP channel activators. In A. Buettner (Ed.), *Springer handbook of odor* (pp. 85-86). Cham: Springer International Publishing.

Hilz, M. J. & Bolz, A. (2022). Transcutaneous vagus nerve stimulation and the realm of its therapeutic hopes and physiologic enigmas. *Autonomic Neuroscience*, 243, 103038. https://doi.org/10.1016/j.autneu.2022.103038 Letzter Zugriff 07.09.2024

International Association for the Study of Pain. (2020). *IASP announces revised definition of pain*. Retrieved June 24, 2024., from https://www.iasp-pain.org/publications/iasp-news/iasp-announces-revised-definition-of-pain/ Letzter Zugriff 05.09.2024

Jensen, T. S. & Finnerup, N. B. (2014). A brief history of pain. *The Lancet Neurology*, 13(9), 872. https://doi.org/10.1016/S1474-4422(14)70187-5 Letzter Zugriff 20.11.2024

Louw, A., Puentedura, E., Schmidt, S. & Zimney, K. (2018). *Pain Neuroscience Education: Teaching People About Pain* (2nd ed., p. 138). Orthopedic Physical Therapy Products.

Mares, C., Dagher, J. H. & Harissi-Dagher, M. (2019). Narrative Review of the Pathophysiology of Headaches and Photosensitivity in Mild Traumatic Brain Injury and Concussion. *Canadian Journal of Neurological Sciences*, 46(1), 14-22. https://doi.org/10.1017/cjn.2018361. PMID: 30509333 Letzter Zugriff 07.09.2024

McKeown, P. (2015). *The Oxygen Advantage.* New York: HarperCollins.

Melzack, R. (2001). Pain and the neuromatrix in the brain. *Journal of Dental Education*, 65(12), 1378-1382. https://doi.org/10.1007/s11916-000-0071-x Letzter Zugriff 06.09.2024

Moseley, G. L. (2003). A pain neuromatrix approach to patients with chronic pain. *Manual Therapy*, 8(3), 130-140. https://doi.org/10.1016/s1356-689x(03)00051-1 Letzter Zugriff 06.09.2024

Moseley, G. L. & Butler, D. S. (2017). *Explain Pain Supercharged.* Adelaide City West, South Australia: Noigroup Publications.

Müller, D. (2024). Visuelles Screening und Basistraining. In: K. Grafen, D. Schauenberg, D. Suslik & D. Müller (Hrsg.), *Neurozentriertes Training in der Sportphysiotherapie* (Kapitel 9, Abschnitt 9.5.10). Stuttgart: Thieme.

Raghuraj, P. & Telles, S. (2008). Immediate effect of specific nostril manipulating yoga breathing practices on autonomic and respiratory variables. *Applied Psychophysiology and Biofeedback*, 33(1), 65-75. https://doi.org/10.1007/s10484-008-9055-0

Raja, S. N. (2020). The revised International Association for the Study of Pain definition of pain: Concepts, challenges, and compromises. *PAIN*, 161(9), 1976-1982. https://doi.org/10.1097/j.pain.0000000000001939 Letzter Zugriff 05.09.2024

Ruffoli, R., Giorgi, F. S., Pizzanelli, C., Murri, L. & Paparelli, A. (2011). The anatomical basis for transcutaneous auricular vagus nerve stimulation. *Journal of Neural Transmission*, 118(3), 411-418. https://doi.org/10.1007/s00702-011-0578-9 Letzter Zugriff 07.09.2024

Schmeißer, M. J. (2016). *Kurzlehrbuch Neuroanatomie* (2. Aufl.). Stuttgart: Georg Thieme Verlag.

Schünke, M., Schulte, E., Schumacher, U., Ross, L. M. & Voll, M. (2018). *PROMETHEUS LernAtlas der Anatomie: Kopf, Hals und Neuroanatomie* (5. Aufl.). Stuttgart: Georg Thieme Verlag.

Trepel, S. (2017). *Neuroanatomie: Struktur und Funktion* (5. Aufl.). München: Urban & Fischer Verlag/Elsevier GmbH.

Uddin, L. Q., Nomi, J. S., Hébert-Seropian, B., Ghaziri, J. & Boucher, O. (2017). Structure and Function of the Human Insula. *Journal of Clinical Neurophysiology*, 34(4), 300-306. https://doi.org/10.1097/WNP.0000000000000377 Letzter Zugriff am 07.09.2024

Wilson-Pauwels, L., Akesson, E. J., Stewart, P. A. & Spacey, S. D. (2016). *Cranial Nerves: Function and Dysfunction* (3rd ed.). Shelton, CT: PMPH-USA.

Bildnachweis

Coverfoto: AdobeStock

Cover- und Umschlaggestaltung: Katerina Georgieva

Bilder Innenteil:

Übungsfotos: Mira Hampel

Adobe Stock: S. 81, 87, 151, 188, 198, 201, 213, 219, 264

Innenlayout: Katerina Georgieva

Satz: Guido Maetzing, www.mmedia-agentur.de

Lektorat:

Skript: Andreas Barth, info@lektorat-barth.de

Satzfahne: Katrin Schubert

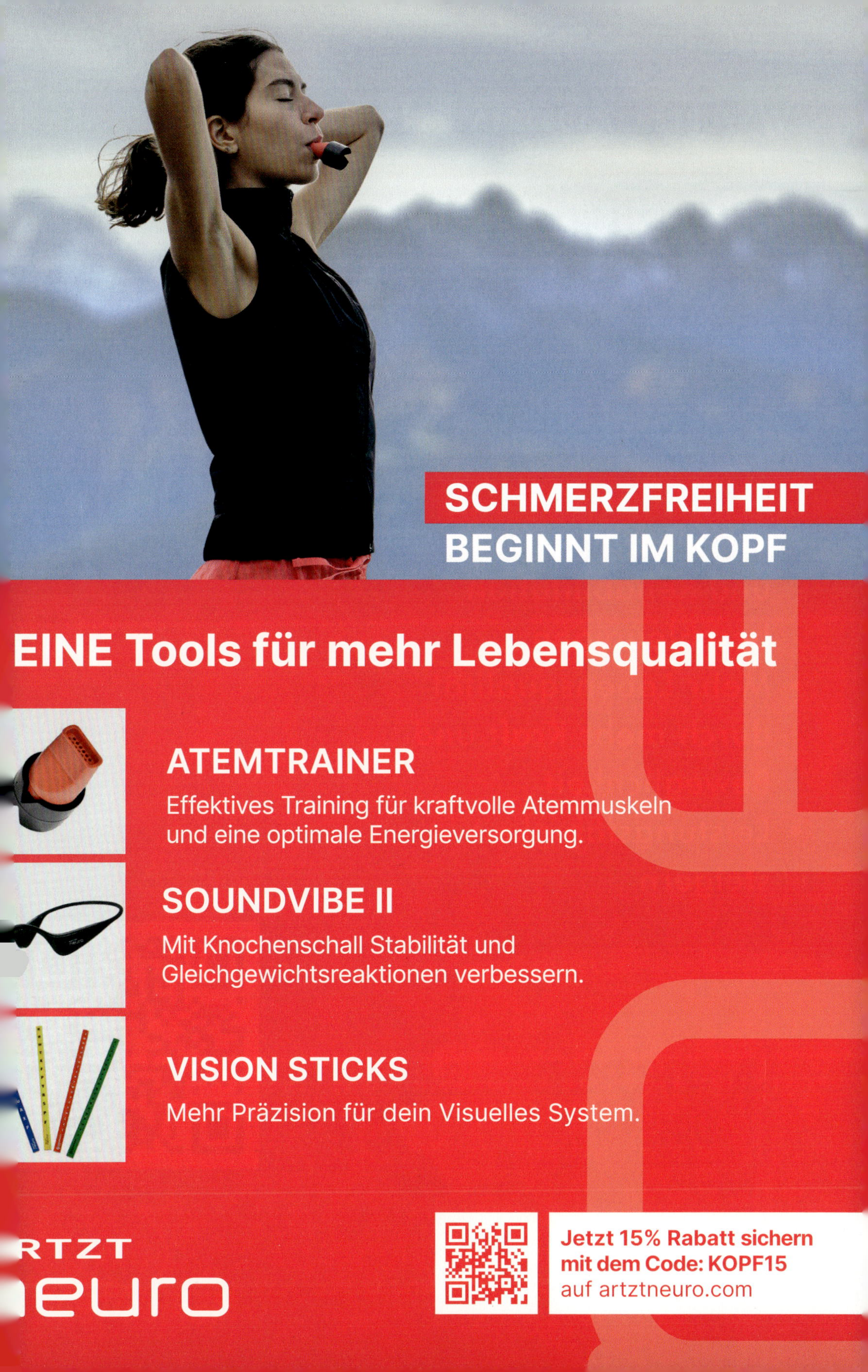
SCHMERZFREIHEIT
BEGINNT IM KOPF
EINE Tools für mehr Lebensqualität
ATEMTRAINER
Effektives Training für kraftvolle Atemmuskeln und eine optimale Energieversorgung.
SOUNDVIBE II
Mit Knochenschall Stabilität und Gleichgewichtsreaktionen verbessern.
VISION STICKS
Mehr Präzision für dein Visuelles System.
RTZT
eurO
Jetzt 15% Rabatt sichern
mit dem Code: KOPF15
auf artztneuro.com